| 常见病预防与调养丛书 |

冠心病
预防与调养

主编 郭 力 李廷俊

GUANXINBING
YUFANGYUTIAOYANG

U0308830

中国中医药出版社
·北京·

图书在版编目（CIP）数据

冠心病预防与调养 / 郭力，李廷俊主编 . —北京：中国中医药出版社，2016.9

（常见病预防与调养丛书）

ISBN 978 – 7 – 5132 – 3164 – 0

Ⅰ . ①冠⋯　Ⅱ . ①郭⋯ ②李⋯　Ⅲ . ①冠心病—防治

Ⅳ . ① R541.4

中国版本图书馆 CIP 数据核字（2016）第 203050 号

中国中医药出版社出版

北京市朝阳区北三环东路 28 号易亨大厦 16 层

邮政编码　100013

传真　010 64405750

三河市宏达印刷有限公司印刷

各地新华书店经销

开本 880×1230　1/32　印张 10.125　字数 277 千字

2016 年 9 月第 1 版　2016 年 9 月第 1 次印刷

书号　ISBN 978 – 7 – 5132 – 3164 –0

定价　30.00 元

网址　www.cptcm.com

如有印装质量问题请与本社出版部调换

版权专有　侵权必究

社长热线　010 64405720

购书热线　010 64065415　010 64065413

微信服务号　zgzyycbs

书店网址　csln.net/qksd/

官方微博　http：//e.weibo.com/cptcm

淘宝天猫网址　http：//zgzyycbs.tmall.com

《冠心病预防与调养》编委会

内容提要

　　本书共六章，详细介绍了冠心病的基础知识、预防及调养方案，具体内容包括认识冠心病、冠心病的预防、冠心病的饮食调养、冠心病的运动调养、冠心病的中医调养和冠心病的生活调养。本书从各方面综合考虑，提供实用的冠心病预防与调养方案，既见效，又安全，既管用，又省钱。

　　"爱心小贴士"从医生的角度，以一问一答的方式针对读者关心的预防、调养以及生活中的注意事项等疑问给出解答，方便读者找到适合自己的预防及调养方案。

　　本书主要是向有保健需求的健康人群、冠心病患者及其家属提供一些冠心病的预防与调养知识，是冠心病患者家庭预防与调养必备参考书。

远离疾病，做自己的健康管家

我们每个人都希望自己健康长寿，然而"人吃五谷杂粮而生百病"，生老病死是客观的自然规律。在日常生活中，经常会有各种疾病找上门来，干扰我们的生活，甚至剥夺我们的生命。其实，生病就是疾病在生长！如果想要阻止疾病的生长，首先得知道生病的原因是什么，据此而预防疾病，调养身体。

从营养学的角度而言，人生病的原因可分为两大类：第一，各种细菌和病毒的入侵，比如感冒、流行病等；第二，不良生活方式导致的疾病，比如高血压、糖尿病等。无论是哪种原因，疾病都会导致人体细胞异常，继而发生各种不同的症状。从中医学的角度分析，人之所以会生病，主要有两方面原因：一是人自身抵抗力的下降——正气不足，二是外界致病因素过于强大——邪气过盛。在疾病过程中，致病邪气与机体正气之间的盛衰变化，决定着病机的虚或实，并直接影响着疾病的发展变化及其转归。

"未雨绸缪"，"未晚先投宿，鸡鸣早看天"，凡事预防在先，这是中国人谨遵的古训。"不治已病治未病"是早在《黄帝内经》中就提出来的防病养生谋略，是至今为止我国卫生界所遵守的"预防为主"战略的最早思想，它包括未病先防、已病防变、已变防渐等多个方面的内容，这就要求人们不但要治病，而且要防病，不但要防病，而且要注意阻挡病变发生的趋势，并在病变未产生之前就想好能够采用的救急方法，这样才能达到"治病十全"的"上工之术"。

中医学历来重视疾病的预防。一是未病养生，防病于先：指未患病之前先预防，避免疾病的发生，这是老百姓追求的最高境界。二是欲病施治，防微杜渐：指在疾病无明显症状之前要采取措施，治病于初始，避免机体的失衡状态继续发展。三是已病早治，防止传变：指疾病已经存在，要及早诊断，及早治疗，防其由浅入深，或发生脏腑之间的传变。另外，还有愈后调摄、防其复发：指疾病初愈，正气尚虚，邪气留恋，机体处于不稳定状态，脏腑功能还没有完全恢复，此时机体或处于健康未病态、潜病未病态，或欲病未病态，故要注意调摄，防止疾病复发。要想拥有健康的身体，就要学会预防疾病，做到防患于未然。

鉴于此，我们组织编写了"常见病预防与调养丛书"，本丛书以"未病应先防，患病则调养"的理念，翔实地介绍了临床常见病的病因、病症和保健预防、调养等，帮助人们更加具体地了解常见疾病的相关知识。让广大读者远离疾病，做自己的健康管家！

　　"常见病预防与调养丛书"目前推出了临床常见病——糖尿病、高血压、高脂血症、肥胖症、脂肪肝、冠心病、妇科疾病、妊娠疾病、产后疾病、乳腺疾病、月经疾病、小儿常见病等疾病的预防与调养，未来还将根据读者需求，陆续出版其他常见病的预防与调养书册，敬请广大读者关注。

编者

2016 年 8 月

编写说明

　　冠心病是当今人类健康的"头号杀手"，因此，普及冠心病的预防知识，增强全民的自我保健意识，积极预防冠心病有着重要意义。

　　冠心病为多发病、常见病，随着人们生活饮食结构的变化，冠心病患者日益增多，冠心病成为非传染性疾病主要的死亡原因。美国每年因心脏病花费约 761 亿美元。我国现有心血管疾病患者 2.3 亿人，心脏病患者每年递增 20% ～ 30%，而冠心病患者目前约占心脏病患者人数的 40%，且冠心病发病率上升最快，是危害人们健康的严重疾病，给国家和家庭带来了严重的经济负担。因此，我们不仅要积极治疗现有的冠心病患者，减轻和缓解冠心病的症状，恢复其心脏功能，积极治疗冠心病的并发症，防止其恶化，延长患者的生命，提高患者的生活质量，减少国家和家庭的经济负担；我们还应采取积极有效的措施治"未"病、治"欲"病，预防冠心病的发生。为了帮助读者掌握冠心病的预防与调养方法，故编写了本书。

　　本书详细介绍了冠心病的基础知识、预防及调养方案，具体内容包括认识冠心病、冠心病的预防、冠心病的饮食调养、冠心病的运动调养、冠心病的中医调养和冠心病的生活调养。本书从各方面综合考虑，提供实用的冠心病预防与调养方案，既见效，又安全，既管用，又省钱。

　　"爱心小贴士"从医生的角度，以一问一答的方式针对读者关心的预防、调养以及生活中的注意事项等疑问给出解答，方便读者找到适合自己的预防及调养方案。

　　本书可供冠心病患者及其家属、基层医务工作者以及所有关心自身健康的人群阅读参考。

　　由于编者水平有限，敬请广大读者多提宝贵建议，以便再版时及时修订与完善。

编者

2016 年 8 月

目 录

第三章　冠心病的饮食调养　53

第四章　冠心病的运动调养　133

第五章　冠心病的中医调养　181

第一章

认识冠心病

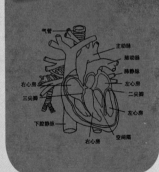

第一节　心脏基础知识

一、西医对心脏的认识

◎ 心脏的结构

　　心脏位于胸腔内，膈肌的上方，两肺之间，约2/3 在中线左侧。心脏的内部结构比较复杂，犹如一座两层楼的楼房——上下两层共四个腔，上面是两个心房，下面是两个心室。两心房、两心室之间各有一"隔板"，将其分为左、右各一个。右侧的称为右心房、右心室；左侧的则称为左心房、左心室；中间的隔板分别称作房间隔和室间隔。

　　心脏内部的右心房与右心室之间存在三个近似三角形的帆状瓣膜，称为三尖瓣。左心房和左心室之间有两个淡乳白色半透明帆状瓣膜，叫作二尖瓣。

　　连接心脏的出口有两根大血管，其中连接右心室的为肺动脉，连接左心室的为主动脉。在右心室与肺动脉之间的三个半月形瓣膜，称为肺动脉瓣。在左心室与主

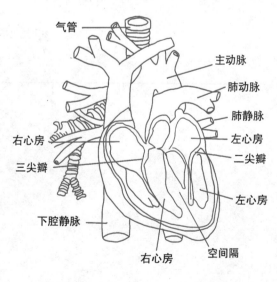

气管　主动脉　肺动脉　肺静脉　左心房　二尖瓣　左心房　右心房　三尖瓣　下腔静脉　右心房　空间隔

动脉之间又有三个半月形瓣膜，称为主动脉瓣。

◎ 心脏的起搏传导系统

　　心脏的结构按其功能特征可分为心脏起搏传导系统和心肌。心脏起搏传导系统是心脏所特有的功能结构系统，具有起搏和传导心脏兴奋的功能，是一些经特殊分化的心肌细胞所组成的特殊功能结构的总称。它所含有的肌原纤维极少或根本没有，因此无收缩功能。但是，它们具有一般心肌细胞所没有的自动节律性和传导性，因而成为心脏特有的节律起搏和传导兴奋的特殊传导系统。心脏的起搏传导系统是由窦房结、房室结、房室束和左右房室束分支以及分布到心室乳头肌和心室壁的许多细支等部分组成。这些组织细胞的自律性和传导性是心脏自律性舒缩活动的功能基础。

◎ 心脏的功能

　　心脏的功能是泵血或推动血液循环，使血液通过血管进入机体的各个部分。心脏收缩是通过心脏自身的起搏点来刺激和控制的。心脏搏动时产生心动电流，先引起左右心房的同时收缩，随后是左右心室的同时收缩。这一同步的电刺激引起心脏的泵血和血液循环。泵出的血液为机体提供营养和氧气。

◎ 心脏的血液循环

　　心血管系统是一个封闭的管道系统，由心脏和血管组成。心脏是动力器官，血管是运输血液的管道。通过心脏有节律性的收缩与舒张，推动血液在血管中按照一定的方向不停地循环流动，称为血液循环。

　　血液循环根据其循环路径不同，可分为体循环和肺循环两种。

　　（1）体循环　是由左心室收缩，血液（动脉血）注入主动脉，然后沿着升主动脉、主动脉弓和降主动脉各级分支到达身体各部的毛细血管。因为体循环在身体内路程长，流经的组织和细胞范围广，因此又称大循环。其主要作用是将营养物质和氧气运送到身体各部位的组织和细胞，又将组织、细胞的代谢产物运送到排泄器官，保证组织和细胞的新陈代谢正常进行。

（2）肺循环　由体循环回到右心房的静脉血（暗红色），在心室收缩时，由右心室将血液泵入肺动脉，经肺动脉进入肺后反复分支，最后在肺泡之间移行至毛细血管。因为肺循环在体内路程短，又称小循环。其主要功能是使血液获得氧气，排出二氧化碳，使人体内含氧量低的静脉血转变为含氧丰富的动脉血。

二、中医对心脏的认识

◎ 心的"君主"地位

关于心的解剖部位，在《黄帝内经》《难经》《医贯》等中医文献中已有较为明确的记载。心位于胸腔偏左，居肺下膈上。心是隐藏在脊柱之前，胸骨之后的一个重要脏器。心尖搏动在左乳之下。

心脏呈尖圆形，色红，中有孔窍，外有心包络围护，心居其中。中医学对人体心脏的重量、颜色、结构，以及心腔的血容量等均有一定的认识，只是较为粗略而已。中医所说的"心"，与现代解剖学中的"心脏"的概念迥异，它包括主宰血脉运行的"血脉之心"和主宰精神活动的"神明之心"（包括脑的功能）。心在整个人体身心活动中好像"君主"那样起到统率作用，所谓"神明"，是进行心理活动和统率全身生理机能的特殊能力。"故主明则下安，主不明则十二官危"。可见，中医心身观的主要特点是由心总统人体的生理和心理（即形和神）功能。

◎ 心主血脉

心主血脉，包括主血、主脉。心脏与脉管相连，其中流动的是血液。心脏、脉管、血液就构成了一个相对独立的系统，都为心主。心主血脉的生理功能主要体现在两方面，一方面是心脏搏动行血，输送营养物质，供养全身；另一方面就是生化血液，使血液不断得到补充。

中医传统理论认为，胃肠吸收水谷精微，再通过脾的升清散精作用上输给心肺，肺吐故纳新后，贯注入心而赤化成血，然后经心脏搏动而周流全身。在这个过程里，血是从心脏里面出来的，所以就有"心主血"之说。心功能正常则搏动正常，脉象和缓有力、节律均匀；若心有病变，如心气不足、血液亏虚则出现面色无华、脉象细弱，如血流不畅引起瘀滞则面色晦暗、唇舌青紫、心前区憋闷刺痛、脉结代等。

此外，还要说说心包络。心包络简称"心包"，是心脏外面的包膜，为心脏的外围组织，其上附有脉络，是通行气血的经络。由于心包络是心的外围组织，故有保护心脏、代心受邪的作用。如在外感热病中，因温热之邪内陷，出现高热神昏、谵语妄言等心神受扰的病态，称之为"热入心包"；由痰浊引起的神志异常，表现为神志模糊、意识障碍等心神昏乱的病态，称之为"痰浊蒙蔽心包"。

◎ 心主神明

中医学认为，心为君主之官，主神明，为血脉之主，在五行属火，配合其他所有脏腑功能活动，起着主宰生命的作用。所以说"心为五脏六腑之大主"，统管人体的生命活动，并且认为"主明则下安"，"心动则五脏六腑皆摇"。

◎ 心与其他脏器的关系

心的地位独特，而心与其他脏器有着密切的关系。

（1）**心与脾的关系** "心主血"，脾胃为气血生化之源，脾气旺盛，则气血生化有源，心主之血自能充盈，运行全身以营养各脏腑器官。血液运行于经脉之中，固然赖于心气之推动，然亦必须依赖脾之统摄作用，以维持其正常的运行。所以，心与脾的关系主要反映在血液的生成和运行这两个方面。

（2）**心与小肠的关系** 心与小肠通过经脉络属构成表里关系。心脉属心，下络小肠，小肠之脉属小肠，上络于心，心属里，小肠属表。二者经脉相连，故气血相通。生理情况下两者相互协调，心之气通于小肠，小肠之气亦通于心。

（3）心与肾的关系　心属阳，位居于上，其性属火。肾属阴，位居于下，其性属水。生理情况下，心阳须下降于肾，以滋肾阳，共同温煦肾阴；肾阴上济于心，以滋心阴，共同滋养心阳，阴阳互相制约，使心阳不亢。生理情况下，心与肾保持这种"水火相济""心肾相交"的关系。

（4）心与肝的关系　心主血，肝藏血；心主神志，肝主疏泄，调节精神情志。所以，心与肝的关系，主要是主血和藏血，主神明与调节精神情志之间的相互关系。心主血，心是一身血液运行的枢纽；肝藏血，肝是贮藏和调节血液的重要脏器。两者相互配合，共同维持血液的运行，所以说"肝藏血，心行之"（王冰注《黄帝内经素问》）。心主神志，肝主疏泄。人的精神、意识和思维活动，虽然主要由心主宰，但与肝的疏泄功能亦密切相关。血液是神志活动的物质基础。心血充足，肝有所藏，则肝之疏泄正常，气机调畅，气血和平，精神愉快。

（5）心与肺的关系　心主行血，肺主气而司呼吸。所以心与肺的关系，实际上是气和血相互依存、相互作用的关系。心主血和肺主气相互关联。肺主气，有促进心行血的作用。肺气正常是血液正常循行的必要条件，反之，正常的血液循环，是维持肺呼吸功能正常的基础，故有"呼出心与肺"之说。联结心之搏动和肺之呼吸两者之间的中心环节，主要是积于胸中的"宗气"。由于宗气具有贯心脉而行气血，定息道而司呼吸的生理功能，从而强调了血液循环与呼吸运动之间在生理上相互联系，在病理上相互影响。

第二节　冠心病基础知识

一、冠心病的发病原因

冠心病是冠状动脉粥样硬化性心脏病的简称，是冠状动脉发生粥样硬化病变，使冠状动脉狭窄或闭塞，影响冠状动脉血液循环，引起心肌缺血、缺氧的一种心脏病。由于心脏不停跳动，这就需要有大量的能量源源不断地供应，而其所需要的能量和氧气都来自于冠状动脉。可以想象，如果冠状动脉发生狭窄或者闭塞，心肌得不到血液和氧气的供应，必然会发生损伤，甚至坏死。

值得注意的是，损伤通常是可逆的，而坏死则是完全不可逆的，前者就是我们所说的心肌缺血，后者就是心肌梗死。

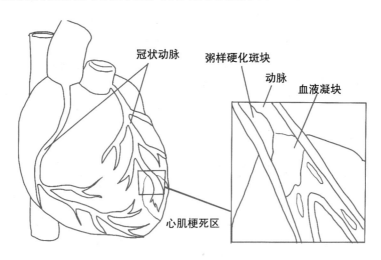

◎ **冠心病的发病部位**

冠状动脉是冠心病发病的主要部位。心脏的形状像一个倒置的、前后略扁的圆锥体，如将其视为头部，则位于头顶部、几乎环绕心脏一周的冠状动脉恰似一顶"王冠"，这就是其名称的由来。冠状动脉从主动脉根部分成左右两条，然后再分成小支，像蚯蚓一样盘绕在心脏外面，逐渐分成无数小支进入心肌内。

营养物质和氧气就通过这些复杂、密集的血管网送到心脏。心肌细胞吸取氧气和营养物质后，使鲜红的动脉血变成暗红的静脉血。由小静脉逐渐汇合成大的冠状静脉，直接流进右心房。由于冠状动脉的分布特殊，没有流经体循环，且循环途径也短，所以称"冠状循环"。

冠状循环虽然很短，但血流量却很大。人体在安静时，通过冠状循环的血流量，大约占心脏输出血量的 4% ~ 5%。如 1 分钟心输出量（心排血量）是 5000 毫升，则流经冠状动脉的血量大约有 250 毫升。这个数量是很大的，因为心脏的重量一般只有 260 克左右，1 分钟流入冠状动脉的血量几乎等于心脏本身的重量。运动或体力劳动的时候，心输出量可增加 4～5 倍，甚至每分钟可达 30 升，冠状动脉的血流量可增加 4～5 倍以上，每分钟可超过 1200 毫升，是心脏本身重量的 5 倍多。

冠状动脉循环的血流量只有这么大才能满足心肌的营养和代谢的需要。心脏工作量越大，需要能量越多，冠状动脉血流量也越多。实际上，如果冠状动脉循环正常，无论怎样剧烈运动，心脏本身也不会缺乏营养物质和氧气。但如果冠状动脉受到损害（比如发生冠状动脉粥样硬化），致使管腔狭窄，心肌就会缺血、缺氧，此时对心脏将造成极大的危害。

◎ 冠状动脉发生狭窄和闭塞的原因

造成冠状动脉狭窄和闭塞的原因非常多，其中最常见的是粥样硬化斑块。粥样硬化斑块附着在动脉血管壁上，逐步增大，外观上像我们平时熬煮的米粥一样，其突入血管腔，造成血管腔狭窄甚至闭塞，如同自来水管或水壶嘴被长年逐渐堆积的水垢堵塞一样，从而导致心肌的血流量减少，供氧不足，出现憋气、胸闷、心绞痛等症状；如果在斑块基础上突然发生血栓，就会完全闭塞血管腔，导致心肌坏死，即心肌梗死。

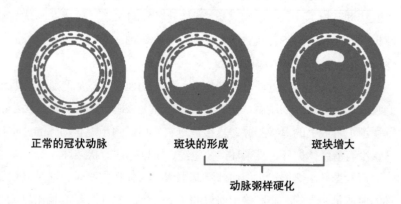

正常的冠状动脉　　　　斑块的形成　　　　斑块增大

动脉粥样硬化

二、冠心病的易患因素

冠心病的病因较复杂，研究发现，冠心病更容易发生在某些具有特殊因素的人群中。大量流行病学研究证实，许多因素都可以增加冠心病发病的危险，这些因素都被称为冠心病的危险因素或易患因素，这些危险因素包括体质因素、伴随因素和不良生活方式等。具有这些因素的人群称为冠心病发病的高危人群。尽量减少冠心病发作的危险因素有助于预防冠心病。

◎ 体质因素

（1）年龄　年龄因素也是较为明显的冠心病的危险因素。随着年龄的增长，各种危险因素的不断累积，对机体的损伤也不断累积，当累积到一定程度就表现出临床症状。另外，年龄因素也是各种危险因素中引起冠心病死亡的最重要的因素，高龄心肌梗死患者急性期病死率显著升高。因此，对老年人群更应积极控制各种危险因素。

（2）性别　性别是最为明显的冠心病的危险因素之一。冠心病的发病率男性是女性的数倍，这可能主要是性激素的原因。绝经期前的女性冠心病的发病率明显低于男性，绝经期后骤然升高，到了老年男女冠心病的发病率就相近了。

（3）遗传（冠心病家族史）　除了性别和年龄，家族遗传倾向是冠心病的第三个不可控危险因素。冠心病虽不像其他遗传病那样具有显而易见的遗传性，但它却有明显的遗传倾向。与正常人群相比，具有明显遗传倾向的人群更容易患冠心病。研究发现，有冠心病家族史的人群较无冠心病家族史的人群发生冠心病的危险性增加2.0～3.9倍，发生心肌梗死的危险性增加2.2倍，而且冠心病的发生较无冠心病家族史的人群提前数年，冠状动脉病变的程度也更重。冠心病在有家族史的人群中发生率高，可能是其易患基因作用的结果。

（4）个体类型（A型性格）　在人处于压力下时，会分泌一种叫肾上腺素的激素，这种激素能够提高心率和血压，在紧急时刻能够增加能量供给，提高警觉，逃离危险。但是长期高水平分泌肾上腺素，则会使心血管长期处于高压力的状态下，更加容易患心血管疾病。研究现实，A 型性格（争强好胜、易怒、没有耐心）的人比 B 型性格的人冠心病的患病率高出 2 倍。所以，健康包括身体健康和心理健康，良好的情绪和性格是健康的重要前提。

◎ 伴随因素

（1）**高血压**　高血压与冠状动脉粥样硬化的形成和发展关系密切。收缩期血压比舒张期血压更能预测冠心病事件，140～149 毫米汞柱（1 毫米汞柱 =0.133 千帕）的收缩期血压比 90～94 毫米汞柱的舒张期血压更能增加冠心病死亡的危险。

（2）**高脂血症**　脂质代谢紊乱是冠心病最重要预测因素。总胆固醇、低密度脂蛋白胆固醇水平与冠心病事件的危险性之间存在着密切的关系。

（3）**肥胖症**　肥胖已被明确为诱发冠心病的首要危险因素，它会增加冠心病死亡率。肥胖被定义为体重指数 BMI= 体重（千克）/ 身高（米）的平方。男性应保持在小于 27.8，女性应保持在小于 27.3。

（4）**糖尿病**　糖尿病也是诱发冠心病的危险因素之一，被称为冠心病的等危症。糖尿病几乎影响从动脉粥样硬化形成到心脏性死亡的各个环节。近年来，糖尿病在人群中的发病率增长迅猛，而且极其严重的是，大部分糖尿病患者不知道自己患有糖尿病，没有得到有效的治疗，而是在出现并发症之后才检查出有糖尿病，此时已延误了治疗。

（5）**牙周病**　牙周病是诱发心脏病发作的一个重要危险因素。牙周病包括牙周炎、牙周变性、牙周萎缩等。其主要表现是牙龈红肿出血、牙龈糜烂、牙结石及菌斑堆积，甚至形成牙周脓肿。据统计，一立方毫米牙菌斑中可有一亿多个细菌，主要是革兰阴性杆菌和链球菌，它们能分泌酵素及毒素，不仅破坏牙及牙周组织，而且能产生大量的内毒素，进入血管"兴风作浪"，导致动脉粥样硬化和血栓。同时，由于患牙松动，咀嚼时遭受挤压，将致病菌及其毒素挤压到血管和淋巴管中，导致血管痉挛，血栓形成，发展为冠状动脉硬化，堵塞血管，引起心绞痛或心肌梗死。

牙周炎患者因冠心病死亡或住院的人数比无牙周炎者高25%。有牙病者发生冠心病的概率是没有牙病者的1.4倍；发生卒中的概率为2.1倍；缺牙越多，发生冠心病和卒中的概率越高。

牙周病在我国发病率很高，35岁以上成年人的发病率为20%左右，出现牙痛不要不当回事，不要采取吃止痛片甚至找游医一拔了之的方法，那样不但会掩盖病情，误失本来可修复的牙，而且会"引狼入室"，让病菌通过牙病打开缺口，危及心脏及其他系统。因此，患了牙痛，要及时到正规医院诊治。

（6）**高同型半胱氨酸血症**　高同型半胱氨酸血症是诱发冠心病的独立重要危险因素，它对血栓形成的作用程度与高胆固醇血症、高血压和吸烟对血管内皮损伤相同，它们之间互相作用，产生恶性循环。血浆同型半胱氨酸浓度增高是早期冠心病、周围血管疾病的易患因素。血清同型半胱氨酸浓度大于16.2毫摩/毫升者，72%的有动脉粥样硬化性血管疾病，而正常浓度人群中仅有44%发现有动脉粥样硬化性疾病。

（7）**脉压增大**　许多中老年人去体检时发现，自己血压并不算高，但是脉压差（收缩压与舒张压之差）较大，有的甚至差六七十毫米汞柱。这是因为大动脉扩张性降低导致收缩压升高；而在心脏舒张时，扩张性降低的大动脉又不能保持血管腔内的压力，故使舒张压降低，从而导致脉压差增大。脉压差增大，发生冠心病的危险性就加大。

在50岁以上人群中，无论收缩压正常还是增高，只要脉压差增大，冠心病的患病率就增高。而高血压患者更为明显，脉压差≤40毫米汞柱，冠心病患病率为0.24%；脉压差41～80毫米汞柱，冠心病患病率为3.26%；脉压差≥81毫米汞柱，冠心病患病率为9.73%。众多数据显示，当收缩压相同、脉压差不同时，随着脉压差的增大，冠心病发病率则增高；当收缩压逐渐增高，舒张压却逐渐下降时，冠心病发病率增加得更高。

（8）**微量元素缺乏**　微量元素铬、硒、锌、钼、硅等缺乏者易加速动脉粥样硬化斑块的形成；镉、铅、钡、钴增加会加重心肌的缺血、缺氧状态。

（9）便秘　便秘在中老年人中十分常见，便秘者用力排大便时心脏负担加重，心肌耗氧量增加，容易诱发心绞痛甚至心肌梗死。临床中因便秘在排大便时用力屏气而诱发心绞痛，甚至招致心肌梗死的中老年人并不少见。因此，保持大便通畅对患有冠心病的中老年人尤为重要。

◎ **不良生活方式**

（1）**吸烟**　吸烟是诱发冠心病最重要的危险因素之一。如果吸烟和其他危险因素同时存在，还有明显的协同危害作用。例如每日吸1包香烟的高血压病患者停止吸烟后，发生心血管病的危险性降低35% ～ 40%。研究还证实，被动吸烟者心血管死亡的危险性亦明显增加。吸烟可使冠状动脉痉挛的危险性增加2.4倍。男性烟民患急性心肌梗死或冠状动脉猝死的危险性是非吸烟者的2.7倍，女性为4.7倍。

（2）**酗酒**　少量饮酒，尤其是干红葡萄酒，有扩张血管作用，能改善冠心病。但是大量饮酒，尤其是烈性酒，长期不醉不休会加重动脉粥样硬化，使冠心病加重，诱发心绞痛或心肌梗死发作。长期大量饮酒会促发脂肪肝、血甘油三酯升高、低密度脂蛋白升高，酒精刺激血管壁使"坏"胆固醇容易在动脉内壁沉积，加重动脉粥样硬化。同时，饮酒量与血压呈正相关，会升高血压。

（3）**口服避孕药**　长期口服避孕药可使血压升高、血脂增高、糖耐量异常，同时改变凝血机制，增加血栓形成机会。

（4）**缺乏体育锻炼**　一般认为，脑力劳动者较体力劳动者患冠心病的概率高，脑力劳动者静坐时间长，缺乏体力活动，患病率为体力劳动者的2 ～ 4倍。这是因为精神紧张，可造成神经内分泌功能紊乱，血中儿茶酚胺、皮质激素水平提高，血压上升，还可造成脂代谢紊乱，血胆固醇水平周期性升高；精神紧张还使人易于疲劳而懒于体育锻炼。相反，坚持参加体育锻炼的脑力劳动者，冠心病患病率明显下降。因为运动可升高"好"的胆固醇，降低血中"坏"的胆固醇，改善脂代谢紊乱，促使动脉壁的粥样斑块缩小，减轻动脉粥样硬化，降低血压，提高胰岛素的敏感性。坚持长期中等量的体育运动，可减少冠心病发病率达25%之多，降低冠心病病死率达25%。

（5）**饮食习惯**　长期摄取高热量、高脂肪、高糖饮食，尤其平常宴席不断、常吃夜宵的人群，势必引发脂代谢紊乱，使高胆固醇血症、低密度脂蛋白胆固醇（"坏"胆固醇）升高；含糖高的食物或饮料会导致血甘油三酯水平升高，高密度脂蛋白胆固醇（"好"胆固醇）水平下降。这些都是动脉粥样硬化的主要危险因素。

三、冠心病的临床类型

根据冠状动脉病变的部位、范围、血管阻塞程度和心肌供血不足的发展速度、程度和范围的不同，将冠心病分为以下 5 种临床类型。

◎ 隐匿型冠心病（又称无症状型冠心病）

隐匿型冠心病是指确有心肌缺血的客观原因，但是又缺乏胸痛或与心肌缺血相关的主要症状。隐匿型冠心病没有主观症状，但是检查可发现，有心肌缺血的心电图改变或放射性核素心肌显像示灌注不足的改变，而心肌多没有组织形态的改变。

由于隐匿型冠心病无临床症状，不容易发现，往往会被患者及其家属，甚至医务人员忽视，致使不能采取应有的预防和治疗措施。所以从某种意义上讲，隐匿型冠心病是暗藏的"杀手"，其危险性更大，应当引起大家足够的重视。建议 40 岁以上的中老年人，尤其是有引发冠心病危险因素的人，要定期检查身体，特别是心电图（静息、动态或负荷试验等）检查，以及时发现隐匿型冠心病。

◎ 心绞痛型冠心病

心绞痛型冠心病是冠心病中最为常见的类型，表现为胸骨后的压榨感、闷胀感，伴随明显的焦虑，持续 3 ~ 5 分钟，常发散到左侧臂部、肩部、下颌、咽喉部、背部，也可放射到右臂。有时可累及这些部位而不影响胸骨后区。用力、情绪激动、受寒、饱餐等增加心肌耗氧情况下发作的称为劳力性心绞痛，休息和服用硝酸甘油后心绞痛会缓解。有时候心绞痛不典型，可表现为气紧、晕厥、虚弱、嗳气，尤其是老年人。根据发作的频率和严重程度，可分为稳定性和不稳定性心绞痛。

（1）稳定性心绞痛　如果在相当长的一段时间内（世界卫生组织规定病程1个月以上）病情比较稳定，心绞痛发生的频率、持续的时间、诱因及缓解方式均相当固定，就属于稳定性心绞痛。其稳定性包含两方面的含义，其一是指病情稳定，其二是指冠状动脉粥样硬化斑块稳定。

如果一般强度的日常活动不会诱发心绞痛的发作，而在超过一般活动量的情况下才会诱发，而且这种情况已经持续1个月以上，说明目前心绞痛处于稳定期，病情相对稳定，一般不需住院治疗，不会引起急性心肌梗死、死亡等各种恶性结果。一般来说，静息心电图不会捕捉到动态变化，而进行心电图运动试验会发现，在一定程度的运动负荷下，心电图会出现心肌缺血的特征性改变，可以对心脏缺血的状态进行评价。

（2）不稳定性心绞痛　如果近3个月出现新发生的心绞痛，或者原有心绞痛症状加重、发作更加频繁，这说明目前的冠脉粥样斑块变得不稳定了。不稳定性心绞痛主要包括初发心绞痛、恶化劳力性心绞痛、静息心绞痛和心肌梗死后早期心绞痛。由于其具有独特的病理生理机制及临床预后，如果不能恰当及时地治疗，患者可能发展为急性心肌梗死甚至发生猝死。所以，一旦发现应立即到医院就诊。

◎ 心肌梗死型冠心病

心肌梗死型冠心病，即心肌缺血性坏死，是在冠状动脉粥样硬化病变的基础上，血管完全阻塞，导致血流中断，使部分心肌因为严重、持久性缺血而发生的局部坏死。急性心肌梗死属于冠心病的严重类型，其基本病因是冠状动脉粥样硬化造成一支或多支血管管腔狭窄和心肌血供不足，而侧支循环未充分建立，在此基础上，一旦血供急剧减少或中断，使心肌严重而持久地急性缺血达1小时以上，即可发生心肌梗死。急性心肌梗死的临床表现有持久的胸骨后剧烈疼痛、发热、白细胞计数和血清心肌坏死标记物增高以及心电图进行性改变，并可发生心律失常、休克或心力衰竭，其发病急、病情重、变化快、死亡率高，应引起高度重视，积极进行抢救治疗。

◎ 缺血性心肌病型冠心病

缺血性心肌病型冠心病也称心力衰竭和心律失常型冠心病，它是冠状动脉粥样硬化病变使心肌的血液供应长期不足，心肌组织发生了营养萎缩和障碍，或者是因为局部反复坏死和愈合，导致心肌纤维组织增生或者硬化，导致心律失常或心力衰竭。

缺血性心肌病以心脏扩大、心律失常和心力衰竭为主要临床表现。患者有心绞痛或心肌梗死的病史，心脏逐渐增大，以左心室扩大为主，后期则心脏两侧均扩大，部分患者可无明显的心绞痛或心肌梗死史。心力衰竭多逐渐发生，大多先呈现左心衰竭，然后继以右心衰竭，出现相应的症状。可出现各种心律失常，这些心律失常一旦出现将持续存在，其中以期前收缩（室性或房性）、心房颤动、病态窦房结综合征、房室传导阻滞和束支传导阻滞多见，阵发性心动过速亦时有发生，有些患者在心脏还未明显增大前已发生心律失常。

◎ 猝死型冠心病

猝死型冠心病是指由冠心病引起的不可预测的突然死亡，在急性症状出现以后 6 小时内发生心脏骤停所致。主要是由于缺血造成心肌细胞电生理活动异常，而发生严重心律失常导致。

四、冠心病的常见症状

由于冠心病患者的年龄、性别、体质状态、敏感程度、病情进展程度和侧支循环建立情况等存在差异，使得冠心病患者的临床表现千差万别，多种多样。冠心病的常见症状都是由不同程度的心肌缺血造成的。极轻的心肌缺血，可以没有症状，只有在仪器检查时才能发现，但也必须提高警惕，定期复查，并给予积极的防治。当心肌缺血比较严重时，就会出现以下症状。

◎ 心绞痛

心绞痛的特点是突然发作，疼痛部位在心前区或胸骨后，其特征并非针扎或刀割样的锐利性疼痛，而是犹如重物压迫感、沉重感、紧束感或窒息感。

（1）因急走、爬坡、上楼、负重、迎风用力行走、寒冷、饱餐后活动、情绪激动等情况即刻发生。终止运动，症状大多 3 ～ 5 分钟缓解。

（2）疼痛症状在胸骨后中部或上 1/3 处，可放射到左肩、左上臂，但也可在胸骨下部、上腹部、左侧胸部、左颈、下颌等部位，常有发生于咽部者。

（3）疼痛为一种压迫感、沉重感、紧束感、灼烧感或窒息感。

（4）症状发作大都持续 3 ～ 5 分钟，很少超过 15 分钟，最长一般不超过半小时。

（5）舌下含化硝酸甘油通常可在 1 ～ 3 分钟内使心绞痛发作停止。

◎ 心跳缓慢

有些人心脏每分钟跳 50 ～ 60 次，有的只有 30 ～ 40 次。心跳缓慢，严重影响心脏向机体供血，这样就会使人感到头晕、气短、心悸，有的还会突然昏倒。

◎ 心律失常

有过心肌梗死的冠心病患者易发生心律失常，包括早搏（过早搏动，即期前收缩）、心房颤动、心动过速和传导阻滞等。

（1）**早搏** 顾名思义，就是比基本心律在时间上提前或过早发生的心脏搏动。常见的早搏有 3 种。

① 房性早搏：是指来源于心房的早搏，可见于心脏正常的年轻人，老年人则更为多见。饮酒、饮浓茶、吸烟、精神紧张、情绪激动、过度疲劳、失眠、发热、服用某些药物以及心肌缺血、心力衰竭、心肌梗死和甲状腺功能亢进症等疾病，早搏可明显增多，甚至可诱发心房颤

动、心房扑动、房性心动过速等，对心脏功能产生不良影响。

②交界性（交界区）早搏：是指来源于心房和心室之间交界区的早搏，其临床意义同房性早搏。房性及交界性早搏亦统称为室上性早搏。24小时动态心电图检查，老年人偶发室上性早搏检出率为67%～96%。

③室性早搏：是指来源于心室的早搏，是老年人最常见的一种早搏。偶发室性早搏，又无器质性心脏病者，一般对健康无妨碍。冠心病、心肌梗死时，出现室性早搏，尤其是二联律、三联律，预示预后不良，可增加猝死率及总死亡率。

（2）心房颤动 简称房颤，是一种快速而不规则的房性异位心律。心房颤动波（f波）每分钟可达380～600次，呈不规则下传，心室率多在100～160次/分。心房颤动是老年人最常见的心律失常之一。老年人心房颤动的病因常见于冠心病、高血压心脏病、肺心病、甲状腺功能亢进症、心肌病、病态窦房结综合征、肺部感染、风湿性心脏病、低血钾及洋地黄药物中毒等，亦有少数患者无明确病因，称为"特发性"或"孤立性"心房颤动。临床分型一般分为急性阵发性心房颤动和慢性持续性心房颤动两类。老年人开始发病往往以急性阵发性多见，每次发作数秒、数分或数日，发作间歇数日、数月，甚至数年不等。多数患者反复发作，最终发展成为持续性心房颤动。

（3）阵发性室上性心动过速 是指出现一系列快而规则的房性或交界性心搏，心室率为160～200次/分。老年人由于器质性心脏病所致。其诱因多见于情绪激动、过度疲劳、吸烟、饮酒、饮浓茶和咖啡及感染等。临床特点是心率快而规则，每分钟160～200次；自感心悸或胸内有强烈的心跳感；多尿、出汗、呼吸困难；持续时间长，可导致心绞痛、头晕，甚至心力衰竭、休克；突然发作又突然停止。

（4）心脏传导阻滞 正常人的心脏不停地有节奏地跳动，是由一个叫窦房结的特殊组织，连续不断地发出电兴奋，并通过一系列传导组织（就像电线一样）将这些电兴奋的信号依次传导到心脏，使其跳动。当窦房结发出的兴奋不能顺利地传导至心房或心室时，即称为心脏传导阻滞。老年人心脏传导阻滞的病因多见于冠心病、心肌缺血、心肌梗死、心肌及传导系统的退行性变化、心肌病，以及洋地黄、β-受体阻滞剂等药物的毒副作用。

（5）病态窦房结综合征　病态窦房结综合征是由于窦房结的起搏和传导功能障碍而引起的一种慢、快心律交替出现的心律失常。可表现为心动过缓（50次/分以下），亦可为阵发性心动过速。病因多为缺血或退行性病变所致，亦可见于心肌炎、心肌病、风湿性心肌炎，以及洋地黄、奎尼丁、维拉帕米中毒等。

◎ 心肌梗死

心肌梗死的主要症状、发生部位和特征与心绞痛类似，但程度更严重，持续时间更长，可长达数小时，含服硝酸甘油后症状不缓解。心肌梗死可在剧烈活动或情绪波动当时发作，也可在夜间或凌晨静息或睡眠中痛醒。

（1）急性心肌梗死的先兆　半数的患者在发生急性心肌梗死前无预兆。如有以下先兆应予以重视，并采取措施，保护好自己的心脏和预防心肌梗死的发生。

（2）先兆的表现

①1个月内新近发生心绞痛。

②较原来心绞痛发作时间延长，发作频繁，诱发心绞痛的运动量变小，含服硝酸甘油效果不如以前。

（3）对待这些先兆症状的方法

①凡有上述先兆症状的冠心病患者，应尽快去医院就诊。

②较心绞痛发作时，可舌下含用硝酸甘油，并嚼服300毫克阿司匹林，有氧气设备者，可同时吸氧。

③一部分患者其急性心肌梗死先兆症状无特异性，易被患者和医生所忽视，而造成不良后果。有的表现为全身无力，认为是由于工作劳累所致；有的表现为上腹部不适，认为是胃病所致；有的表现为胸闷不适，认为是生气所致。这些患者未能及时去医院就医诊病，以致延误病

情，发展为心肌梗死，甚至突然死亡。

五、冠心病的检查

判断自己是否患上了冠心病，应及时去医院就医，而不能仅根据自己的感觉来判断。冠心病需要做的辅助检查主要有心电图、心电图运动试验、动态心电图、心脏超声和血管内超声、放射性核素心肌显像、冠状动脉造影、心脏 CT、左心功能测定、心肌酶学检查等，具体应遵医嘱根据病情需要有选择地进行检查。

◎ 心电图

心电图是诊断冠心病最常用、最基本的检查方法。与其他方法相比，心电图检查方便，价格便宜，易于普及。通过心电图的曲线变化，可以及时捕捉其病情变化情况，并能连续动态观察和进行各种负荷试验，以提高诊断的敏感性。无论是心绞痛还是心肌梗死，都有其典型的心电图变化。心电图对心律失常的诊断更有临床价值，当然，心电图也存在一定的局限性。

◎ 心电图运动试验

虽然许多冠心病患者冠状动脉扩张的最大储备能力已经下降，但通常静息状态下冠状动脉血流量仍可维持正常，心电图检查可以完全正常，为了揭示减少或相对固定的血流量，可给心脏以负荷，进行心电图运动负荷试验。心电图运动负荷试验可使心电图正常的患者出现异常心电图，能了解冠心病的程度，其实用价值较高，不过有的患者不宜应用，应由医生决定是否需要检查。

◎ 动态心电图

动态心电图是可以长时间连续记录，并编集分析心脏在活动和安静状态下变化情况的心电图检查方法。常规心电图只能记录静息状态短暂的心动周期的波形，而动态心电图于 24 小时内可连续记录多达 10 万次左右的心电信号，对提高非持续性异位心律，尤其是对一过性心律失常及短暂的心肌缺血的检出很有意义。

◎ 放射性核素心肌显像

根据病史，心电图检查不能排除心绞痛时，可作此项检查。放射性核素心肌显像可以显示缺血区、明确缺血的部位和范围大小。结合运动试验再显像，则可提高检出率。

◎ 冠状动脉造影

冠状动脉造影是目前冠心病诊断的"金标准"。可以明确冠状动脉有无狭窄、狭窄的部位、程度、范围等，并可据此指导进一步治疗所应采取的措施。同时，进行左心室造影，可以对心功能进行评价。冠状动脉造影的主要指征为，对经内科治疗心绞痛仍较重者，明确冠状动脉病变情况考虑旁路移植手术者；胸痛似心绞痛而不能确诊者。

◎ 心脏 CT

冠状动脉钙化是冠状动脉粥样硬化的标志，超高速 CT 不仅可以较清楚地显示冠状动脉钙化及其程度，而且还能评价心脏的运动功能及心肌、冠状动脉的血流灌注情况，对冠心病的诊断意义更大。另外，心脏螺旋 CT 也能够发现冠状动脉硬化，同样有助于冠心病的诊断。

◎ 左心功能测定

左心功能测定是通过多导电生理仪，同步记录心电图、心音图、颈动脉搏动及心尖搏动图来测定左心室功能，对冠心病的诊断有一定的意义。

◎ 心肌酶学检查

心肌酶学检查是冠心病诊断、急性心肌梗死的诊断和鉴别诊断的重要手段之一。临床上根据血清酶浓度的序列变化和特异性同工酶的升高等肯定性酶学改变，便可明确诊断急性心肌梗死。

六、冠心病的并发症

要警惕冠心病的并发症，对先兆症状要及时识别、及时处理。

◎ 心律失常

心律失常的表现可归纳为心电不稳引起的心室颤动、室性心动过速及室性早搏；泵衰竭引起的心房扑动或纤颤、室上性心动过速；起搏点功能低下引起的房室传导阻滞及窦性心动过缓。

◎ 心源性休克

表现为低血压，收缩压在80毫米汞柱以下，面色苍白，脉象弱而细，呼吸浅快，出冷汗，意识障碍，少尿或者无尿等。

◎ 心功能不全

起初表现为心率加快，呼吸困难，随后可出现下肢浮肿、肝大等，严重的心功能不全者预后不良。

◎ 心室破裂

心室破裂表现为心前区剧烈疼痛，血压骤然下降，气急发绀，眼球上翻、意识突然丧失，几乎每个发病者均发生猝死，生存者呈现急性心包填塞症状。

◎ 心室壁瘤

心室腔内的压力使心室壁向外膨出而形成心室壁瘤。心室壁瘤多发生于左心室、前壁心尖部，有时心底部也可发生。

◎ 心室间隔穿孔

心室间隔穿孔表现为原有症状加重，出现心衰和休克。

◎ 乳头肌功能失调或断裂

乳头肌功能失调或断裂可造成二尖瓣关闭不全，引起心力衰竭。

◎ 血栓栓塞症

心肌梗死后有血液凝固性增高倾向，加上血流缓慢、血压下降、卧床静养等因素，容易形成血栓。血栓脱落可造成脑、肺、脾、肾等血栓栓塞。

◎ 心肌梗死后卒中

由于心肌梗死后心脏的排血量突然下降，可造成脑供血不足。脑供血不足引起的脑循环障碍可引起脑软化、脑血栓形成、癫痫样抽搐、脑出血及精神障碍等脑卒中表现。

◎ 心肌梗死后症候群

心肌梗死后症候群表现为发热、白细胞增高、胸痛、胸膜摩擦音、心包摩擦音等。预后一般良好，发生率为 1% ～ 4%。

◎ 肩－手症候群

肩－手症候群表现为手、肘、肩关节疼痛，出现肌肉萎缩及浮肿、运动障碍等改变。

♥ 爱心小贴士

预防冠心病并发症有哪些日常生活细节需要注意？

（1）绝对不要搬运过重的物品。

（2）不着急，不生气，保持心境平和。

（3）洗澡时间不宜过长，水温与体温相当，不洗桑拿浴，忌饥饿时或饱餐后洗澡。

（4）气候变化时要当心。

（5）先兆症状及时识别、及时处理。

第三节　中医学对冠心病的认识及辨证分型

一、中医学对冠心病的认识

在中医学中没有"冠心病"这个名词，现代西医学名词"冠心病"所描述的症状相当于中医学中的"胸痹""厥心痛""真心痛"等病证的范畴。最早的中医学著作《黄帝内经》中《灵枢·厥病》写到"厥心痛，与背相控""痛如以锥针刺其心""真心痛，手足清至节，心痛甚，旦发夕死，夕发旦死"。这里所说的厥心痛，相当于现代西医学中的心绞痛；真心痛，相当于现代西医学中的急性心肌梗死。东汉著名医学家张仲景所著的《金匮要略》一书，提出"心痛""胸痹"的名称，描述了"胸背痛""心痛彻背，背痛彻心"等症状，相当于现代西医学中冠心病心绞痛所描述的症状。

中医认为，冠心病的病因病机主要有两个方面，一为寒凝气滞，血瘀、痰浊阻遏胸阳，阻滞心脉，致使气血失和而为病；一为脏腑亏虚，功能失调，如心肾阳虚失于温煦、肝肾阴虚不能濡养等，均可导致脉络痹阻而发胸痹心痛。

◎ 寒邪内侵

素体阳虚，胸阳不振，阴寒之邪乘虚侵袭，寒凝气滞，痹阻胸阳，或寒痰互结，心脉受阻，气滞血瘀，发为胸痹心痛。

◎ 饮食不节

过食肥甘、生冷，或饮酒过度，或暴饮暴食损伤脾胃，脾胃运化失司，水谷不运，致使痰湿内生，上犯心胸清旷之区，清阳不振，气机不畅，痰阻脉络，心脉痹阻而痛。

◎ 情志失调

终日伏案，思虑劳心，气机失畅，可致胸阳不展；或思虑伤脾致痰浊内生，痹阻胸阳；或郁怒伤肝，致肝失条达，疏泄失常，气滞血瘀，心脉痹阻，皆可不通而痛。

◎ 年老体衰

年过半百，肾气渐衰。肾阳虚不能鼓舞五脏之阳，可致心阳不振，心气不足，血脉运行不利而发病；肾阴虚不能滋养五脏之阴，肾水不能上济于心，心脉失于充养而运行滞涩；或阴虚火旺，灼津为痰，痰瘀痹阻，皆可致胸阳不振，心脉阻滞而发病。

以上诸因素可互为因果，也可数者并存。本病的主要病机为心脉痹阻，其病位在心，然其发病多与肝、脾、肾三脏功能失调有关，如肾虚、肝郁、脾失健运等。本病的主要病理变化为本虚标实，虚实夹杂。实为寒凝、气滞、血瘀、痰阻，痹遏胸阳，阻滞心脉；虚为心、脾、肝、肾亏虚，心脉失养。

二、冠心病的中医辨证分型

根据冠心病发病机制和临床表现的不同，中医通常将其分为寒凝心脉型、心血瘀阻型、痰浊壅塞型、气阴两虚型、心肾阴虚型、阳气虚衰型六种基本证型。需要说明的是，由于冠心病病机复杂，病情多变，因此在一个证型中又会出现许多变化，也可以把这些变化看成是多个"亚型"或兼证、并见证等。

◎ 寒凝心脉型

胸痛彻背，感寒痛甚，胸闷气短，心悸，重则喘息不能平卧，面色苍白，四肢厥冷，舌淡黯、苔白，脉沉细或弦紧。

◎ **心血瘀阻型**

胸部刺痛或绞痛，部位固定不移，入夜更甚，心悸怔忡，面色晦暗，口唇青紫，舌质紫暗，脉沉弦涩或结代。

◎ **痰浊壅塞型**

肢体沉重，形体肥胖，胸闷如窒而痛，或痛引肩背，气短喘促，眩晕，痰多，恶心纳呆，腹胀便溏，舌质淡红、苔白腻或浊腻，脉滑。

◎ **气阴两虚型**

心前区憋闷，隐隐作痛，时作时止，心悸气短，倦怠懒言，头晕目眩，心烦少寐，面色少华，汗多口渴，舌质红、苔薄少，脉细弱。

◎ **心肾阴虚型**

胸闷且痛，隐痛不除，心悸盗汗，心烦失眠，腰膝酸软，头晕耳鸣，舌质红或有瘀斑，脉细数或细涩。

◎ **阳气虚衰型**

胸闷气短，甚则胸痛彻背，心悸汗出，畏寒肢冷，腰酸乏力，面色苍白，唇甲淡白或青紫，舌质淡胖或紫暗、苔白，脉沉细或沉涩。

中老年人早期如何发现冠心病?

冠心病是中老年人的常见病和多发病,处于这个年龄阶段者,在日常生活中,如果出现下列情况,要及时就医,尽早发现冠心病。

(1)劳累或精神紧张时出现胸骨后或心前区闷痛,或紧缩样疼痛,并向左肩、左上臂放射,持续3~5分钟,休息后自行缓解者。

(2)体力活动时出现胸闷、心悸、气短,休息时自行缓解者。

(3)出现与运动有关的头痛、牙痛、腿痛等。

(4)饱餐、寒冷或看惊险影片时出现胸痛、心悸者。

(5)夜晚睡眠枕头低时,感到胸闷憋气,需要高枕卧位方感舒适者;熟睡或白天平卧时突然胸痛、心悸、呼吸困难,需立即坐起或站立方能缓解者。

(6)性生活或用力排便时出现心慌、胸闷、气急或胸痛不适者。

(7)听到噪声便引起心慌、胸闷者。

(8)反复出现脉搏不齐,不明原因心跳过速或过缓者。

第二章

冠心病的预防

气管
主动脉
肺动脉
肺静脉
右心房
左心房
三尖瓣
二尖瓣
左心房
下腔静脉
右心房
空间隔

第一节　冠心病的三级预防

冠心病作为最主要的心血管疾病，其发生和发展有一个系统的过程，吸烟、高血压、血脂异常、肥胖以及近来为人们所关注的代谢综合征等危险因素可看做是疾病的上游，有时在一个人身上可集中多种危险因素。随着生活方式的改变，这些危险因素在人群中越来越普遍地存在，并向青少年发展。心血管疾病从危险因素到出现临床症状，这中间大概需要几十年的时间。但遗憾的是，有相当多的患者从来没有症状和先兆，就突然发生心肌梗死、脑卒中，甚至意外死亡。即使能够救治成功，患过心肌梗死的患者在之后缓慢的疾病发展过程中，也会出现慢性心力衰竭，对慢性心力衰竭的治疗现已成为发展中国家及发达国家共同面临的新挑战。针对动脉粥样硬化疾病的发生发展过程，应该加强心血管疾病三级预防，层层设防，阻断疾病的发生和进展。

一、一级预防

控制冠心病的关键在于预防。虽然冠心病是中老年人的常见病和多发病，但其动脉粥样硬化的病理基础却始发于二十几岁，这期间的几十年为预防工作提供了极为宝贵的机会。冠心病的一级预防即病因预防，也叫原发性预防。冠心病是一种多因素疾病，高血压、高脂血症、吸烟、肥胖、糖尿病以及缺乏体力劳动、A 型性格等都是冠心病的危险致病因素。一级预防主要就是对危险因素的干预，通过改变与冠心病危险因素有关的生活习惯以及与冠心病有明确因果关系（如高血压、高脂血症等）的疾病的控制，以降低冠心病的发病率。这项工作是健康人群战胜冠心病的第一道防线，一个人要远离冠心病，首先，必须重视一级预防，防止冠状动脉粥样硬化的发生，把冠心病消灭在萌芽状态；其次，加强卫生健康教育，提高人们对冠心病危害的认识，增强人们自我防病的意识；另外，一级预防应从儿童时期开始，定期进行体格检查、积极预防儿童肥胖、重视儿童饮食中钙的含量、预防血压升高、禁止儿童吸烟（包括主动吸烟和被动吸烟）。

◎ 控制高血压

控制高血压以及降低偏高的血压是预防冠心病很重要的方面。降低钠盐摄入量，忌过量饮酒，对高血压患者应进行长期降压治疗。

◎ 降低血脂

防治高脂血症，降低血脂水平，能达到预防冠心病的发病或不加重冠心病的目的。应合理调整饮食结构，倡导合理的膳食，高脂血症患者要在医生指导下采用药物和非药物治疗措施，努力把血脂控制在理想的水平。

◎ 戒烟

烟草中含有尼古丁等多种致病因子，能诱发和加重冠心病，影响机体血液流变和凝血机制，导致心肌缺氧，诱发冠状动脉痉挛，加速冠状动脉粥样硬化形成。吸烟量、烟龄、吸烟深度、开始吸烟年龄均与冠心病的发病率成正比关系。戒烟可配合药物和针灸等方法，戒烟成败的关键是决心和毅力。

◎ 增加体力活动

散步、上楼、慢跑、骑自行车、游泳、打太极拳等都是比较好的运动项目，活动原则为坚持、有序、适度。

◎ 避免长期精神紧张及过分激动

避免长期精神紧张，例如 A 型性格的人要有针对性地采用心理调适的方法加以调整，保持心理平衡。

◎ 积极治疗糖尿病

控制高血糖，纠正糖尿病中常见的多种代谢紊乱。

二、二级预防

如果冠心病已经发生，但尚未出现严重的临床症状而采取积极有效的治疗措施，阻止病变继续发生，并争取使之转逆，这就是冠心病的二级预防。虽然一级预防是最理想的，是冠心病防治的首要任务，但却不能保证所有的人不患冠心病，故做好二级预防也是很有必要的。应该看到，目前冠心病的死亡率仍然很高，而死亡者多半生前有明显的冠心病史。从冠心病的死亡者年龄情况看，大都在 40 ~ 60 岁，这时是工作能力和创造能力最强的时候，对家庭和社会贡献最大的时候。因此，改变这种严峻的现实，就是二级预防的目标。二级预防工作的具体措施必须是在一级预防工作的基础上进行，即冠心病患者不论过去是否进行过一级预防，都必须终身采取一级预防的具体措施，而且应该更加严格地控制冠心病的各种危险因素。

◎ 冠心病患者的自我报警

凡突发上腹或胸部疼痛、胸闷、心慌、气短、疲乏、精神不振、烦躁、头晕等症状，一定要到医院去进行检查，一经确诊，及时治疗。

◎ 冠心病高危人群的定期检查

高危人群有高脂血症者、多年吸烟史者、高血压者、肥胖者、糖尿病者、有冠心病家族史者。高危人群应每年进行一次检查。

◎ 冠心病的二级预防 ABCDE 方案

冠心病的二级预防提倡"双有效"，即有效药物、有效剂量。以下简介冠心病二级预防的 ABCDE 方案。

A. 长期服用阿司匹林和血管紧张素转换酶抑制剂（ACEI）

前者具有抗血小板凝集作用，可减少冠脉内血栓形成；后者可改善心脏功能，减少心脏重塑、变形，对合并有高血压、心功能不全者更有帮助。

B. 应用 β - 肾上腺素能受体阻滞剂和控制血压

目前已证实，若无禁忌证的心梗后患者使用 β 受体阻滞剂，可明显降低心梗复发率、改善心功能和减少猝死的发生。控制高血压，对防治冠心病的重要性是众所周知的，一般来讲，血压控制在 130/85 毫米汞柱以下，可减少冠心病的急性事件，且可减少高血压的并发症，如中风、肾功能损害和眼底病变等。

C. 降低胆固醇和戒烟

众所周知，胆固醇增高是引起冠心病的罪魁祸首，血清胆固醇增高应通过饮食控制和适当服用降脂药如他汀类药（如舒降之、来适可、普拉固等），把胆固醇降到 4.6 毫摩 / 升（180 毫克 / 分升）以下，这样可大大降低心梗的再发率。最近通过循证医学研究证实，心梗后患者即使血清胆固醇正常也要服降脂药，尤其是他汀类药，这样就能大大降低急性冠脉事件的发生率。因此，凡是心梗患者，无论血清胆固醇增高还是正常，都要长期服用降脂药。

D. 控制饮食和治疗糖尿病

冠心病从某种意义上来说是吃出来的。每日进食过多富含胆固醇的食物如肥肉、动物内脏、蛋黄等，是促发冠心病的最大危险因素。因此，心梗后的患者应当远离这些高胆固醇食物，提倡饮食清淡，多吃鱼和蔬菜，少吃肉和蛋。而糖尿病不仅可以引起血糖增高，也是引起脂质紊乱的重要原因。在同等条件下，糖尿病患者的冠心病患病率比血糖正常者要高出 2 ~ 5 倍。由此可见，控制糖尿病对冠心病患者是何等重要。

E. 教育和体育锻炼

冠心病患者应学会一些有关心绞痛、心肌梗死等急性冠脉事件的急救知识，如发生心绞痛或出现心梗症状时可含服硝酸甘油和口服阿司匹林等，别小看这些简单方法，这可大大减轻病情和降低病死率。心梗后随着身体逐渐康复，可根据各自条件在医生指导下，适当参加体育锻炼及减肥。这样不仅可增强体质，也是减少冠心病再发心梗的重要举措。

三、三级预防

冠心病的三级预防是指重病抢救，预防并发症发生和患者的死亡，其中包括康复治疗。其主要是指不稳定性心绞痛的治疗和急性心肌梗死的治疗，因为不稳定性心绞痛是稳定性心绞痛和心肌梗死之间的中间状态，它包括除稳定性心绞痛以外的劳累性心绞痛和自发性心绞痛，其中恶化性心绞痛和自发性心绞痛又称为"梗死前心绞痛"。

因此，除二级预防中谈到的强化治疗外，还需采取抗凝、溶栓疗法。肝素及抗血小板制剂，如阿司匹林对抗血小板黏附和聚集，对不稳定性心绞痛有确切的疗效，有预防心肌梗死或再梗死的作用。

三级预防的重点是预防心肌梗死的并发症及预防再梗死。冠心病患者实行有计划合理治疗和积极的自我保健相结合的对策，做好饮食调养、体育运动及药物预防，是防止冠心病病情复发和恶化的关键，也是三级预防的关键。

◎ 医院内治疗

（1）休息。

（2）吸氧。

（3）彻底止痛。

（4）应用扩张冠状动脉药、β受体阻滞剂等药物。

（5）溶栓治疗。

（6）介入治疗（置入支架）。

（7）冠状动脉旁路移植术（搭桥术）。

◎ 家庭自我防治

（1）合理饮食。

（2）适当运动和锻炼。

（3）家庭护理和康复、急救。

（4）药物治疗。

（5）控制血压。

（6）控制糖尿病。

（7）戒烟。

第二节　冠心病日常预防措施

一、预防高血压

高血压是冠心病的首要独立危险因素，控制好血压是预防冠心病的根本措施之一。

大量临床实践证明，将高血压患者的血压降到 140/90 毫米汞柱以下（若合并有糖尿病或慢性肾脏病的患者应降到 135/80 毫米汞柱以下），就能起到很好的预防效果。

高血压的治疗一般分为药物治疗和非药物治疗两种。像血压过高（如收缩压达到 200 毫米汞柱以上）的，以及还合并有其他问题的患者，在无法通过改变生活习惯达到降压目的时，就需要酌情采用药物。而那些只存在血压略高问题的人，可能不需要降压药，仅仅从一些良好生活习惯的养成中，就可以让血压降到正常水平了。

◎ 定期测量血压，保持血压正常

正常收缩压低于 140 毫米汞柱，青年不高于 130 毫米汞柱，老年人上限为 150 毫米汞柱；舒张压低于 90 毫米汞柱。35 岁以上者最少每年量一次血压，凡是从未量过血压的成年人，均要及时测量。发现高血压应积极治疗并长期控制。对没有高血压家族史的人，从 40 岁起须定期测量血压，很多高血压患者可维持 10 ~ 20 年无症状，但是一旦发现往往已是 II 期以上。对有高血压家族病史的人，从儿童期就应定期测量

血压。正常儿童的收缩压＝年龄×2+80毫米汞柱，舒张压为收缩压的2/3～3/5，学龄儿童正常最高值为120/80毫米汞柱。

◎ 保持血脂正常

血清总胆固醇正常值在6.0毫摩/升以下，大于6.0毫摩/升为高脂血症。

◎ 戒烟

吸烟能升高血压，加快心跳，而且香烟中的尼古丁能使小动脉持续收缩，造成动脉硬化，形成持久性高血压。

◎ 限盐

世界卫生组织规定每人每日的食盐摄入量不多于5克，这对预防高血压有很好的作用。

◎ 保持体重正常

正常体重（公斤数）＝身高（厘米）-105。体重超过正常体重的10%是超重，超过20%为肥胖，必须进行减肥。控制高糖、高脂食物，少食多餐，积极锻炼身体是控制体重的主要方法。

◎ 科学饮食

食不过饱，米面杂粮搭配，少吃动物脂肪，多吃蔬菜及水果。酒可偶饮、少饮，不可多饮。

◎ 积极运动，放松心情

减少脂肪堆积，缓和紧张情绪，稳定血压。

◎ 放缓生活节奏，放松紧张情绪

合理安排工作与生活，做到劳逸结合，对稳定血压很有好处。

二、有效控制体重

肥胖也是导致冠心病发病的危险因素之一，肥胖者要比消瘦者的冠心病发病率高出 2 ～ 2.5 倍。有效控制体重，避免肥胖，对于控制血脂与血压水平、减少高尿酸血症以及动脉粥样硬化的形成、预防冠心病的发生，都有较大的作用。

◎ 肥胖与冠心病的关系

凡体重超出了标准的 20% 即称为肥胖。目前一些专家提出以体重指数〔BMI= 体重（千克）/ 身高（米）的平方〕来判断身体肥胖的程度更为合理，正常 BMI 介于 20 ～ 25，> 25 为肥胖，> 40 为病态肥胖。目前已知，肥胖者体内脂肪过多分布在内脏者更容易引起心血管疾病。可以用腰－臀比例来测算，腰围与臀围之比男性 > 0.9，女性 > 0.8 提示内脏脂肪组织过多。它的增多与高血压、高甘油三酯血症的发病和高密度脂蛋白的水平减低有关。此外，肥胖还可影响代谢，包括降低胰岛素的敏感性，产生高胰岛素血症，糖耐量降低，高胆固醇血症等多种冠心病危险因素。所以，凡 BMI > 25、腰－臀比例超出以上数值者，应适当增加体育锻炼和节制饮食。若能将体重控制在正常范围内，则发生冠心病的危险性可降低 35% ～ 45%。

◎ 科学控制体重的方法

（1）控制饮食　这里所说的控制饮食不是说吃得越少越好，而是指在满足机体需要的情况下，避免摄入过量的热量。同时，还要调整膳食结构，注意使蛋白质、脂肪及糖类比例平衡，限制单糖的摄入。人类可从谷类食物中得到丰富的糖类，而单糖如糖果之类的食品，不但热量高，而且大量摄入会给人体带来健康隐患。控制饮食还有一个小窍门，就是吃足量的新鲜水果、蔬菜，它们富含维生素、矿物质而且能量较低。当控制饮食出现饥饿感时，可拿此类食物充饥，而不用担心发胖。

（2）多运动　多运动可以消耗多余的热量，燃烧脂肪，维持体重。

三、谨防过度劳累和情绪激动

过度劳累和情绪激动会导致心绞痛急性发作或急性心肌梗死，这不仅在中、老年人中时有发生，而且在不少青年人中亦常可见到。过劳、剧烈运动、情绪激动引起的疲惫不堪或疲劳感的突然增剧，可能是心肌梗死和冠状动脉性猝死的前驱危险或早期的报警症状。这个概念正受到愈来愈多人的重视。

◎ 避免过度劳累和剧烈运动

过度劳累和剧烈运动容易引起冠心病心绞痛急性发作或急性心肌梗死。这种情况在中、老年人群中比较常见。所以，在工作和生活中要量力而行，工作应适度，生活有秩序，运动时要根据自己的体质循序渐进，以不感觉疲累为宜。

◎ 工作和精神压力是重要的发病原因

医学研究显示，工作负荷过重、人际关系紧张、生活无规律、情绪激动、易焦虑或惊恐的人群更容易发生心脑血管症状。

◎ 情绪压抑者血压增高最显著

研究发现，情绪压抑者血压增高最明显。因为情绪压抑能够使交感神经系统活性增加和内分泌异常，使血管阻力增加，进而引起高血压。美国的一项为时二十年的调查研究发现，2400 个冠心病患者中有 27%是由于严重的心理压力而引起的。

四、坚持科学用药

冠心病患者应坚持科学用药，即根据人体生物节律来安排用药。医学生物节律研究显示，冠心病心肌梗死易在早上发作。这与人的生物节律有关。因为人的血液凝固作用在早上增高，儿茶酚胺（有加快心率、升高血压作用的催醒激素）在早晨起床时分泌量急剧上升，冠状动脉紧张度最高的时间也在早上。

◎ 服用降血压药物

服用传统的降血压药物，虽然具有一定副作用，但只要能将收缩压下降 10 ~ 12 毫米汞柱，舒张压下降 5 ~ 6 毫米汞柱，与不用药或用安慰剂相比，能使脑卒中的危险降低 40%，使心肌梗死和冠心病减少 16%。若有条件组合使用更新、副作用更少、降压效果更好的降血压药物，能进一步减少脑卒中及心肌梗死的危险。如果降压有效，又无明显副作用，能够良好耐受，就不要轻易更换药物，中医讲"药不更方"非常有道理。

◎ 抗血栓、防血栓药物

不稳定的动脉粥样硬化斑块（易损斑块）破裂，使血流中的血小板黏附到血管壁，血小板激活、聚集，是动脉系统血栓形成的启动环节。阿司匹林是防止动脉粥样硬化血栓形成、预防脑卒中及心肌梗死的首选药物。对于不稳定性心绞痛、急性心肌梗死，需要在冠状动脉安置金属支架的患者除了用好阿司匹林外，还需使用更新的抗血小板药物。急性期还可能需要短期应用抗凝药物（肝素或低分子肝素）。

◎ 拮抗神经与内分泌过度激活的药物

高血压、心肌梗死、心力衰竭或猝死的全过程以及每一关键环节，都有人体内的交感神经及内分泌腺的过度激活。这种过度激活会增加发生心肌梗死或脑卒中的危险，增大猝死危险，使疾病恶化。

拮抗交感神经和内分泌系统，可降低上述危险，并可延缓疾病进展，预防疾病恶化。拮抗交感神经的药物是 β - 受体阻滞剂；拮抗内分泌系统的药物一是血管紧张素转换酶抑制剂，二是血管紧张素受体拮抗剂，三是抗醛固酮药物。

五、合理膳食

研究数据表明，冠心病与营养不平衡有关，因此合理地调整膳食是预防与调养冠心病的重要措施。

◎ 控制总热量

控制总热量可以维持热量平衡，防止肥胖，使体重达到并维持在理想范围。

◎ 控制脂肪与胆固醇的摄入量

脂肪摄入总量占总热能的 20% ～ 25% 或以下，其中动物脂肪不超过 1/3；胆固醇摄入量应限制在每日 300 毫克以下。

◎ 蛋白质的质和量应适宜

蛋白质摄入总量占总热能的 12% 左右，其中优质蛋白占 40% ～ 50%，优质蛋白中动物性蛋白和豆类蛋白各占一半。使用复合糖类，控制单糖和双糖的摄入。尽量少吃点心、糖果，少喝含糖的饮料。

◎ 多吃蔬菜和水果

蔬菜和水果是维生素、矿物质、纤维素和果胶的丰富来源，纤维素和果胶能降低人体对胆固醇的吸收。

◎ 少量多餐

避免吃得过饱、过多而加重胃肠道和心脏的负担。忌烟酒、浓茶及辛辣食品。

六、适量运动

所谓适量的运动，就是指每周运动不低于 5 次，每次运动不少于 30 分钟，运动后每分钟的心率数 =170- 年龄。预防冠心病进行适当运动的目标为，提高心肺功能，减少精神压力，保持或恢复正常的体重、体型等。

◎ 适量运动的好处

运动锻炼能够很好地调节人体的免疫功能，提高机体的抗病能力，构筑起强身抗病的"长城"。可以通过神经和内分泌的途径，对各个脏器以及免疫功能进行调控，促使机体各个系统的功能提高，使体质得以增强，抵抗力得以明显提高，进而达到预防疾病的目的。但不是只要运动就能提高身体的免疫力，只有适量的运动才可以起到调节机体免疫功能的作用。

运动锻炼既可以增强身体组织器官的新陈代谢，又可以增强脂质的氧化消耗，使血脂下降，从而防止动脉粥样硬化。

运动锻炼能扩张冠状动脉口径，增加冠状动脉的侧支循环，增多心肌的供血量，减慢基础心率，减少运动时的能量需求量，进而减轻心脏负担，保护和改善心脏功能。

运动锻炼能够减少血小板聚集，改善机体对葡萄糖的代谢，提高纤溶系统的活性，提高冠心病患者对应激的耐受能力，减少心律失常及心血管意外事件的发生。

运动锻炼能够降低血压，是防治高血压病的有效辅助方法。

运动锻炼可消除脑力疲劳及精神紧张，使人放松情绪，恢复精神，增加生活乐趣，对人的身心健康十分有益。

七、冠心病的季节性预防

有冠心病史的人遇天气突然变化，极易导致血管痉挛，心肌出血，引发心肌梗死。因此，在季节交替的时候需要格外重视，警惕发病。

◎ 初春季节的预防措施

早春时节是一年之中人们最容易得病的时期之一。在我国民间，早已有"可度三九，难耐春寒"之说。由于寒冷的刺激，导致冠状动脉痉挛、收缩和闭塞，血液流通受阻，血流中断，血氧供应产生困难，使部分心肌因急剧的、持久性缺血与缺氧而发生局部坏死。对已经患有高血压或冠心病的老年人，容易突发心肌梗死、心脏骤停而酿成猝死。所以中老年人应引起警惕。

专家提醒冠心病患者，"百病从寒起"，预防倒春寒伤害人体，尤其要防寒、防风。在按时服药的同时，特别要注意保暖。气温陡然下降，在清晨或夜间出门，别忘了增加衣物，切忌运动出汗后脱衣图凉快。患者一旦出现胸闷、胸痛等症状应马上就医，不要延误时间，避免失去早期治疗时机。

另外，还需注意饮食调养。早春时节的营养结构要以优质蛋白质为主，多食鸡蛋、鱼虾、牛肉、鸡肉、兔肉和豆制品以及芝麻、花生、核桃等食物，以适应天气渐暖，人体活动增多及能量消耗增加的需要。可以多饮茶、食用菌汤，多吃菌类、黑木耳等。茶叶中的茶色素可有效对抗纤维蛋白原的凝集，抑制血小板的黏附和集聚；黑木耳中的某些成分能有效降低血液黏稠度，防止血液凝固。这些都有利于机体对抗倒春寒的袭击。另外，要注意休息和保持情绪稳定，在精神和体力上都不要过度疲劳和紧张。还要适当参加体育活动，使得身体气血通畅，增强抗病能力。有慢性疾病的人群以及老年人，只要对倒春寒有足够的重视，还是可以避免由此所产生的身体不适感和突发疾病的。

◎ 酷夏季节的预防措施

夏天气温高，会加重心脑血管患者的缺血、缺氧反应，也会加重心脏负担。冠心病患者应警惕发病。

（1）晨练不如"遛晚" 众所周知，冠心病患者的心绞痛、心肌梗死发作多在清晨，原因是多方面的，主要的原因是这一时间段人的血压升高、心率增快和血小板的凝聚力增加，从而导致心肌耗氧量增加，使心绞痛发作；或导致冠状动脉内斑块破裂引发血栓形成，致心肌梗死发生。也有研究认为，由于夜间皮肤蒸发、口鼻呼吸及排尿等原因使人体流失部分水分，致夜间血液黏稠度升高、血流速度减慢，易形成血栓导致冠心病的症状发作。所以心脏不好的人不宜晨练，最好在晚饭后1小时再锻炼，锻炼方式不可过于激烈，最好选择散步、打太极拳等。

（2）贪凉易发病 夏天出汗多，心脏病患者可以喝些淡盐水和果汁补充钾。不要喝大量冰镇饮品，因为冰镇食品经食管到胃，心脏遇冷收缩，容易发生心绞痛、心肌梗死；冷食还容易升高血压；冷刺激亦会诱发冠状动脉血管收缩，导致血管闭塞。

（3）**补充水分** 夏天出汗多，要多喝水，及时补充水分，不要等渴了才喝。最好喝凉开水，也可以喝一些淡盐水。研究表明，绿茶含强抗氧自由基，有预防动脉粥样硬化的效果，夏天可以适当多饮绿茶。少喝含咖啡因的饮料。每天要喝好三杯水，即睡前半小时一杯水、如果半夜醒来一杯水、清晨起床后一杯水。如有条件可以常喝绿豆汤、菊花茶等饮料，既可补充水分，又能清热解暑。

（4）**生活规律** 由于夏夜暑热，晚间人们一般入睡较晚，早晨不宜过早起床，中午要适当休息，以补充睡眠不足。有的年轻人自认为身体很好，晚上睡不着觉就通宵看电视或打牌。其实，在医院 30 多岁的心脑血管病患者并不少见。因此，从年轻时就要养成良好的生活习惯，注意生活规律，不要过度熬夜。

（5）**按时用药** 夏季血管扩张，有的高血压患者会出现不用吃药血压也会正常的情况，因此有的患者就擅自停药，这是不可取的。在夏季，冠心病合并高血压患者尤其要加强对血压、血糖、血脂等危险因素的监测，在医生的指导下坚持服药，可根据实际情况对服用的药物做适当的调整，切不可自行随意停药。如果外出旅行要注意随身携带抗心绞痛药物，以备不测。

（6）**发病要平躺** 如果突发心脏病，患者一定要平躺安静，迅速拿出随身携带的药丸含服，并立即拨打 120 求助。家人在身边应马上测量患者血压、数心率，将数据提供给医生以便及时施救。

◎ **冬季的预防措施**

冬季气候寒冷，人体各项生理功能均不同程度的承受着考验，血压升高、心跳加快、心肌耗氧量增加，全身血管，包括冠状动脉收缩痉挛。心脏必须加重负荷，才能把血液输送到各个脏器，心肌耗氧量势必倍增，有时仅仅是脚部着凉也会因反射性末梢血管收缩引起冠状动脉血管痉挛；寒冷天气也会导致失眠或睡眠质量欠佳，造成烦躁、不安、焦虑，致使体内儿茶酚胺类血管活性物质升高，加重冠状动脉痉挛；寒冷天气会诱发血栓形成，诱发心肌梗死；气温突然变冷，机体抵抗力下降，尤其老年人易发生呼吸道感染（上呼吸道感染、支气管炎、肺炎等），这些感染又容易引发心肌梗死。因此，应尽可能减少心脏负荷，提高耐寒能力和免疫功能，以下一些措施有利于冠心病患者安全顺利过冬。

（1）早睡晚起，坚持午睡。

（2）洗澡勿过勤，睡前泡泡脚。

（3）正确服药，监测病情。

（4）保持心情舒畅。

八、警惕冠心病信号

◎ 老年冠心病患者应警惕肩痛

很多老年人长期受着肩周炎的"折磨"，因此形成一种思维定式，觉得肩痛就是肩周炎又犯了。其实，冠心病有时也会"移花接木"，以肩痛为表现形式。

冠心病发作时，心肌会因为缺血、缺氧刺激心脏自主神经感受器，把痛觉信号传入大脑。而肩部、胸骨处的疼痛信号也是经过同样的神经传入大脑的。

如果是冠心病发作时产生的肩痛一般持续时间不会很长，服点药、休息一下症状就会消退，且肩关节活动不受影响；而肩周炎引起的疼痛则是长时间、持续性的，并常常使关节活动受到限制。此外，冠心病引起的肩痛，服用硝酸甘油后可缓解；而肩周炎引起的肩痛服用硝酸甘油是无效的。

如果感觉肩痛有些异样，就应该赶紧去医院接受检查，做心电图或冠脉造影查找出病因。

◎ 注意防范隐匿性冠心病

冠心病患者临床上有心肌缺血引起的发作性心前区疼痛。无症状性冠心病也称隐匿性冠心病，可因无症状而不易被发现，也可表现为出汗、恶心、呕吐、呼吸浅促和疲倦等，但无典型心绞痛而误诊。无痛性冠心病的预后与症状性冠心病无明显区别，但由于前者呈隐匿性，常因不能及时发现而造成意外。糖尿病患者往往有自主神经功能损害，无痛性心肌缺血或隐匿性冠心病发生率高，切莫掉以轻心！

糖尿病患者冠心病发病率显然高于一般人群，而多数糖尿病患者在发生冠心病时，可无明显的胸痛等症状或体征，待到发生严重并发症如心肌梗死、心力衰竭或心律失常时，才首次被发现患有冠心病。许多人的心脏因"无痛性"损害多年，使治疗难以奏效甚至发生意外。尼斯托谆谆告诫糖尿病患者："要特别警惕无痛的隐匿性冠心病！"

糖尿病患者冠心病的患病率、心肌梗死发病率及病死率远较无糖尿病者高，且发病早。研究表明，2型糖尿病患者在他们的糖尿病发生时，有50%的人早有了原发性高血压，30%已患冠心病，发病前也已有抗胰岛素和高胰岛素血症了。肥胖、高血压、高血脂和糖尿病常互为因果，诱发或加重冠心病。因此，糖尿病患者定期做心血管检查显得格外重要。测血压、血脂，做心电图是早期发现糖尿病患者并发冠心病的简单而有效措施，必要时可做运动试验和其他心血管检查。

◎ 注意猝死预兆

尽管猝死常常难以预测，但部分因素与猝死的关系十分密切，这些因素通常被称为危险因素。研究发现，高血压、高血脂、高血糖和冠心病密切相关，吸烟、肥胖、体力活动少等不健康的生活方式也与冠心病及心脏性猝死有关。此外，精神抑郁、精神负担重的人群猝死发生率相对较高。

并非所有的心脏性猝死都毫无预兆。文献报道指出，80%的患者在猝死发生前有过不同程度的预兆，其中22%的患者会有心绞痛，15%的患者出现呼吸困难，其余的还会出现恶心、呕吐、头晕等症状。一般情况下，若有以下预兆应及早前往医院检查，如发作性的胸部闷痛或压迫感、心慌、乏力以及头晕。若突然出现低血压、胸痛、出冷汗、呼吸困难、头晕，很可能是猝死发生的预警信号，这时应强化急救意识，第一时间前往医院诊治。

九、冠心病猝死的预防及自救

冠心病急性发作救治不及时可发生猝死。心脏性猝死的主要发病原因是供给心脏血液的冠状动脉主支突然梗死，致使心脏大面积急性缺血坏死，心脏电生理紊乱，引起急性心律失常，如心室纤颤。

冠心病的主要临床表现为轻者有心前区闷痛；重者常有心绞痛发作；严重者心绞痛加剧，心电图 ST 段 T 波改变，甚至出现心肌梗死图形。若抢救不及时可发生心脏骤停。

为了让大家了解疾病发展过程，并能尽早发现症状的前兆，以便采取有效自救用药，避免发生意外，现将预防措施简介如下，供自我保健参考。

◎ 自救措施

心绞痛发作应及时用药缓解疼痛，防止病情加重。

（1）冠心病心绞痛发作之初应平卧安静，立即舌下含服硝酸甘油 0.3 ~ 0.6 毫克或口服硝酸异山梨酯（消心痛）10 毫克。

（2）备有氧气者，及时吸氧。

（3）心绞痛加重，拨"120"急救电话，请求救治。

◎ 预防冠心病急性发作

（1）**定期体检**　无论心脏病患者还是身体健康的人，都应定期进行体检，因为心血管疾病以及心脏性猝死，经常会找上貌似健康的人，特别是心脏有器质性病变，但症状不明显的中年人。

（2）**治疗高血压**　高血压不仅可因突然发生卒中而导致猝死，同时也会增加"心脏性猝死"的危险。所以，从高血压的早期就应开始治疗，具体方法是放松精神，规律生活，保证睡眠；在医师的指导下，选择缓和的降压药物；长期服用降压药的人，千万不要突然停药，以免出现反跳而发生危险。

（3）**降低高血脂**　甘油三酯、胆固醇长期增高，是发生和加重冠心病的重要原因。故不宜吃富含高胆固醇食品和易使甘油三酯升高的高糖食物。

（4）**戒烟戒酒** 要彻底戒烟禁酒。研究证实，在心脏病死亡中有21%是由吸烟造成的。每日吸1～14支烟的人，死于冠心病的危险性比不吸烟者高67%；每日吸25支烟以上者，则死亡危险性要高出3倍。但是戒烟以后，这种危险率可逐渐降低，3～5年后降至不吸烟的水平。虽然少量饮酒有减少冠心病突发的作用，然而酗酒的危险性极大，人们当适可而止，不可恃强狂饮，有冠心病者更当敬而远之。

（5）**保持理想体重** 医学家们发现，如果超过标准体重20%，则冠心病突发的危险性增加1倍。因此，超重过多特别是肥胖者，颇有减肥的必要。不过，减肥的最好方法不是饥饿节食，而是坚持运动。喜欢运动的人，其冠心病突发的概率比习惯久坐者减少35%～55%。当然，运动宜适度而持久，不可剧烈。

（6）**防止便秘** 大便秘结排便时增加腹压影响心脏，诱发冠心病急性发作。故平时应多吃水果、蔬菜和含纤维素多的食物，以保持大便通畅。在急性心肌梗死的1个月内，可每日使用缓泻药，如乳果糖口服液10毫升，每日3次，或服用麻仁润肠丸等。但忌服大黄、巴豆等泻药。

（7）**备用保健盒** 有冠心病的人，要随身携带装有硝酸甘油、硝酸异山梨酯（消心痛）、速效救心丸等药物的保健盒，在疾病发作之初可立即服用，以减轻疾病的严重程度。此外，冠心病患者每日服用肠溶阿司匹林片50毫克，对预防猝死也有效。

（8）**中药调理** 中医采取活血通络、软坚散结、益气养血、宽胸理气、芳香开窍等方法，可以改善心肌供血、营养心肌、预防血栓形成、软化冠状动脉。因此，经过相对较长时间的中药调理后，可以很好的提高患者体质、改善心功能、预防心肌梗死、防止猝死的发生。

（9）**平衡膳食** 选择高蛋白质、易消化的食物，如鱼、鸡肉、牛奶、大豆等。宜食用植物油，如花生油、菜籽油、玉米油等，多食富含食物纤维的粗粮、蔬菜，增加维生素的摄入，多食新鲜瓜果，控制甜食，低盐饮食，少吃煎、炸、熏、烤和腌制食品，用餐不宜过饱。

（10）**避免精神过度紧张** 精神紧张可使血压升高，心脏负担加重。精神过度紧张还会诱发心律失常，情绪激动很容易诱发冠心病等身心疾病，甚至还可以使已患有心血管疾病的老年人发生心肌梗死等意外。因此，松弛情绪，做好自我调整。

（11）**生活有规律**　规律的生活起居包括按时起床、定时进餐、适量锻炼、按时睡眠、适当休息、劳逸结合、保持良好的卫生习惯。

（12）**适量运动**　适量的体育锻炼可以改善心血管功能，使身体的血液循环和微循环得到改善。步行是最简单而安全的运动。步行可以使心脏收缩加强，心跳加快，血流加速，冠状动脉的血流量增多，从而使身体适应步行运动的需要，这对心脏也是一种锻炼。

♥ 爱心小贴士

为什么午睡能防冠心病？

据医学科学家研究观察，每日午睡30分钟，可使冠心病发病率减少30%。研究者认为，地中海各国冠心病发病率较低与午睡习惯是分不开的。而北欧、北美国家冠心病发病率高，其原因之一就是没有午睡习惯。但午睡时还须注意以下几点：

（1）睡前不吃油腻的食物，不吃得太饱。太饱会影响心脏正常收缩和舒张；油腻食物会增加血黏稠度，加重冠状动脉病变。

（2）不宜午餐后立即躺下午睡。因为此时大量的血液流向胃，血压下降，大脑供氧及营养明显下降，易引起大脑供血不足。一般应在吃饭后20分钟休息。

（3）睡姿应正确。取头高脚低、右侧卧位，以减少心脏压力，防止打鼾。须注意的是坐位及伏案睡有害，会使脑缺氧加剧。

（4）高血压患者睡前忌服降血压药，因为睡觉时血压下降，可使心、脑、肾等主要脏器供血不足，及凝血物血小板附着于血管壁上而引起血栓，导致缺血性卒中发生。

（5）午睡时间以1小时左右为宜，过长过短均不宜。起床后应先在床上做轻度活动，在心前区、胸部做5～10分钟按摩，再慢慢坐起，然后下床喝一杯水。

第三节　特殊冠心病患者的预防与保健

一、老年冠心病患者的预防与保健

老年人患冠心病的比例较高，冠心病多发生于 40 岁以上的男性和绝经期后的女性。

◎ 警惕不典型性心肌梗死

老年人心肌梗死除了大多具有典型心肌梗死的临床表现外，少数患者可有以下五种不典型表现类型。无痛性心肌梗死型、心功能不健全型（表现为诱因不明的心力衰竭症状，常见的有胸闷、心悸、气短、呼吸困难）、胃肠型（表现为食欲不振、恶心呕吐、上腹痛等）、脑循环型（表现为突然的精神萎靡、意识模糊、神志不清、头晕或晕厥等）和异位疼痛型（表现为咽喉痛、下牙痛、颈部痛、肩背痛、上腹部痛、左上臂痛等）。

对老年心肌梗死要注意其特点，力争做到早发现、早诊断，及时采取有效措施。

◎ 老年冠心病患者能否接受其他外科手术

首先，要判断心脏本身病变的性质和程度。对于一般老年冠心病患者来说，如果心脏病情稳定，近期没有反复发作心绞痛和严重心律失常，并且心功能较好，可以考虑手术。但对新近患有心肌梗死、频发心绞痛、严重心律失常，或心功能较差的患者，应当避免或暂缓手术。

其次，要根据手术的大小和病情轻重缓急决定。如果手术必须进行，一定要有严密的心脏监测和保护措施。

◎ 老年冠心病患者拔牙

一般说来，对于患有冠心病的老年患者，只要没有心力衰竭及严重的心律失常，都可以拔除坏牙。但在拔牙时要做好心脏保护工作，具体措施如下：

（1）应先经医生治疗，病情稳定后再拔牙，拔牙前可口服长效硝酸甘油片，同时身边要备有抗心绞痛的药物；必要时，口腔科医生和心内科医生要密切配合，并在心电监护下施行拔牙手术。

（2）在选择麻醉剂时，尽量使用利多卡因，尽量不要加入肾上腺素，以免出现心动过速而诱发心绞痛、心律失常或心力衰竭。

（3）进行麻醉时，操作要熟练，动作要轻巧，尽量减少疼痛刺激、出血和损伤，以免引起患者精神紧张和血压的波动，从而增加心脏的负担。

（4）如无特殊情况，尽量分批拔出坏牙。拔牙前后，应该做抗感染预防处理。因为老年冠心病患者的抵抗能力较正常人明显下降，拔牙形成的创面容易发生感染。如无特殊情况，可口服抗生素。

二、妇女冠心病患者的预防与保健

60 岁以后的女性冠心病患者的发病率明显增高，甚至超过男性。

◎ 冠心病的性别差异

在冠心病的发病率调查中，不同性别有着明显差别，男性一般高于女性。根据住院患者人数统计，男女之间患病比例在 2.5 ~ 5:1，这种差别主要发生在 60 岁以前。女性发病年龄平均比男性晚 10 岁。而到了 60 岁以后，女性发病率明显增高，甚至超过男性。

◎ 冠心病发病率与女性体内的雌激素水平

女性在生育期雌激素分泌量较多，冠心病的发病率较低，而女性在更年期过后，由于雌激素分泌减少，雌激素的保护作用降低，冠心脏的发病率升高。雌激素在人体内有明显的调节脂质代谢的作用，一方面可以降低人体内低密度脂蛋白（LDL）、血清胆固醇、甘油三酯水平；另一方面还可以增加高密度脂蛋白（HDL）的含量，HDL 可将胆固醇外运以排出体外。所以在 60 岁以后，女性发病率会明显升高。

近年来，国外很多研究显示，长期的雌激素补充疗法可减少冠状动脉旋切术后再狭窄发生率，可以改善绝经后妇女首次经皮冠状动脉成形术（PTCA）后的预后，从而证实了雌激素补充疗法对女性心血管系统的有益之处。

◎ 更年期女性心前区疼痛是否是冠心病

要对心前区疼痛做出鉴别，首先应了解疼痛的性质。更年期综合征的自主神经功能紊乱所引起的心前区疼痛常类似于心血管疾病的表现，但与典型的心绞痛有差别。了解导致冠心病的危险因素如糖尿病、高血压、高脂血症、吸烟以及家族史等对鉴别有无合并冠心病有一定帮助。

心电图常表现为非特异 ST-T 的改变，普萘洛尔试验常可使 ST-T 改变转为阴性，对冠心病有一定的鉴别价值，但部分冠心病患者用普萘洛尔后由于改善了心肌缺血情况，因此也可有 ST-T 的改变。平板运动试验和核素心肌显像对冠心病的鉴别有较大的帮助。如若鉴别仍然较困难，可行冠状动脉造影以鉴别。

更年期患者心前区疼痛的同时往往伴有其他症状，不仅仅是胸痛，当症状明显时应去医院检查，以鉴别是冠心病还是更年期心前区疼痛，并及时采取有效措施。

三、妊娠冠心病患者的预防与保健

病情较重，患病时间长，年龄在 35 岁以上的冠心病患者不宜怀孕，因为这种情况下很容易在怀孕期间发生心力衰竭；如果已经怀孕，应在怀孕早期进行人工流产。病情较轻且没有其他并发症的冠心病患者经密切监护、适当治疗后，大多数是能够顺利怀孕和分娩的。但应采取以下措施以保证平安度过孕期。

◎ 充分休息

只做些轻体力劳动，避免劳累和情绪激动，应保持愉快乐观的心情，睡眠时间充足，病情严重者要卧床休息。

◎ 注意饮食

多吃高蛋白、低脂肪、富含维生素的食物，注意补充铁剂以防治贫血。要少食多餐，适当控制体重，以免加重心脏负担。整个怀孕期体重增加不宜超过 10 公斤。少摄入盐，每日 3 ~ 4 克，以预防水肿发生。

◎ 避免发生心力衰竭

积极防治感冒、感染、便秘，这些都易诱发心力衰竭。活动后咳嗽，或夜晚咳嗽白天又好转常是心力衰竭的先兆表现，要早发现、早治疗，不要将其误认为是患了感冒而耽误了治疗。

◎ 不滥用药物

不得自行服用药物，必须服药者一定要在医生的指导下进行。除非有必要，一般不打防疫针。

◎ 戒除烟酒

烟雾中的有害物质及酒精可通过母体血液进入胎盘，祸及胎儿，对怀孕的冠心病患者及其胎儿害处极大。

◎ 暂停房事

房事会加重心脏负担及导致流产或早产，所以应暂停。

四、青春期冠心病患者的预防与保健

由于人们的物质生活水平不断提高，高脂肪、高热量的饮食结构基本占据了饮食的主导地位，中国冠心病的发病年龄已出现年轻化的趋势。

◎ 青春期冠心病害处多

近年来，冠心病的发病年龄已出现年轻化的趋势。由于物质生活水平不断提高，高脂肪、高热量的饮食结构基本占据了饮食的主导地位，导致肥胖者越来越多。

青春期肥胖者比体重正常者更易患上冠心病，但同时要注意的是，青春期盲目和不正当地减肥也会造成体内血脂水平异常，从而使患冠心病的概率增加。因此，对青春期肥胖者来说，减肥是刻不容缓的事。研

究证实，控制饮食并加强锻炼才是行之有效的科学减肥方法。

◎ **控制饮食**

青春期冠心病患者应严格控制饮食，具体内容见第二章第二节"有效控制体重"中"控制饮食"部分。

◎ **加强锻炼**

体育锻炼不但可消耗热量，保持体重，还可以增强体质，使机体免于许多疾病的困扰。建议肥胖的朋友在合理调整膳食结构的同时，还要增强体育锻炼，从而远离肥胖。

◎ **警惕青年性心肌梗死**

众所周知，急性心肌梗死是中老年人较常见的心血管疾病，但此病并非是中老年人的"专利"。据报道，目前40岁以下的青年人患此病的并不少见，最小的患者只有18岁，最年轻的猝死者只有33岁。青春期的急性心肌梗死与老年人不同，主要表现在以下两个方面。

（1）在心肌梗死发作前没有心绞痛的病史，但半数以上有明显诱因，如劳累、情绪波动等。常见的先驱症状是持续剧烈的心前区或胸骨后疼痛，少数不典型病例可表现为胸闷、气短。

（2）在发病期会有心律失常的表现，但青年人的心功能代偿好，因此一些严重的并发症，如心功能不全、休克等比老年性心肌梗死要少见。

五、儿童冠心病患者的预防与保健

动脉粥样硬化的病变始于儿童时期，这些病变在出现早期是可逆的，所以预防冠心病的最佳时期是在儿童时期。

◎ **从小注意预防冠心病**

冠心病的基本病因是动脉粥样硬化，而动脉粥样硬化的病变始于儿童时期，这些病变在早期是可逆的，进入晚期则成为不可逆的。所以，预防冠心病的最佳时期是在儿童时期。有资料表明，肥胖儿童血脂明显升高，低密度脂蛋白是正常儿童的 1.7 倍。高脂血症可逐渐造成动脉粥样硬化，是冠心病发生的重要危险因素，而血脂中的低密度脂蛋白又是动脉硬样化的重要成分，这就预示着，肥胖儿童成年后得冠心病的概率明显高于正常儿童。因此，必须从小养成良好的生活习惯、健康的生活方式，防止肥胖，尽全力避免患上冠心病。

◎ 优化膳食、远离肥胖

肥胖是营养过剩的表现，会增加心脏的负担，是动脉粥样硬化的易患因素，所以对于生长发育期的儿童来说，在保证充足的蛋白质、维生素、矿物质、纤维素及所需热量供给的前提下，应避免摄入过量的脂肪及甜食。在膳食的结构安排上，要少食动物油，口味宜清淡，不多吃食盐，荤素要搭配合理，多吃蔬菜水果。

◎ 锻炼身体、强健体质

常言道"生命在于运动"，应该让儿童每日都有一定量的体力活动和体育运动，这样可以增加能量消耗、调节身体能量平衡、防止肥胖，还可以改善心血管功能、加强心肌收缩力、减少血管紧张度，使冠状动脉扩张、血压下降，也可以使血甘油三酯和血液黏度下降。这些对冠心病和高血压的预防都有很大作用。

◎ 警惕、预防高血压发生

因为血压升高是冠心病发病的独立危险因素，高血压与冠心病是因果关系，所以在儿童时期就应注意预防高血压。若血压处于正常值上限就应给予医疗保健方面的指导，包括降低体重、加大体力活动、改善膳食结构、减少食盐摄入量、增加钙摄入量等。

◎ 拒绝吸烟

吸烟是冠心病的重要致病因素，可是目前儿童被动吸烟的情况很多，还有一些儿童模仿大人吸烟，成为"新生代"烟民。针对此种现象，必须加大宣传力度，采取必要的强制措施，让儿童远离吸烟的危害。

第三章

冠心病的饮食调养

气管　主动脉
肺动脉
肺静脉
右心房　左心房
三尖瓣　二尖瓣
左心室
下腔静脉
右心房　室间膈

现代医学研究表明，冠心病的发生与不合理的饮食密切相关。长期高热量、高脂肪饮食会增加体重和血液中的胰岛素含量，产生内源性高脂血症、胰岛素抵抗和动脉粥样硬化，从而引发冠状动脉粥样硬化，引发冠心病。因此，科学合理的饮食在一定程度上能够预防冠心病的发生，改善冠心病患者的症状，控制冠心病的进展，促进冠心病患者的康复。清代医家王孟英说："以食物作药物，性最平和，味不恶劣，易办易服。"了解食物的基本营养成分和性味作用，用食平疴，怡情遣病，是自我疗养中最高明的"医道"。合理的饮食对冠心病患者来说是十分重要的，冠心病患者必须重视饮食调养，注意选用药膳进行调养。

第一节　冠心病的饮食调养原则

利用饮食调养冠心病，必须遵循饮食调养的原则，纠正不合理的膳食结构，根据中医辨证对症进食，做到饮食有度，防止偏食，同时要注意配合其他治疗调养方法。

◎ 合理的膳食结构

饮食对冠心病患者非常重要，通过膳食中各种营养素的合理搭配，可预防动脉粥样硬化的发生和发展，防止冠心病的病情恶化，对危险因子进行饮食干预可防止疾病的反复，减少死亡率，延长生命。

（1）**严格限制脂肪总量及饱和脂肪酸摄入量**　饮食中脂肪总量是影响血中胆固醇浓度的主要因素，摄入脂肪占总热量 40% 以上的地区，居民动脉粥样硬化发病率明显升高，而日本人人均摄入脂肪量为总热量的 10%，动脉粥样硬化症就较为少见。故减少饮食中脂肪摄入量是防止冠心病的有效措施。脂肪代谢功能紊乱还与所摄入脂肪的质有关，脂肪对冠心病的影响作用取决于其所含脂肪酸的饱和程度。动物脂肪中含饱和脂肪酸较多，而植物油及鱼类中含不饱和脂肪酸较多，后者可降低血清胆固醇浓度和抑制血凝，防止动脉粥样硬化的形成。故冠心病患者在合理的脂肪摄入比例的前提下，应增加含不饱和脂肪酸较多的脂肪类食物的摄入比例。

（2）控制总热量，维持标准体重　膳食中的热量，主要供给身体热能消耗的需要。冠心病多发于 45 岁以上者，与青年人相比，其活动量减少，热能需要比青年人低，如不控制食量，摄入热量过多，就会发胖（体内脂肪堆积），从而增加心脏负担。摄入热量适当，是以维持理想体重为标准。方法是注意适当的体育锻炼，每半月测量体重 1 次，根据体重调节膳食。冠心病患者的膳食热量应控制在每日 8360 千焦（2000千卡）左右。

（3）蛋白质的质量要适宜　蛋白质是维持生理功能最主要的营养素。正常人体需要一定量的优质蛋白，因此，蛋白质摄入的量要适宜。冠心病患者应适当吃一些蛋、奶、鸭、鸡、鱼、虾、瘦肉、黄豆、花生等及其制品。但动物蛋白中往往含有较多的脂肪，因此，在每日的膳食中，动物蛋白与植物蛋白搭配要适中。含脂肪、胆固醇低的食物有脱脂奶粉、酸奶、蛋清、鸡肉、鱼、虾、海参、豆浆、豆腐、豆腐脑等，特别是海产品和豆制品，蛋白质含量较丰富，并且有较好的降血脂及降胆固醇的作用，所以推荐选择食用。

（4）碳水化合物比例要适宜　过多地摄入碳水化合物可引起血中甘油三酯升高。碳水化合物的主要来源是米、面、杂粮等淀粉类食物及蔗糖、果糖等。因此，在限制主食的同时，应少吃纯糖食物。喝牛奶尽量不加糖，不宜喝饮料，多喝白开水和乌龙茶。主食以粗细搭配为佳，如米面配以适量的绿豆、红豆、小米、玉米面、燕麦粉等。可少量吃一些红糖，因其中含有大量的铬，对冠心病有益。

（5）多吃新鲜蔬菜和水果　食物纤维和果胶能降低胆固醇，而蔬菜和水果是维生素、钙、钾、镁、纤维素和果胶的丰富来源，冠心病患者每日至少食用各种蔬菜 400 ～ 500 克。芹菜、菜花、香菇、豆芽、扁豆、木耳、山楂、苹果、草莓、红果等都有降低胆固醇、防止血小板凝集、防止血管硬化的作用，同时也有助消化、通大便和降血脂的作用。

（6）**少量多餐**　冠心患者切忌吃得过饱，特别是晚餐，应以清淡食品为宜，过食油腻可加快血液凝固，促进血栓形成，饱餐可诱发心肌梗死。在避免饮食过饱的同时，还必须保证机体足够的热量及营养供应，患者可依据自身的病情在医生的指导下，减少每餐用量，增加用餐次数，这样既可避免因暴饮暴食加重冠心病病情，诱发心绞痛发作，又可保证机体足够的热量及营养供应。

（7）**忌烟酒、浓茶及辛辣食品**　辣椒、花椒、胡椒、烟、酒、浓茶都具有刺激性和兴奋性，对冠心病患者心身无益，故应节制。

（8）**不要吃得过咸**　饮食宜清淡、低盐，并发高血压者更要控制。食盐的摄入量应每日控制在 5 克以下，可随季节和活动量的变化而适当增减。例如夏季天气炎热，活动量较大，可适当增加；冬季天气寒冷，活动量少，可适当减少。味精含钠较高，也应限量食用。

◎ 根据中医辨证对症进食

食物有寒热温凉之性和辛甘酸苦咸五味，其性能和作用各不相同。因此，在进行饮食调养时，必须以中医理论为指导，根据冠心病患者的特点，在辨证的基础上立法、配方、制膳，以满足食疗、食补及营养的不同要求，做到合理搭配，对症进食，切勿盲目乱用。

◎ 做到饮食有度

研究表明，冠心病患者如果吃得过饱可诱发或加重心绞痛，甚至导致心肌梗死及猝死。特别是晚餐时，冠心病患者更不能大量进食，因夜间更易发生心绞痛和心肌梗死。专家建议，冠心病患者宜少食多餐，每顿饭只吃七八分饱。

◎ 防止偏食

食疗也要讲究疗程，不宜长时间单纯食用某一种或某一类食物，要防止食疗过程中的偏食。冠心病患者适宜进食低脂肪食物，要控制动物脂肪的摄入，不可进食含胆固醇高的食物，例如蛋黄、猪脑、动物内脏等。所吃的食物品种要多样化，不宜多进食糖类，适宜多进食植物蛋白（如豆制品）、新鲜蔬菜及瓜果，以补充维生素 C 及维生素 P；要做到粗、细粮搭配，米饭、面食、小米、高粱、玉米要合理搭配。

◎ 配合其他治疗调养方法

饮食调养在应用过程中需要根据病情全面考虑。饮食调养的作用较弱且局限，单纯应用饮食调养法来调养冠心病是不可取的，还应注意与药物调养、起居调摄、情志调节、运动锻炼等其他调养方法配合应用，以发挥综合治疗的效能，提高调养效果。

第二节　冠心病患者宜常吃的食物

一、五谷杂粮类

人们在日常生活中经常食用的五谷杂粮类食物，其中对冠心病康复有较大益处的食物有以下几种。

◎ 芝麻

芝麻中脂肪油含量高达 60%，其主要成分是油酸、亚油酸、亚麻酸等不饱和脂肪酸，这些物质既具备抗衰老的特性，又能够促进胆固醇的代谢，消除动脉血管壁上的脂肪沉积物，对于软化血管及维持血管壁的弹性具有重要作用。所以，芝麻及芝麻油被誉为"动脉血管内的清道夫"，长期食用芝麻不仅能延缓衰老，而且能有效地阻止动脉粥样硬化的发生及发展，预防冠心病及脑卒中等心脑血管疾病。

现代医学研究认为，芝麻之所以能抗衰老，主要是其含有丰富的维生素 E。动物实验证明，维生素 E 可以使实验动物的寿命延长 15% ~ 75%，维生素 E 不仅能促进细胞分裂，而且能延缓细胞衰老的进程，能抑制脂质过氧化反应，维持细胞膜结构的完整与功能的正常。所以，要预防心脑血管疾病和抗衰老，建议中老年人多吃一些芝麻。常用的食疗药膳食谱有芝麻粥、芝麻炒小白菜、芝麻酱、芝麻炒豆腐等。

◎ 荞麦

荞麦中蛋白质的含量与大米相当，但人体必需的赖氨酸含量较高。荞麦中所含的脂肪主要是对人体有益的油酸和亚油酸，具有降低血脂的作用。荞麦中含有芦丁和烟酸，具有降低血脂和胆固醇的作用。荞麦中还含有较多的无机盐，尤其是磷、铁、镁等，具有保护血管和抗血栓形成的作用。流行病学调查表明，在以荞麦为主食的地区，高血压、冠心病、脑动脉硬化的发病率较低。常食荞麦有助于预防和治疗高血压、冠心病、中风等心脑血管疾病。

荞麦的吃法较多，可制成馒头、饼食用，也可做成面条、粥等食用。但需注意的是，肿瘤患者忌食荞麦，脾胃虚寒者不宜食用。荞麦一次不可吃得太多，否则容易导致消化不良。

◎ 燕麦

现代医学研究表明，燕麦是冠心病患者的理想食品。燕麦中氨基酸含量丰富，并且富含植物纤维及植物蛋白。燕麦中含有大量的水溶性纤维素，这种纤维素能够降低血清胆固醇的含量，防止冠心病的形成及发展。

近年来，有研究表明，燕麦中含有丰富的亚油酸、卵磷脂及 B 族维生素等。这些营养成分能显著降低血清总胆固醇、甘油三酯和 β - 脂蛋白。同时，还能清除沉积在血管壁上的低密度脂蛋白，预防动脉粥样硬化的发生。

燕麦还是高效降血脂食疗佳品。它只对高脂血症患者产生降血脂作用，正常人食用后血脂仍保持正常。所以，燕麦是有病治病、无病防病的理想保健食品。经常食用燕麦的人群，不仅高脂血症发病率低、体质好，而且恶性肿瘤的发病率也较低。经常食用燕麦或燕麦食品，不仅可以平衡膳食，营养全面，而且对于预防心脑血管疾病大有益处。

◎ 玉米

玉米所含的脂肪主要是不饱和脂肪酸，其中 50% 为亚油酸，亚油酸可抑制胆固醇的吸收。玉米油含维生素 E 较多，长期食用可降低血中胆固醇、软化血管，是高血压、冠心病、肥胖症患者和老年人的理想食用油。现代研究表明，多食玉米可预防高血压、冠心病、心肌梗死的发生，并具有延缓细胞衰老和脑功能退化的作用。玉米中还含有一种长寿因子——谷胱甘肽，具有防癌作用。

应当注意的是，玉米中缺少一些人体必需的氨基酸，如色氨酸、赖氨酸等，单食玉米易致营养失衡，所以应注意与豆类、大米、面粉等混合食用，以提高其营养价值。

◎ 小米

小米主要成分有蛋白质、脂肪、淀粉及纤维素等，有益气和中及解毒除热之功效。为年老体弱或大病之后滋补身体之佳品。

据科学测定，每 100 克小米中含蛋白质 9.7 克，脂肪 3.5 克，淀粉 72 ~ 76 克，钙 29 毫克，磷 240 毫克，铁 4.7 ~ 7.8 毫克。现代医学研究发现，小米中所含有的纤维素能够降低人体血液中的血脂水平，对于预防动脉粥样硬化和冠心病十分有益。食用方法以小米加枸杞或者小米加大枣熬粥喝为佳。

◎ 红薯

现代研究表明，红薯含营养素种类较多，每 100 克红薯中含蛋白质 15 克，糖类 25 克，钙 18 毫克，膳食纤维 13 克，其维生素 A 及维生素 B_1、维生素 B_2 的含量比大米和面粉还高。红薯中糖类的主要成分是淀粉，易被人体消化吸收和利用。红薯可提供给机体大量的胶体和黏多糖类物质，能保护黏膜，提高机体免疫力，促进胆固醇的排泄，保持血管壁的弹性，避免过度肥胖，降低血脂、血压，防止动脉粥样硬化。同时，红薯还可促进脑细胞功能，延缓智力减退。经常食用红薯可预防心脑血管疾病，减少皮下脂肪，冠心病患者宜常吃。

应当注意的是，由于红薯中含有气化酶，进入胃肠道后容易产气、产酸，只有煮熟蒸透后气化酶才被破坏，其中的淀粉也才能被很好地消化吸收，所以红薯宜熟吃而不要生吃，且一次不宜吃得过多，以免引起反酸、腹胀及排便过多等。

◎ 麦麸及麦芽

麦麸又叫麸皮，为小麦加工时脱下的皮屑。近年来，医学研究证明，麦麸是一种高膳食纤维食物。饮食中增加高膳食纤维食物能够增强胃肠蠕动，增加脂肪及粪便排泄量，降低血清胆固醇水平，减慢动脉粥样硬化的形成。对预防与调养高脂血症、冠心病、动脉粥样硬化、结肠癌、糖尿病者十分有益。

近年来，有研究表明，麦芽中含有丰富的维生素 E，能够降低血液黏稠度，防止动脉粥样硬化的形成，对于预防与调养冠心病十分有利。对于有条件的冠心病患者，建议喝一些麦芽粥，对身体健康十分有益。

二、蔬菜类

日常生活中离不开蔬菜，蔬菜中含有无机盐、微量元素、维生素、纤维素、碳水化合物、蛋白质等。这些物质不仅是维持机体生理活动所必需的，同时在预防与调养疾病中也有重要价值。尤其食物纤维可增加肠蠕动，预防大便秘结，减少冠心病的诱发因素。以下介绍几种对冠心病患者有益的蔬菜。

◎ 西红柿

西红柿的营养十分丰富，具有很高的食疗价值。现代研究表明，西红柿含有蛋白质、脂肪、糖类、维生素 B_1、维生素 B_2、维生素 C、维生素 P、纤维素及钙、磷、铁、锌等成分，其营养丰富，是果、蔬、药兼备的食物。西红柿含有大量的维生素 C，不仅能预防与调养坏血病、预防感冒、促进伤口愈合，还有抗氧化作用，对降低血胆固醇、预防与调养动脉硬化有肯定的疗效。西红柿中的番茄素有助消化和利尿作用，可改善食欲。西红柿中的黄酮类物质有显著的降压、止血、利尿作用。西红柿中无机盐含量也非常高，属高钾低钠食品，有利于降压、改善血管功能和保护心肌细胞。西红柿中 B 族维生素含量非常高，其中包括具有保护心脏和血管、预防与调养高血压作用的重要物质芦丁。常吃西红柿对脑动脉硬化、高血压、脑血栓、冠心病、神经衰弱等多种疾病有辅助治疗作用。

西红柿的吃法有多种，既可当水果生食，也可作为蔬菜炒煮、烧汤佐餐等，还可加工成番茄汁或番茄酱长期保存。

◎ 洋葱

洋葱除含蛋白质、粗纤维和糖类外，还含有丰富的维生素 A、维生素 C、维生素 B_1、维生素 B_2 以及多种氨基酸、柠檬酸、苹果酸和钙、磷、铁等，其营养价值很高。据报道，洋葱是目前所知唯一含前列腺素的食物，其含有的前列腺素 A 是较强的血管扩张剂，能降低外周血管阻力，降低血液黏稠度，从而使血压下降。洋葱中含有丰富的钙，常食洋葱可以补钙，起到辅助降压作用。另外，洋葱还含有降糖成分，洋葱所含的挥发油有降低血胆固醇的作用。经常食用洋葱及与洋葱搭配的食品和菜肴对高血压、高脂血症、冠心病、糖尿病等患者均大有益处。

洋葱的吃法包括肉丝炒洋葱、凉拌洋葱丝、炝洋葱、洋葱粥等。必须注意的是，洋葱辛温，热病患者慎食。

◎ 胡萝卜

胡萝卜具有丰富的营养，能够全面补充人体健康所需的营养素。据科学测定，每 100 克胡萝卜中含有蛋白质 0.6 克，脂肪 0.3 克，糖类 7.6 克，维生素 C 13 毫克，烟酸 0.3 毫克，维生素 B_2 0.05 毫克，胡萝卜素 3.62 毫克，维生素 B_1 0.02 毫克，钙 32 毫克，磷 30 毫克，铁 0.6 毫克，还含有氟、钴、锰等微量元素。

胡萝卜具有增强免疫功能、益肝明目、健脾抗癌、降糖降脂、抗衰老等多种食疗功能。近年来，有研究表明，胡萝卜中所含有的某些成分，例如槲皮素、山柰酚等能增强冠状动脉血流量、降低血脂、促进肾上腺素的合成，具有降低血压、强心作用，是冠心病、高血压病患者的食疗佳品。另外，胡萝卜中还含有降血糖物质，是糖尿病患者的食疗佳品。因此，胡萝卜对预防中老年人冠心病、高血压、糖尿病、癌症等具有重要意义，它既是预防这些疾病的食疗佳品，又是强身健体、抗衰老的首选佳蔬，值得大力推广食用。

胡萝卜的吃法有多种，有凉拌胡萝卜丝、凉拌三丝、清炒胡萝卜、胡萝卜烧肉、胡萝卜炒猪肝等。值得注意的是，胡萝卜素是脂溶性物质，不宜生食，最好是油炒肉炖，以便于人体吸收。但烹调加热时间不宜过长，以免破坏胡萝卜素；在烹调胡萝卜时，不要加醋，以免损失胡萝卜素。

◎ 黄花菜

黄花菜中含有人体生长发育所需要的营养素，据科学测定，每 100 克黄花菜鲜花蕾中含蛋白质 5.1 克，脂肪 3.2 克，糖类 30.8 克，粗纤维 9.3 克，胡萝卜素 0.69 克，维生素 B_1 0.06 毫克，维生素 B_2 0.16 毫克，烟酸 0.7 毫克，维生素 E 3.64 毫克，钾 719 毫克，钙 367 毫克，铁 5.8 毫克，锌 8.02 毫克，磷 146 毫克，还含有谷氨酸、赖氨酸、精氨酸、谷甾醇、琥珀酸、秋水仙碱等。

黄花菜能显著降低血清胆固醇的含量，有利于冠心病、高血压患者的康复，可以作为冠心病、高脂血症、高血压患者的食疗佳蔬。

黄花菜的食用方法有黄花菜炖鸡、黄花菜炒鸡蛋、黄花菜炖豆腐等。值得注意的是，黄花菜含粗纤维素较多，肠胃病患者慎食。另外，烹调时要彻底加热，每次食量不宜过多。

◎ 大白菜

大白菜有通便、健胃、防癌抗癌、预防心血管疾病等食疗作用。实验研究表明，大白菜中的有效成分能够降低人体胆固醇水平，增加血管弹性，经常食用大白菜有助于预防动脉粥样硬化及冠心病。

◎ 小白菜

小白菜有强身健体、延缓衰老、防癌抗癌、保持血管弹性等功效，可以降低血浆胆固醇，减少动脉粥样硬化的形成，对冠心病、高血压患者有辅助食疗作用。

◎ 茄子

茄子中含有蛋白质、脂肪、糖类、多种维生素及钙、磷、铁等，营养丰富，是人们常吃的一种物美价廉的蔬菜。茄子的最大特点是含有大量的维生素 P，其含量远远高于一般蔬菜和水果，它具有降低血压、增加血管弹性、降低毛细血管脆性、防止血管破裂出血、提高血管修复能力及降低血液中胆固醇、抗衰老等作用。茄子中维生素 E 的含量也较高，对防止动脉粥样硬化，延缓人体细胞衰老，改善脑细胞功能也有好处。茄子中含有较多的粗纤维，能促进胃肠蠕动，减少胆固醇的吸收，对预防与调养高脂血症、冠心病和便秘十分有益。因此，高脂血症、高血压、冠心病、脑动脉硬化、中风等心脑血管疾病以及便秘患者宜多吃茄子。

茄子的吃法有很多种，可以炒茄子吃，也可以蒸茄子吃。茄子适于冠心病、高血压、动脉粥样硬化、脑血栓、坏血病、癌症患者食用。但必须注意，茄子性凉，脾胃虚寒、大便稀薄者应少吃。

◎ 芹菜

芹菜具有平肝清热、祛风利湿、醒脑提神、润肺止咳、通便、降脂、降压之功效，经常食用能降血脂、降血压、安神、醒脑，是高脂血症、高血压、脑动脉硬化、冠心病等患者的食疗佳品。

芹菜含有蛋白质、糖类、多种维生素以及钙、铁、磷、芹菜苷、挥发油、胡萝卜素等营养成分，其蛋白质和钙、磷、铁、维生素的含量高于一般蔬菜。芹菜中含有丰富的维生素 P，能降低毛细血管的通透性，软化血管，具有降血压和降血脂的作用。

芹菜富含营养，色鲜味美，炒食和凉拌均可，荤素皆宜，还可做馅，别有风味。通常人们只是食用芹菜的叶梗，把叶片和根都弃掉了，其实作为预防与调养高脂血症、冠心病的药膳食用时，最好将根、茎、叶一起洗净食用。

◎ 荠菜

荠菜对预防与调养冠心病非常有益。科学研究显示，荠菜中含有乙酰胆碱、谷甾醇和季铵化合物，不但可以降低血液及肝中的胆固醇及甘油三酯的含量，而且还具有降低血压的作用。此外，荠菜中含有大量的粗纤维，食用后能够增强大肠蠕动，促进粪便排泄，从而增强新陈代谢功能。荠菜也可帮助预防与调养高脂血症、冠心病、高血压、糖尿病、肥胖症、大肠癌及痔疮等。所以，提倡冠心病患者食用荠菜。

荠菜的食用方法很多，可以炒食、凉拌、煮粥，也可以做馅。但必须注意，荠菜宽肠通便，便溏泄泻者慎食。

◎ 黄瓜

现代研究表明，黄瓜含有蛋白质、脂肪、钙、磷、铁、B 族维生素、丙醇二酸、维生素 C、维生素 E、烟酸等成分。黄瓜含有的纤维素对于促进胃肠道蠕动和降低血胆固醇、降低血压有一定的作用；维生素 E 有抗衰老的作用；丙醇二酸能抑制糖转化为脂肪；维生素 C、烟酸等物质参与体内糖代谢以及氧化还原过程，促使细胞间质的生成，能降低毛细血管的脆性。另外，黄瓜还能抑制胆固醇的合成，具有降血脂、抗血栓形成的功效。黄瓜对预防与调养高血压、冠心病、脑动脉硬化等心脑血管疾病均有一定的作用，很适合冠心病患者食用。

黄瓜营养丰富，色鲜味美，食用方法很多，炒食和凉拌均可，荤素皆宜，人们也常把它当水果吃。

◎ 芦笋

芦笋能够促进细胞正常生长，并且对癌细胞有一定的抑制作用。芦笋内还含有芦丁、维生素 C 等成分，能够降低血压，软化血管，扩张血管，强心利尿，减少胆固醇吸收。因此，芦笋可作为冠心病、高血压患者的辅助治疗食品。

◎ 马铃薯

现代医学研究表明，马铃薯能供给人体大量有特殊保护作用的黏液蛋白，能保持消化道、呼吸道、关节腔、浆膜腔的润滑，保持血管的弹性，有利于预防动脉粥样硬化的发生。经常食用马铃薯对预防与调养动脉粥样硬化、冠心病十分有益。但应注意，发芽的马铃薯绝对不能吃。

◎ 魔芋

魔芋中所含有的黏液蛋白能减少人体内胆固醇的积累，预防动脉粥样硬化和心脑血管疾病。魔芋能润肠通便，减少人体内胆固醇的积累，对预防与调养冠心病、高血压有重要意义。在食用魔芋时必须注意，魔芋有毒，必须煎煮 3 小时以上才可食用，而且每次食量不宜过多。

◎ 大蒜

大蒜除含有蛋白质、脂肪、糖类、多种维生素、胡萝卜素及钙、磷、铁外，还含有大蒜辣素、硫醚化合物芳樟醇等成分。现代研究表明，大蒜中含有的大蒜素和硒均有助于降压。大蒜可以降低血清胆固醇和甘油三酯，大蒜中的蒜氨酸和环蒜氨酸是降血脂的有效成分。从大蒜中提取的甲基烯三硫和二烯丙基二硫具有很强的抗血小板聚集作用，能降低血液黏稠度，预防心绞痛、中风等的发生。常吃大蒜能有效地预防与调养高血压、冠心病、动脉硬化，所以冠心病患者宜适当多食大蒜。

需要说明的是，大蒜中的有效成分遇热会失去作用，所以以生食为佳。由于大蒜的刺激性较强，过食可损伤胃黏膜，所以吃大蒜应适量，不宜过食，不可空腹食用。

三、豆类及乳制品类

冠心病患者应多吃豆类及乳制品，因为这样既可保证优质蛋白质供给，又能为机体提供必需的脂肪酸，避免动物性食品饱和脂肪酸和胆固醇的过多摄入，而且黄豆和豆制品中还含有卵磷脂及无机盐，这些东西对预防与调养冠心病十分有利。

◎ 黄豆

黄豆的营养成分比较全面，具有很高的营养价值。除含有丰富的蛋白质和脂肪外，还含有丰富的卵磷脂和维生素 B_1、维生素 B_2、维生素 E、维生素 A、叶酸、烟酸、大豆异黄酮、钙、铁、磷等。黄豆中的蛋白质含量高达 35% ~ 40%，而且氨基酸的种类较全，所含人体必需氨基酸的比例与人体的需要相接近，其蛋白质的质量不亚于动物蛋白，所以有"植物肉""绿色牛乳"的美誉。黄豆中的脂肪含量为 15% ~ 20%，以不饱和脂肪酸居多，有降低胆固醇、软化血管等作用，所以被营养学家推荐为预防与调养高血压、冠心病、动脉硬化等疾病的理想食品。

由于黄豆中含有一种胰蛋白酶抑制素，会影响人体内胰蛋白酶的消化作用，所以整粒黄豆难以消化，经过加工后的豆制品破坏了这种物质，就变得容易消化了。因此，食用黄豆应以豆制品为主。黄豆可加工制成上百种豆制品，常食用的有豆腐、豆浆、豆芽、豆腐干、腐竹等。

◎ 绿豆

绿豆的营养价值很高，据测定，每 100 克绿豆中含蛋白质 23 克，脂肪 0.8 克，糖类 60 克，钙 80 毫克，磷 360 毫克，铁 70 毫克，此外还含有胡萝卜素、多种维生素等。绿豆是高钾低钠食品，K 因子（钾／钠比值）高达 200 以上，能降低血压和维持血压的稳定。动物实验证明，绿豆粉能有效降低高脂血症家兔的血清胆固醇、甘油三酯和低密度脂蛋白，明显减轻冠状动脉粥样硬化病变。临床观察发现，高脂血症患者每日进食 50 克绿豆，血清胆固醇可有明显下降。因此，高血压、高脂血症及冠心病等患者宜多食绿豆。

绿豆的吃法有多种，除制成豆沙、糕点、粉丝、绿豆粥、绿豆饭外，生成绿豆芽炒食，味道更鲜美，营养也更丰富。

◎ **蚕豆**

蚕豆含有丰富的营养成分。据科学测定，每 100 克蚕豆中含蛋白质 28.2 克，脂肪 0.8 克，糖类 49 克，钙 67 毫克，磷 305 毫克，铁 5.2 毫克，烟酸 2.7 毫克，维生素 B_1 0.31 毫克，维生素 B_2 0.11 毫克，还含有磷脂、胆碱、葫芦巴碱等物质。蚕豆中蛋白质含量丰富，其蛋白不含有胆固醇，可以提高食品营养价值，预防与调养心血管疾病。但应注意，不宜食用鲜嫩蚕豆，应以煮食为主；蚕豆性滞，过食易使人腹胀。对蚕豆过敏者忌食。

◎ **豌豆**

豌豆具有丰富的营养成分。据科学测定，每 100 克豌豆中含蛋白质 24.6 克，脂肪 1 克，糖类 57 克，粗纤维 4.5 克，钙 84 毫克，磷 400 毫克，铁 57 毫克，胡萝卜素 0.04 毫克，维生素 B_1 1.02 毫克，维生素 B_2 0.12 毫克，烟酸 2.7 毫克。豌豆中含有大量粗纤维，能够促进大肠蠕动，保持大便通畅，起到清洁肠道的作用。食用豌豆对于预防与调养高脂血症、冠心病有益。

◎ **赤小豆**

赤小豆中含有丰富的营养成分。据科学测定，每 100 克赤小豆中含蛋白质 20.7 克，脂肪 0.5 克，糖类 58 克，粗纤维 4.9 克，维生素 B_1 0.31 毫克，维生素 B_2 0.11 毫克，烟酸 2.7 毫克，磷 305 毫克，钙 67 毫克，铁 5.2 毫克。赤小豆属于低脂肪、高蛋白、高纤维素食物，适合高脂血症合并冠心病的患者食用。

◎ **豆腐**

豆腐由黄豆制成，是我国人民常用的副食品。豆腐性寒、平，味甘、咸，含蛋白质 36.3%，脂肪 18.4%，糖类 25%，还含有谷甾醇、多种维生素及各种微量元素，例如锌、硒、锶、铬、镁等。豆腐有降低血胆固醇、保护肝脏、通便利尿及保护心脏等重要作用。豆腐中含有一定量的卵磷脂、亚油酸和谷甾醇。卵磷脂可以保护细胞膜，并且保护血管内皮细胞免受损伤，有利于预防与调养动脉粥样硬化。亚油酸属于不饱和脂肪酸，可以显著降低血液中胆固醇和甘油三酯水平。谷甾醇可以抑制肠道吸收胆固醇，并且能抑制胆固醇在血管内膜的沉积，维持血管壁的弹性，预防与调养动脉粥样硬化。因此，建议冠心病和动脉粥样硬化患者在日常生活中经常食用豆腐。

◎ 牛奶

牛奶是营养佳品，除含有高质量的蛋白质外，还含有钙、铁、维生素 B 等。牛奶中含有人体不能合成的八种人体必需氨基酸，其中蛋氨酸有抑制交感神经的作用，有助于维持人体的生理、心理平衡，减轻高血压。牛奶能防止动脉硬化。动物实验证实，牛奶中所含的蛋白质，能清除血中过量的钠，所以能防止动脉硬化、高血压的发生；其中有些蛋白还有助于保持血管的弹性，延缓动脉硬化。牛奶能降低血胆固醇，其所含的乳清酸，能影响脂肪的代谢。牛奶中还含有一种耐热的化合物，可以抑制胆固醇的合成。牛奶中所含的钙质和胆碱，具有促进胆固醇从肠道排泄、减少其吸收的作用。所以，牛奶是一种可以降低胆固醇的食物。

50 岁以上的人，骨钙丢失日趋严重，因缺钙引起的疾病也随之而来，如出现骨质疏松、骨质增生等。牛奶不仅含钙量高，而且吸收好，钙对心肌还有保护作用。牛奶中还含有多种维生素和无机盐。冠心病患者应选择脱脂奶、酸奶，对维持身体良好的营养状况、延缓冠心病的发展有益处。

四、菌藻类

菌藻类食物富含多种氨基酸、微量元素、维生素等营养成分，能调节血液中总胆固醇和甘油三酯的水平，并能升高高密度脂蛋白，降低低密度脂蛋白，有助于冠心病患者的调养。

◎ 黑木耳

现代医学研究表明，黑木耳中含有一种抗凝血作用的物质，对于预防与调养冠心病等心脑血管疾病有益。另外，黑木耳具有通便排毒、抗血小板凝集、降血脂、增强免疫功能、抗癌等功效。黑木耳有"天然抗凝剂"的美称，定期食用黑木耳，对预防与调养动脉粥样硬化有益。

黑木耳作为一种食用真菌，食用时肉质肥厚、滑脆爽口、营养成分丰富，具有极高的营养价值。黑木耳中含有植物胶质体，是一种有益人体健康的天然滋补品，定期食用黑木耳，有利于吸附沉积在人体消化道和呼吸道里的灰尘及杂物，起到排毒养颜的作用。因此，黑木耳是从事矿山、冶金、化工、毛纺、养路、教学等工作之人，不可或缺的保健食品。

◎ 香菇

香菇营养丰富，味道鲜美，为医食兼备的保健食品。据科学测定，每 100 克干香菇中含脂肪 1.8 克，糖类 54 克，粗蛋白质 19 克，粗纤维 7 克，无机盐（如钙、磷、铁、钾、钠、锌、硒）4 克，丰富的维生素及香菇多糖等。香菇能提高机体免疫功能，延缓衰老，防癌抗癌，降血脂，降血压，预防及调养动脉粥样硬化、冠心病、高血压等疾病。

◎ 草菇

现代医学研究表明，中、老年人经常食用草菇可以帮助减少体内的胆固醇含量，对预防冠心病、高血压有益。

草菇是食疗佳品，它味道鲜美，营养丰富。据测定，每 100 克草菇中含维生素 C 206.28 毫克，蛋白质 2.66 克，脂肪 2.24 克，烟酸 46.88 毫克，维生素 B_1 0.35 毫克，维生素 B_2 2.89 毫克。草菇有"素中之荤"之称，是蛋白质来源之一。草菇蛋白质由 18 种氨基酸组成，人体必需的 8 种氨基酸全有，占氨基酸总量的 38.2%。

◎ 蘑菇

蘑菇具有丰富的营养成分。据科学测定，蘑菇含粗蛋白质23.9%～34.8%，粗脂肪1.7%～8.0%，粗纤维8.0%～10.4%，无机盐7.7%～12.0%，以及丰富的维生素和铁、钾、硒、磷等微量元素。

蘑菇有"植物肉"之称。因此，蘑菇中所含蛋白质高于乳品，接近肉类。蘑菇中脂肪种类齐全，不饱和脂肪酸含量高于饱和脂肪酸，不饱和脂肪酸含量为2.1%，占脂肪酸总量的69%。另外，蘑菇中还含有人体必需氨基酸，例如亮氨酸、异亮氨酸、赖氨酸、苏氨酸、苯丙氨酸、组氨酸、蛋氨酸等，占氨基酸总量的38.9%。

经常食用蘑菇对防治冠心病、高脂血症大有益处。

◎ 紫菜

现代研究表明，紫菜含有蛋白质、脂肪、糖类、胡萝卜素、多种维生素、胆碱，以及烟酸、钙、磷、铁、碘等成分。紫菜含碘量非常高，可用于治疗甲状腺肿大。紫菜中含有的二十碳五烯酸可降低血清胆固醇，所含红藻素等活性成分可防止血栓形成。紫菜中还含有藻朊酸钠和锗等，可促进镉等有害物质的排出，有助于高血压的预防与调养。经常食用紫菜，对高脂血症、高血压、冠心病、脑动脉硬化、中风等心脑血管疾病的预防与调养大有好处。

五、水产品、肉类

◎ 海参

海参具有较高的营养和药用价值，它含有蛋白质、糖类、人体多种必需氨基酸及微量元素等，属高蛋白、低脂肪的营养食品。海参所含的明胶比鱼类多，并含有大量的黏蛋白，其中包括硫酸软骨素成分。近年来，有研究表明，人体硫酸软骨素的减少与肌肉的衰老现象有关，食用海参有助于机体保持活力。海参富含钒，钒是人体必需的微量元素之一，参与脂肪代谢，能降低血脂，对预防与调养心脑血管疾病有益。从海参中提取的结构类似皂角苷的物质，对中风导致的痉挛性麻痹有治疗效果。还有研究表明，常食海参能降低血脂，稳定、降低血压。因此，海参很适合高脂血症、高血压、冠心病、中风等心脑血管疾病患者食用。

◎ 海蜇

海蜇为海蜇科动物海蜇的加工制品，分为海蜇皮和海蜇头，是常用的海产品。据分析测定，海蜇中含有蛋白质、糖类、钙、铁、烟酸、维生素 B_1、维生素 B_2，还含有丰富的碘及胆碱。海蜇性平，味咸，具有清热、降压、化痰、消积等功效。海蜇中含有丰富的甘露多糖等胶质，对预防与调养动脉粥样硬化有一定的功效，适合冠心病患者食用。

◎ 甲鱼

甲鱼含蛋白质、脂肪、糖类、钙、磷、铁、碘、烟酸、维生素 A、维生素 B_1 及维生素 B_2 等，具有滋阴凉血、软坚散结及补气强身等作用，还有较好的降低血胆固醇作用。甲鱼脂肪中含有较多的不饱和脂肪酸（亚油酸），亚油酸有减轻胆固醇在血管壁上的沉积及预防与调养动脉粥样硬化的作用。长期以来，甲鱼以滋补良药著称于世，对于预防与调养动脉粥样硬化及肝脾肿大有良好效果。

◎ 乌鱼

乌鱼含蛋白质、脂肪、糖类、钙、磷、铁、碘、胆碱、烟酸、维生素 B_1 及维生素 B_2 等，有养肝益肾、利尿消肿、补气健脾的功效。长期以来，乌鱼用于预防与调养高血压、动脉粥样硬化、肝硬化、腹水等，取得良好效果。乌鱼属于高蛋白、低脂肪食品，其蛋白质容易消化吸收，适合动脉粥样硬化及冠心病患者食用。

◎ 牡蛎

牡蛎肉中含有丰富的氨基酸、牛磺酸、锌、硒。牡蛎提取物有明显的抑制血小板聚集的作用，能够降低高脂血症患者的血脂水平。对于高脂血症、动脉粥样硬化、冠心病及脑血管病患者十分有益。

◎ 淡菜

现代研究表明，淡菜含有蛋白质、脂肪、糖类、钙、磷、铁、多种维生素等成分，其营养价值极高。若以鸡蛋的营养指数为100，那么淡菜则为98（仅次于鸡蛋），而虾为95，牛肉为80，都不及淡菜。淡菜含有多种人体必需氨基酸，其中的不饱和脂肪酸尤其是二十碳四烯酸较高，对降低胆固醇、降低血压、软化血管以及改善机体血液循环和器官功能都有重要作用。同时，淡菜不像其他海产品那样咸，具有降压的功效。

◎ 鲍鱼

鲍鱼名列海味之冠，是海产"八珍"之一，是非常名贵的海中珍品之一，以体大肉厚、外形平展、肉色淡红、润而不潮、稍有白霜、味鲜淡者为上品。鲍鱼味甘咸，性平，能滋阴清热、养肝明目。其肉质细嫩，鲜而不腻，营养丰富。据科学测定，每100克鲍鱼肉中含蛋白质24.1克，脂肪0.73克，钙36毫克，磷156毫克，铁0.12毫克，还含有维生素B_1和维生素B_2。鲍鱼肉鲜而味浓，烧菜、调汤，妙味无穷。适合冠心病患者及年老体弱者食用。

◎ 带鱼

现代研究表明，带鱼鳞中含有较多的卵磷脂，可以健脑和抗衰老。另外，带鱼含油脂较多，含有多种不饱和脂肪酸，但其胆固醇含量不高。对于冠心病患者来讲，经常适量地吃些带鱼是有益的。带鱼的吃法有多种，常见的有炸带鱼块、油煎带鱼等。

◎ 银鱼

银鱼是营养学家所确认的长寿食品之一，有"鱼参"之称。据测定，每 100 克银鱼中含蛋白质 8.2 克，脂肪 0.3 克，糖类 1.4 克，钙 258 毫克及多种维生素。经过干制后的银鱼钙含量为群鱼之冠，为老年人补钙之佳品。

银鱼肉质细腻，洁白鲜嫩，无腥味，无骨刺。吃法有多种，如干炸银鱼、银鱼炒蛋、银鱼蛋汤等。其中银鱼蛋汤、银鱼炒蛋为江南应时名菜。银鱼适合冠心病患者食用。

◎ 黄鳝

黄鳝是一种淡水鱼类，它的营养价值从某些意义上说，比鲤鱼、鲫鱼都高。它的营养成分丰富而齐全。每 100 克黄鳝肉中含蛋白质 18.8 克，脂肪 0.9 克，钙 38 毫克，磷 150 毫克，铁 1.6 毫克，还含有维生素 A、维生素 B_1、维生素 B_2、烟酸等。

黄鳝的药用价值很高，能够辅助治疗糖尿病、营养不良性水肿。黄鳝肉属于高蛋白质、低脂肪的营养食品，它肉质细嫩，味道鲜美，消化吸收率高。特别适合年老体弱的冠心病患者食用，也特别适合冠心病合并糖尿病的患者或者冠心病合并肝硬化腹水的患者食用。

◎ 虾

根据其生长的环境，分为海虾和淡水虾两种。海虾又称红虾，包括龙虾、对虾等。淡水虾的主要品种为青虾。虾有补肾壮阳的功效。虾属于高蛋白、低脂肪食品，适合冠心病患者适量食用。以生长于海洋中的对虾为例，每 100 克鲜对虾中含蛋白质 20.6 克，脂肪 0.7 克，钙 35 毫克，磷 150 毫克，铁 0.1 毫克，以及维生素 A、维生素 B_1、维生素 B_2、烟酸等。这些营养成分对于维持人体健康是十分重要的。

◎ 兔肉

兔肉被公认为是一种"美容肉""保健肉"。因为兔肉是一种高蛋白、低脂肪、低胆固醇食品，含有丰富的蛋白质，含量为 21.5%，肉质细嫩，易于消化吸收。它含有较低的脂肪，仅为 3.8%。它的胆固醇含量很少，而卵磷脂含量较多，具有较强的抑制血小板聚集的作用，可防止血栓形成，保护血管壁，起到预防动脉硬化的作用。中医学认为，兔肉性味甘平，具有补中益气、止渴健脾、通利大便、滋阴凉血之功效，是冠心病、动脉粥样硬化患者的理想保健食品。

◎ 鸽肉

鸽肉的蛋白质含量高达 24.49%，而脂肪含量仅为 0.73%，它肉质细嫩，味道鲜美。鸽肉性平，味甘、咸，有滋养肝肾、补益脾胃、祛风解毒等功效。现代医学研究表明，鸽肉不仅蛋白质含量高、脂肪含量低，而且富含人体必需氨基酸。因此，鸽肉适合冠心病、肥胖症、高脂血症、高血压、糖尿病患者食用。

◎ 鸡肉

鸡肉营养价值较高，自古以来就是强身滋补佳品。中医学认为，鸡肉性味甘温，有补中益气、滋补五脏、补精添髓之功效。据科学测定，每 100 克鸡肉中含蛋白质 23.3 克，脂肪 1.2 克，还含有钙、磷、铁、烟酸、维生素 A、维生素 B_1、维生素 B_2、维生素 C、维生素 E 等。鸡肉含脂肪量少，而且所含脂肪又多为不饱和脂肪酸。因此，鸡肉是中、老年人养生保健及心血管病患者的理想滋补食品。

六、水果类

心血管疾病已经成为人类健康的"头号杀手"，不管是预防或辅助治疗心血管疾病，医生和营养学家都建议人们要适当多吃水果，因为，越来越多的研究显示，水果对预防心血管疾病有重要作用。现代医学研究认为，有利于预防与调养冠心病的水果应当具备下列作用。

（1）营养心肌，保护心肌或者能增加冠状动脉血流量。

（2）降低血脂或者血压水平。

（3）抗动脉粥样硬化。

从营养学的观点来看，有利于预防与调养冠心病的水果应该是具有丰富的膳食纤维、各种维生素、低热量、低脂肪。临床实践证明，常食下列水果对冠心病患者康复有益。

◎ 无花果

现代营养学研究发现，无花果营养成分齐全而丰富，富含粗纤维、胡萝卜素、维生素 B_1、维生素 B_2、烟酸、维生素 C、维生素 E、钾、钠、镁、钙、铁、锌、锰、铜、硒、磷，还含有枸橼酸、苹果酸、脂肪酸、琥珀酸、延胡索酸及人体必需的多种氨基酸等。

现代医学研究表明，无花果具有健脾消食、润肠通便、防癌抗癌、降低血脂、降低血压等作用。无花果中所含有的脂肪酶、水解酶等，有降低血脂和分解脂肪的作用，故能降低血脂，减少脂肪在血管壁内的沉积，有降低血压、预防冠心病的作用。

◎ 梨

现代研究认为，食梨能防止动脉粥样硬化，抑制致癌物质亚硝胺的形成，因此，能够防癌抗癌。梨还具有增加血管弹性、降低血压的作用。食梨还能增强心肌活力，降低血压，保持身体健康，对预防与调养冠心病有益。但须注意的是，梨性凉，凡脾胃虚寒、便溏者不宜食。

◎ 橘子

橘子中含有大量的天然维生素 C，具有抗氧化作用，能消除沉积在动脉血管中的胆固醇，有利于动脉粥样硬化发生逆转。

橘瓣外的橘络含有果胶，可促进通便，降低胆固醇。橘络中还含有一种叫芦丁的物质，能使血管保持正常的弹性和致密性，减少血管壁的脆性和渗透性。

橘皮中含有丰富的橘皮苷，能加强毛细血管的硬度、降血压、扩张心脏冠状动脉。有资料证明，橘子在烧烤的过程中，橘皮中的橘皮苷等成分可渗入橘子瓤。因此，可选择带皮烤制的橘子食用。

◎ 柿子

柿子含有丰富的蛋白质、糖类、脂肪、胡萝卜素、果胶、单宁、多种维生素、碘、铁、钙、钾等，具有较高的营养价值，享有"果中圣品"之美誉。柿子及经加工而成的柿饼均属高钾低钠食品，经常食用能降低血压和保护血管。柿子汁所含单宁成分及柿叶中提取的黄酮苷能降低血压，并能增加冠状动脉的血流量，有利于维持心肌的正常功能活动。临床观察表明，取野生柿子榨汁，以牛奶或米汤调服（可加适量冰糖），每次服半茶杯，对预防与调养中风确有效果。常吃柿子有益于高血压、冠心病、中风等心脑血管疾病的预防与调养。

值得注意的是，未成熟的柿子可在胃酸的作用下形成不溶性硬块（胃柿石），胃溃疡患者食用不慎可引起胃出血甚至胃穿孔。所以柿子不要空腹吃，一次不可多吃，不熟的柿子不要吃。

◎ 西瓜

西瓜中含有蛋白质、糖类、粗纤维、钙、磷、铁、胡萝卜素、维生素 C、维生素 B_1、维生素 B_2、烟酸等，具有清解暑热、补充营养、美容养颜、抗衰老、利尿降压等作用。可用于预防与调养肾炎、心脑血管疾病等。

另外，西瓜皮（又叫西瓜翠衣）中的营养也十分丰富，含有葡萄糖、苹果酸、枸杞碱、番茄素及丰富的维生素 C 等，具有消炎降压、促进新陈代谢、减少胆固醇沉积、软化及扩张血管的作用，能有效地提高人体抗病能力，预防心脑血管疾病的发生。

值得注意的是，西瓜性寒质滑，凡中寒湿盛、脾虚泄泻者忌食。

◎ 葡萄

新鲜的葡萄中含有一种能保护心脏的黄酮类物质。这种黄酮类物质能防止胆固醇斑块的形成，葡萄颜色越深，含黄酮类物质越多。

食用葡萄要适量，并不是越多越好。每日食用十几颗中等大小的葡萄最为适宜，过量食用会使血液中甘油三酯及血糖水平升高。糖尿病患者尤其要慎食。

◎ 芒果

现代医学研究表明，芒果具有抗菌消炎、防癌抗癌、祛痰止咳、明目、降低血胆固醇等作用。芒果中含有丰富的维生素 C，常食芒果可以不断地补充人体内维生素 C 的消耗，降低血液胆固醇、甘油三酯含量，有利于预防动脉粥样硬化、冠心病及其他心脑血管疾病的发生。

芒果的吃法有直接食用芒果和饮用芒果汁、喝芒果茶等。值得注意的是，芒果一次不宜食入过多；也不宜与大蒜等辛辣食物同食，否则易致黄疸。

◎ 苹果

苹果营养丰富，含有糖类、蛋白质、脂肪、粗纤维、钙、铁、钾，以及维生素 B_1、维生素 B_2、维生素 C、山梨醇、香橙素等。苹果含糖量高，其中主要是果糖、还原糖和蔗糖，容易被人体吸收。苹果含有的苹果酸、枸橼酸等有机酸和芳香醇类使苹果香馥浓郁，甜酸爽口，可以增进食欲，促进消化，有较好的保健作用。苹果中含有较多的苹果酸，可使积存在体内的脂肪分解，具有减肥作用，能防止体态过胖。苹果中含有的果胶质是一种可溶性纤维质，有助于降低胆固醇，具有对抗动脉硬化的作用。苹果中含有的类黄酮还有抑制血小板聚集的作用，能降低血液黏稠度，减少血栓形成。苹果含有较高的钾，而含钠量很低，有利于降低血压。同时，苹果的香气是治疗抑郁和压抑感的良药。许多试验表明，在诸多气味中，苹果的香气对人的心理影响最大，它具有明显的消除压抑感的作用。因此，高血压、冠心病、肥胖症、动脉硬化、中风、抑郁症等患者宜常吃苹果。

苹果除生吃外，还可加工成各种食品食用，但应注意不宜吃得过多，糖尿病患者、泌尿系结石患者不宜食用。

◎ 香蕉

香蕉富含钾，钾能抑制人体对钠的吸收，可有效地防止血管硬化，降低血中的胆固醇。香蕉中丰富的可溶性纤维——果胶，可促进肠蠕动，调整肠胃机能，利于缓解便秘。香蕉中所含的部分氨基酸能稳定神经。所以，冠心病患者在睡前吃点香蕉，对失眠或缓解情绪紧张有帮助。

◎ 猕猴桃

猕猴桃果实肉肥汁多，清香鲜美，甜酸宜人，且营养丰富，具有较高的保健价值，有"水果之王""中华圣果"之美誉。猕猴桃含有丰富的维生素、有机酸等营养物质，对于消化不良、食欲不振和冠心病、高血压患者有较好的预防与调养作用。猕猴桃中所含的可溶性膳食纤维，能降低胆固醇、促进心脏健康、调节肠道菌群、防止便秘、快速清除并防止体内堆积有害代谢物。

猕猴桃的吃法有多种，除鲜食外，还可加工成果汁、果酱、果酒、果脯等食用。应当注意的是，猕猴桃性寒伤阳，虚寒体质者及慢性肠炎患者应慎用。

◎ 罗汉果

现代医学研究表明，罗汉果中含有亚油酸、油酸等多种不饱和脂肪酸，可以降低血脂，减少脂肪在血管壁内的沉积。对于预防与调养高脂血症、动脉粥样硬化及冠心病具有一定效果。

罗汉果可以生吃或者制成罗汉果茶或罗汉果粥食用。值得注意的是，罗汉果性凉，风寒感冒咳嗽患者不宜食用。

七、干果类

干果类食物富含对心脏有益的氨基酸和不饱和脂肪酸，能降低患心脏病的风险。卵磷脂能维持血管弹性，预防动脉硬化。因此，常食用适量干果有益于冠心病的调养。

◎ 栗子

现代医学研究表明，栗子中含有丰富的不饱和脂肪酸、多种维生素和矿物质，可以有效地预防和调养冠心病、动脉硬化、高血压等心脑血管疾病。

栗子的食用方法有多种，可以将栗子炒熟或煮熟后吃，也可以将栗子做成栗子糕、栗子糊吃，还可以将栗子与白菜一起烹调佐餐食用。值得注意的是，脾胃虚弱、消化不良者不宜多食栗子。

◎ 松子仁

现代研究表明，松子具有较高的营养和药用价值。据测定，每100克松子仁中含蛋白质16.7克，脂肪63.5克，糖类9.8克，还含有丰富的钙、磷、铁等。松子中的脂肪成分为亚油酸、亚麻酸等不饱和脂肪酸，有软化血管和预防与调养动脉粥样硬化的作用；松子中含磷较为丰富，对人的神经系统有益；松子有润肠通便作用，老年体虚便秘者常食松子有较好的促进排便的效果；同时，松子还有降低胆固醇、强健四肢关节等作用。常食松子对高血压、冠心病、风湿性关节炎、神经衰弱、老年性便秘、慢性支气管炎咳嗽等多种疾病均有一定的辅助治疗作用。

◎ 核桃仁

现代研究表明，核桃仁含有蛋白质、脂肪、糖类、维生素A、维生素E及钙、磷、铁、锌、铬、锰等营养成分。其中脂肪酸含量特别高，且主要成分是亚油酸，不仅能给机体提供营养，有助于提高血清白蛋白，同时还能降低胆固醇，防止动脉粥样硬化。核桃仁所含的锌、铬、锰等微量元素在降血压、降血糖和保护心脑血管方面具有重要作用。另外，核桃仁可给大脑提供充足的营养素，常食之有改善脑细胞功能、健脑益智、安神助眠的作用。核桃仁还可润肠通便，老年体虚及大便秘结者用之也较适宜。常吃核桃仁对预防与调养动脉硬化、高血压、失眠、便秘、冠心病、中风及其后遗症、老年性痴呆等多种慢性病都有益处，是中老年人的优质食品，故有人把它称作"长寿果"。

◎ 桂圆

近年来，有研究认为，桂圆可以降脂护心，延缓衰老。桂圆肉可以降低血脂，增加冠状动脉血流量，经常食用桂圆对于冠心病患者康复十分有益。

♥ 爱心小贴士

冠心病患者应尝试"地中海式饮食"

生活在欧洲地中海沿岸的意大利、西班牙、希腊等国居民寿命普遍都很长，而且很少患有高血压、糖尿病、冠心病等现代病。这与该地区的饮食结构——"地中海式饮食"有关。地中海式饮食与预防、调养冠心病的饮食原则有许多相吻合的地方，而其他的一些饮食细节对冠心病患者来说也是非常有好处的，建议冠心病患者不妨在日常的饮食中尝试一下地中海式饮食。

（1）膳食富含植物性食物。

（2）食物的加工程度低。

（3）食物的新鲜程度高。

（4）脂肪的摄入量占膳食总能量的比值在25%左右，饱和脂肪所占的比例较低。

（5）每日食用适量奶酪和酸奶。

（6）每周食用适量鱼、禽及少量蛋。

（7）每日以新鲜水果为典型的餐后食品。

（8）大部分人有喝红酒的习惯。

（9）橄榄油是主要的食用油。（橄榄油虽然价格偏贵，但研究证实，它有轻度降血压、降胆固醇的作用。）

第三节 冠心病患者饮食调养措施

一、冠心病患者膳食烹调原则

各种食物所含的营养素成分各不相同，同种食物采用不同的烹调方法对其所含营养素的影响也各不相同，冠心病患者应根据自身营养需求的特点，针对不同的食物，进行合理烹调。

◎ 谷类的合理烹调

B 族维生素和无机盐均易溶于水，因此淘米时应避免过分的揉搓。用盆或碗蒸饭以及焖饭比捞饭损失营养素少。米汤及煮面条的汤应设法利用，吃原汤面条较好。

◎ 豆类的合理烹调

豆类蛋白质的消化率与制备方法有关。从消化率看，干炒大豆的消化率不如煮熟的大豆，而煮熟的大豆又不及豆浆、豆腐等豆制品。另外，生黄豆还含有皂角素，它有刺激胃肠的作用，将黄豆充分加热煮熟，皂角素即被破坏。

◎ 蔬菜的合理烹调

为防止蔬菜中无机盐和维生素的损失，烹调中要注意以下几点：

（1）尽量减少用水浸泡和丢掉汤汁及挤去菜汁的做法。

（2）烹调加热时间不宜过长，叶菜快火急炒法保留维生素最多。做汤时宜先煮汤而后加菜。团体食堂以分批炒菜较为合理。

（3）新鲜蔬菜不宜久存，不要在日光下暴晒。烹制后的蔬菜，不宜放置时间过长。

（4）加醋烹调可减少维生素 B 和维生素 C 的损失，加淀粉调芡汁也可以减少维生素 C 的破坏损失。

（5）不用铜器制备蔬菜，铜锅损失维生素 C 最多，铁锅次之。

♥ 爱心小贴士

冠心病患者膳食烹调时应如何选择油类？

烹调时合理使用食用油，不仅可增加食物的色、香、味，还可提供人体不可缺少的营养物质。但如果使用不合理，也可以对人体产生危害。如动物油中的猪油、牛油等硬脂油主要是饱和脂肪酸，过多食用能使体内胆固醇形成比较稳定的酯，并在血管壁上沉积，从而加速动脉硬化。而大部分的植物油，如豆油、玉米油、葵花子油等，则含较高的不饱和脂肪酸（芝麻油、花生油次之），其主要成分有亚油酸，能使肝内胆固醇分解成胆汁酸，并使其排泄，这就能促使体内血脂和胆固醇降低。因此，中老年人特别是动脉硬化、冠心病、肝胆疾病、糖尿病患者以食用植物油为好。

二、冠心病患者的"五色"饮食

◎ 红色

每日可以饮少量红葡萄酒，但不能过量，以 50 ～ 100 毫升为宜。还可适当补充猪瘦肉、牛肉等红色肉类。还要多吃苹果和西瓜，苹果中的纤维可以降低低密度脂蛋白的含量，每日吃 1 个，可促进胆汁酸的排泄；西瓜含有大量氨基酸、葡萄糖等，每 3 日吃 1 次，1 次不得多于 80 克，可以帮助控制血压。

◎ 黄色

主要是指黄色蔬菜，如胡萝卜、甘薯、浅色西红柿。这几种黄色蔬菜富含胡萝卜素，有助于减轻动脉硬化。尤其不要小瞧胡萝卜，它可以做成油焖胡萝卜条、清蒸胡萝卜、油炒胡萝卜丝、胡萝卜水代茶饮、胡萝卜汁代果汁饮等多种花样的菜肴或饮品，具有降压、强心、降血糖等作用。还要多吃黄豆等豆类及豆制品。

◎ 黑色

黑木耳是冠心病患者的首选菜肴。每日 5 ~ 10 克，因为黑木耳中含有大量维生素，对降低血黏度、血胆固醇有良好效果。还要多吃香菇，每日不超过 50 克，具有降低胆固醇的作用，最好是同鸡肉、猪肉等肉类炖在一起吃。

◎ 白色

如燕麦粉、燕麦片，能有效降低血甘油三酯、胆固醇。还要多喝牛奶，因为牛奶中含有大量的蛋白质、钙、铁等多种人体需要的物质，能抑制胆固醇的含量，有助于防止冠心病进一步发展。尤其是 50 岁以上者，身体会不同程度出现骨质疏松、骨质增生，而牛奶含钙量高、吸收好，对心肌有保护作用，冠心病患者应选择脱脂奶、酸奶，每日早晨喝一杯，对身体健康很有好处。

◎ 绿色

主要指绿叶蔬菜，如菠菜、韭菜、芹菜等，这些蔬菜都含有丰富的维生素和纤维素，可降低人体对胆固醇的吸收。尤其是芹菜，对冠心病及高血压患者都具有降低血压、镇静安神的作用。但吃这些蔬菜，一定要清淡，不能太咸、太油腻。

三、冠心病患者的食谱制订

制订食谱按通俗的话说就是"开菜单"，即将一日三餐的主食和副食的全部内容做好合理的安排，将三餐内容（包括加餐）开列在菜单上，作为制备膳食的指南，也是供给合理营养的依据，一切符合营养要求的膳食计划，只有通过合理的食谱才能体现出来，为了制订出适合冠心病患者病理、生理及营养需要的食谱，必须满足以下的要求。

◎ 膳食内容须保证营养平衡

营养平衡是食谱设计的关键，所涉及的膳食内容必须使用餐者能够获得均衡营养，符合不同年龄、不同生理状况的需要。

◎ 膳食应具有吸引力

食谱上所供应的食物，必须考虑其色、香、味、型和多样化。经过烹调制备，要求颜色美观，味道鲜美，而且品种和烹调方法要多种多样、不单调，能使用餐者通过视觉、嗅觉和味觉来促进消化液分泌，产生食欲，从而很自然地乐于进食。

◎ 膳食能促进消化

制订食谱要考虑到每餐食物的搭配，既能使人有饱腹感，又可促进消化。油腻厚味难消化的食物尽量少食，或不要集中于一餐或一日，注意浓厚食品与清淡食品的搭配。还要考虑到季节性的特点，如夏日炎热出汗多，食谱内容应清淡、凉爽；冬季寒冷，菜肴可稍浓厚，并应尽量保持温热。

◎ 合理安排餐次和用量

制订食谱应注意到合理的膳食制度，即合理安排一日的餐次和两餐之间的间隔、每餐的用量与质量。两餐之间的间隔不应太长，以防止高度的饥饿感，同时也不宜太短，以免影响食欲和消化。两餐的时间间隔以 5 ~ 6 小时为宜。有些患者需要采用 1 日 5 ~ 6 餐，应合理安排用餐时间。每日用餐定时，形成条件反射，利于产生旺盛的食欲，有利于消化吸收。

各餐的用量分配，应是午餐量稍多，早餐和晚餐量较少，例如早餐占全天总热能之 25% ~ 30%，午餐占全天总热能之 40%，晚餐占全天总热能之 30% ~ 35%。早餐除粮食外，应再搭配点供给丰富蛋白质的食物，如牛奶、鸡蛋、豆浆或豆制品之类。午餐是营养平衡占热能比重稍多的一餐。晚餐是营养平衡而又比较清淡，油腻厚味不宜过多，以免加重胃肠负担，增加血液黏度。

◎ **根据冠心病患者的特点制订食谱**

食谱的制订应根据患者的年龄、性别、工作性质、身高、体重、病情、营养状态及个人饮食习惯的不同，参照食物营养成分表制订。首先明确患者 1 日所需食物的总热量，然后按照各种营养素所占的比例选取合适主食、副食，辅以适宜的烹调方法，配合患者的饮食习惯，制订出适合不同患者的食谱。

♥ **爱心小贴士**

冠心病患者营养配餐举例

例1

（1）早餐　牛奶200毫升，大米粥20克，馒头50克，拌豆腐干芹菜（豆腐干25克、芹菜50克）。

（2）午餐　粳米饭150克，清蒸香菇鱼（香菇50克、鲫鱼200克），炒小白菜（小白菜250克），番茄豆腐汤（番茄250克、豆腐200克）。

（3）晚餐　小米粥20克，馒头100克，牛肉丝炒葱头（牛肉100克、葱头200克），醋熘绿豆芽（绿豆芽250克）。

例2

（1）早餐　牛奶200毫升，小米粥25克，麻酱花卷50克，拌煮黄豆黄瓜丁（黄豆25克、黄瓜150克）。

（2）午餐　蒸两面发糕100克（玉米面50克、标准粉50克），炒鸡丝（鸡肉50克），香菇丝熬小白菜粉丝（香菇25克、小白菜150克、粉丝25克），番茄鸡蛋汤（番茄50克、鸡蛋25克）。

（3）晚餐　粳米饭100克，肉末豆腐（肉末25克、豆腐100克），炒土豆丝辣椒丁（土豆100克、辣椒100克）。

四、冠心病患者饮食宜与忌

冠心病患者除了必要的药物治疗以外，合理的膳食安排也是十分重要的。应遵循"宜偏淡忌过咸，宜偏素忌过荤，宜偏粗忌过精"的原则。同时，冠心病患者应注意以下饮食的宜与忌。

◎ 宜吃食物

（1）**主食**　粗粮如高粱米、玉米面与细粮大米、白面搭配食用，注意面点的制作应少油、少盐。

（2）**豆类及其制品**　赤豆、绿豆、豌豆、毛豆、菜豆、豆浆、豆腐脑、豆腐、豆腐丝、豆腐干等。

（3）**蔬菜**　冬瓜、丝瓜、苦瓜、油菜、白菜、萝卜、韭菜、芹菜、菠菜等叶菜类，及青椒、茄子、黑木耳、银耳、鲜蘑菇、香菇、土豆、山药、红薯等。

（4）**鱼类**　各种淡水鱼如鲤鱼、鲇鱼、鲢鱼、草鱼、鲳鱼等，对并发高血压患者注意咸水鱼类的选择。

（5）**肉类**　猪瘦肉、牛肉、羊肉、兔肉、去皮鸡肉、野禽等。

（6）**水果**　山楂、苹果、梨、西瓜、橘子、大枣、橙子、柚子等。

（7）**奶类**　脱脂牛奶及奶粉、酸奶等。

◎ 忌吃食物

（1）**螃蟹**　螃蟹营养丰富，味鲜肉嫩，人人喜吃，是筵席待客的佳品。但心血管患者吃螃蟹是有害无益的，这是因为螃蟹含胆固醇很多，每100克蟹肉中含胆固醇235毫克，每100克蟹黄中含胆固醇460毫克。患有冠心病、动脉硬化症、高血压病、高脂血症的患者，食用含胆固醇过高的食物，会加重心血管疾病的发展。

（2）**巧克力**　肥胖、冠心病患者不宜吃巧克力，这是因为巧克力含有较多的脂肪和糖，吃后会引起体内脂肪代谢紊乱，使糖转变为脂肪，因而使人发胖。另外，脂肪在体内堆积过多，增加心脏负担，会使冠心病、动脉硬化患者病情加重。

（3）可乐型饮料　可乐不是任何人都可以开怀畅饮的，尤其是患有冠心病及其他心脏病的人不宜过多饮用。这是因为可乐是用可乐果配制成的。据国外测定，1瓶几盎司的可乐型饮料，含咖啡因50～80毫克。如果1次饮用得过多，则可因咖啡因对胃黏膜的刺激作用而引起恶心、呕吐及眩晕、心悸。

（4）糖　正常人的饮食中，已可获得足够的糖，甚至超过人体需要量。这时如再在食物中加入食糖，或正餐之外过多地吃甜食、糖果、巧克力等，就会使摄入的糖量大大超过人体需要。过多的糖不能及时消耗掉，便会转化为脂肪在体内堆积，加重心脏负担。

（5）菜籽油　菜籽油中含有大约40%的芥酸。这种芥酸是对心血管系统功能有很大危害的长链脂肪酸。如果冠心病患者长期食用菜籽油，使得血液中不断接受被酶消化的芥酸，日积月累，会使患者本来就不十分正常的心血管功能超负荷，更加容易诱发血管壁增厚和心肌脂肪沉积等病变，直接危害患者的健康。而且这种作用有如慢性中毒的效果，平时不为人觉察和注意。因此，为了有效地防止冠心病的发展和加重，冠心病患者应该尽量少食用菜籽油为好。

（6）胀气食品　心脏病患者消化吸收能力差，容易引起腹泻或肠胀气，可因胃部过度扩张而抬高横膈肌，影响心脏的活动。因此，萝卜、葱等易产生胀气的食品不宜多吃，最好不吃。另外，一些刺激性食品如浓茶、咖啡、辣椒也不宜食用。

（7）浓茶和咖啡　冠心病患者饮茶宜清淡，最好选用绿茶（绿茶比红茶含咖啡因少），不宜把饮茶时间安排在晚上或清晨空腹时。而对于咖啡，有冠心病倾向或已患冠心病者最好不要饮用。

（8）酒　冠心病患者切不可饮酒过多，尤其不要饮用度数高的烈性酒。但是可以根据本人身体情况，在病情稳定时适当饮用极少量低浓度的酒，如米酒、黄酒、葡萄酒等，或饮用少量药用酒，饮酒量每日不要超过50毫升。如遇身体不适，精神情绪异常或有病情变化，则不要饮酒。

冠心病患者如何做到少吃盐？

（1）烹调菜肴时以酸味为主。在菜肴中加点醋可代替盐或少放盐，因为很多食物本身就含钠。对于必须限钠的患者，饮食中不应放盐。另外，醋能降血脂，对冠心病患者非常有益。

（2）尽量改变青菜的烹调方法，能生吃的尽量生吃，不能生吃的就凉拌，这样能够调节用盐量。

（3）可利用菜品本身的风味来摆脱对咸味的依赖，如用番茄、洋葱等味道浓烈的食物和味道清淡的食物一起烹煮，以提高菜的口味。

（4）做菜时用豆瓣酱或酱油调味，因为1克豆瓣酱或者1毫升酱油所含的盐分要远远低于1克盐，而且做出的菜比直接用盐味道更好。

（5）菜准备出锅时再放盐，这样盐分不会渗入菜中，利于控制菜肴的咸度。

（6）肉类可做成蒜泥白肉等菜肴，既可改善风味又能减少盐的摄入。

（7）鲜鱼类可采用清蒸等少盐、少油的方法烹调，海产品在吃前最好用水冲洗，也可以减少含盐量。

（8）香肠、烧鸡、熏肉、松花蛋、咸鸭蛋等熟食中的含盐量比一般菜肴高1~2倍，在吃这些食物的时候，就要少放些盐。

（9）餐馆炒菜常使用较多的盐来调味，应尽量避免在外用餐。

五、食物与冠心病治疗药物的配伍禁忌

人们每日都需进食以维持正常的生理、生活需要，但饮食入胃后，往往会减弱或增强药物的吸收，甚至与药物发生反应，加强或减弱药物的疗效，甚至发生毒性反应。故冠心病患者在选择合理饮食的同时，还应注意食物可能和所服用药物发生的反应，从而避免食物对药物作用的

不良影响。

（1）脂肪可促使胆汁分泌，增加心得安的溶解，加速其吸收。利尿药安体舒通与食物同服，可延长药物在胃中停留时间，使药效缓慢而持久。此外，食物可增加内脏血流，从而增加对药物的吸收。

（2）含膳食纤维多的食物可增加肠道蠕动，提高降压药肼苯哒嗪、抗心律失常药心得安的生物利用度。

（3）富含碳水化合物的食物可以促进抗心律失常药苯妥英钠吸收。

（1）高蛋白饮食可抑制抗帕金森病药左旋多巴的作用，降低 β - 受体阻滞剂心得安的生物利用度，并可影响抗心律失常药苯妥英钠的吸收。

（2）饮食中的大量叶酸和维生素 B_6 可降低苯妥英钠和苯巴比妥的血中浓度，从而影响其疗效。

（3）饮食中的维生素 B_6 促使左旋多巴脱羧形成多巴胺，不能通过血脑屏障，而降低药效。用左旋多巴治疗的患者需要补充多种维生素，但复合维生素和维生素 B_6 不宜同服。

（4）茶中的鞣质会与降压药利血平中的生物碱发生络合反应，可使蛋白酶、助消化药多酶片中的蛋白质凝固，药效因之减弱或消失，因此不可以茶送药。

六、针对药物不良反应的配餐

治疗冠心病的药物都具有扩血管的作用，无论是扩张主动脉等大血管，还是针对周围血管的扩张，都会对患者的消化吸收功能造成影响，从而造成恶心、呕吐、腹痛、腹胀、轻度腹泻或便秘等不良反应。

要进食易消化、清淡、刺激小、维生素含量丰富的食物。饭后勿立即躺下，以免食物反流，引起恶心。少食香蕉、核桃、茄子等不易消化的食物，而豌豆、熟栗子、乌贼等可适量多吃。同时忌烟酒，避免强烈气味刺激，出现恶心时可嚼些生姜，可减轻恶心症状。症状好转，可逐渐增加健脾强胃的食品，如赤小豆、饴糖、红枣等。

◎ 针对腹痛、腹泻的配餐

有些患者服药后会出现腹痛、腹泻现象，针对这些症状，患者应进食含纤维量少、清淡、富含营养、柔软、易吸收、少含脂肪的食物，例如米汤、新鲜水果、蔬菜等，忌食生冷、油炸及刺激性食品。腹泻严重者要适当输液，以补充流失的水及电解质，防止脱水症状的发生。

◎ 针对便秘的配餐

便秘会引起食欲减退，饮食量也会减少，反过来又会加重便秘。这时候要注意饮食规律，而且要注意摄取通便性食物。便秘者每日清晨可饮一杯盐水，食用高纤维的膳食有助于防止便秘。平时多食新鲜水果如李子、梨、苹果、香蕉等，蔬菜如卷心菜、甜菜、菠菜等，以及豆类、芝麻、大蒜、坚果、各种粗粮等食物，忌食油炸食品、含糖量高的食品、含酒精饮料、碳酸饮料及咖啡等。便秘严重者要请医生给予对症治疗。

七、食物与中药的配伍禁忌

配伍禁忌，无论是古代和现在都是十分严格的，现根据历代医药学家用药经验，将部分药物与食物配伍禁忌介绍如下。

（1）猪肉　反乌梅、甘草、桔梗、黄连、苍术。

（2）猪血　忌地黄、何首乌；合黄豆食，令人气滞。

（3）猪心　忌吴茱萸。

（4）猪肝　同荞麦、豆酱食，令人发痼疾；合鲤鱼肠子食，令人伤神；合鱼肉食，令人生痈疽。

（5）羊肉　反半夏、石菖蒲，忌铜、丹砂和醋。

（6）狗肉　反商陆，忌杏仁。

（7）鲫鱼　反厚朴，忌麦冬、芥菜、猪肝。

（8）鲤鱼　忌朱砂、狗肉。

（9）龟肉　忌酒、水果、苋菜。

（10）鳝鱼　忌狗肉、狗血、鸡肉。

（11）雀肉　忌白术、李子、猪肝。

（12）鸭蛋　忌李子、桑椹。

（13）鳖肉　忌猪肉、兔肉、鸭肉、苋菜、鸡蛋、薄荷。

（14）大蒜　忌白术。

（15）萝卜　忌人参。

（16）醋　忌茯苓。

（17）葱　忌蜂蜜。

以上为中药与食物配伍禁忌，是古人的经验，值得重视。所以，在应用时要加以注意。至于这些中药与食物的配伍禁忌的科学道理，有待今后进一步研究。

八、冠心病患者术后饮食调养原则

现在，治疗冠心病的方法比以前多了。尤其是"支架置入术"治疗后，狭窄的冠状动脉管腔扩大了，心肌供血改善了，心肌耗氧量减少了，冠心病患者获得了新生和自由。不过，生活中还是要注意保养，否则很有可能再次发生冠状动脉狭窄，使治疗前功尽弃，尤其是在饮食方面应引起重视。

◎ 控制脂肪摄入的质与量

脂肪产热大，应严格控制其摄入量。每日的脂肪摄入热量应在摄入总热量的25%以下，这是指所有食物的脂肪含量，除了要控制脂肪含量高的食物，每日烹调用油也只能用20克左右（约2调羹）。最好不吃动物内脏、肥肉、鱼子、蟹黄等饱和脂肪和胆固醇含量高的食物，每日胆固醇摄入量应控制在300毫克以下（一个鸡蛋黄约含300毫克胆固醇）。

含反式脂肪酸较多的食物，如人造黄油、起酥类食品，有明显增加高脂血症的危险，应尽量少吃。平时宜适量摄入海鱼、鱼油类食物，这些食物富含 n-3 多不饱和脂肪酸，有保护血管内皮细胞、减少脂质沉积等功能。

◎ 控制精制糖类摄入

平时冠心病患者吃得比较清淡、少油，但如果摄入含精制糖的食物（如蛋糕、点心、含糖饮料）过多，也会造成热量过剩，在体内转化为脂肪，引起肥胖，使血脂升高。故每日摄入的碳水化合物比例应控制在总热量的 60%，约为 250 克（粮食约 300 克）。

◎ 增加膳食纤维素摄入

在冠心病患者的膳食中，应增加膳食纤维的摄入量，以降低胆固醇。与此同时，膳食纤维也有助于保持大便通畅，避免因大便干燥用力屏气而加重对心脏的负担，降低心血管意外的发生。一般每日膳食纤维的摄入量应保持在 25 克左右。这里所指的膳食纤维是可溶性膳食纤维，主要存在于燕麦麸、大麦和蔬菜中。

◎ 补充各种维生素

（1）维生素 C　有促进胆固醇生成胆酸，降低血胆固醇，改善冠状动脉循环，保护血管壁的作用。富含维生素 C 的食物有鲜枣、青椒、柑橘等，每日推荐摄入量为 100 毫克。

（2）尼克酸　能扩张末梢血管，防止血栓形成；降低血甘油三酯。富含尼克酸的食物有动物肝脏、全麦制品、糙米、绿豆、芝麻、花生、香菇、紫菜等，牛奶和鸡蛋含有丰富的色氨酸，在体内也可转化为尼克酸。每日男性适宜摄入量为 14 毫克，女性为 13 毫克。

（3）维生素 E　有抗氧化作用，阻止不饱和脂肪酸过氧化，保护心肌并改善心肌缺氧，预防血栓发生。富含维生素 E 的食物有鱼、蛋类、乳制品、杏仁、花生、核桃等。每日的适宜摄入量为 14 毫克。

（4）叶酸　有预防血管内皮细胞损伤，减少粥样硬化斑块形成的作用。富含叶酸的食物有动物肝脏、坚果、豆类、酵母发酵食物及绿叶蔬菜和水果等。每日适宜摄入量为 60 微克。

第四节　冠心病患者药膳方

一、主食调养方

◎ 瓜蒌饼

【材料】　瓜蒌瓤 250 克，白砂糖 30 克，面粉 600 克。

【制法】　先将瓜蒌瓤去籽，放在锅内，加入适量的水与白砂糖，用文火煨熬，拌成馅待用；取面粉，加入适量的水，和成软面团，经发酵，加碱，再擀片，填夹馅料，制成面饼，烙熟或蒸熟。

【用法】　早、晚餐分别食用。

【功效】　清热化痰，宽胸散结。适用于痰浊壅塞型冠心病患者。

◎ 灵芝粉蒸肉饼

【材料】　灵芝 15 克，红花 5 克，猪瘦肉 100 克，料酒、酱油各适量。

【制法】　先将猪肉切成小块后绞成肉糜，然后加入灵芝、红花磨成的细粉，再调入少量料酒、酱油调味，拌匀，摊在碗内，隔水蒸熟。

【用法】　佐餐食用。

【功效】　益心气，滋阴血。适用于气阴两虚型冠心病患者。

◎ 燕麦饼

【材料】　燕麦 600 克，植物油、精盐、味精、五香粉各适量。

【制法】　先将燕麦放到铁锅炒至香熟，磨成细粉，放入盆内，调入精盐、味精、五香粉混合均匀，倒入沸水，和成面团，切成小块，制成圆饼；最后将平底锅烧热后刷上一层植物油，放入燕麦圆饼，烙至两面呈金黄色即可。

【用法】适量食用。

【功效】降糖降脂。适用于冠心病合并高脂血症患者。

◎ 香菇藕饼

【材料】香菇80克，面粉100克，香菜15克，莲藕350克，嫩生菜120克，酱油、芝麻油、胡椒粉、精盐、味精、植物油各适量。

【制法】先将藕去皮洗净，切成细丝，加入精盐、胡椒粉拌匀，腌制约10分钟，沥净水；然后将水发香菇去柄，切成碎末，放在藕丝中；接着将香菜清洗干净分开，沥净水后摆在平盘内；再在藕丝中加入酱油、味精、香油、面粉拌匀，制成藕饼；最后在炒锅中放入植物油，用文火烧热，放入藕饼煎至金黄酥脆出锅，放在生菜上面即可。

【用法】适量食用。

【功效】益气健脾，降压降脂。适用于冠心病合并高脂血症患者。

◎ 草菇冬笋包

【材料】新鲜草菇350克，罐头冬笋300克，猪瘦肉300克，面粉600克，面肥150克，葱末、姜末、酱油、精盐、味精、芝麻油、碱水各适量。

【制法】先将鲜草菇清洗干净，去蒂，放入沸水锅中焯透，捞出放凉，沥净水，改刀成小丁；再将猪瘦肉、冬笋片洗净，切成相应的小丁；接着把面肥放入盆内，加300毫升温水，调成面肥汤；再在面粉内倒入面肥汤搅拌均匀，揉至软滑滋润，用湿布盖好，放在20℃～25℃处，等到面发酵后，对入碱水，揉至碱性均匀、无黄斑；然后将面团搓成条，揪成数个面剂子，擀成直径约10厘米的圆皮；然后将草菇丁、瘦肉丁、冬笋丁、葱末、姜末都放入盆中，加入味精、精盐、酱油、芝麻油，拌匀即成包子馅；最后将馅放入包子皮中间，做成包子，并将包子置于蒸笼内，先用文火蒸3分钟，再转用旺火蒸15分钟即可。

【用法】 适量食用。

【功效】 滋阴润燥，补肾降脂。适用于冠心病合并高脂血症的患者。

◎ 玉米黄豆窝头

【材料】 玉米面 850 克，黄豆粉 250 克，小苏打适量。

【制法】 先将细玉米面、黄豆粉放到盆内，混合均匀，逐次加入温水及苏打水，边加水边揉和，揉匀后用手蘸凉水将面团搓条，分成数个小剂子，并把每个小剂子捏成小窝头，使其内外光滑，如同宝塔形状；再将做好的窝头摆在笼屉上，放进沸水锅内，盖严锅盖，用旺火蒸 20 分钟即可。

【用法】 适量食用。

【功效】 降脂降压，清热解毒。适用于冠心病合并高脂血症患者。

◎ 荠菜面饼

【材料】 荠菜 120 克，面粉 120 克，植物油、精盐、味精各适量。

【制法】 先将荠菜洗净，切成末；面粉放入盆中，加入适量精盐和味精，撒入荠菜末拌匀，加入适量的水和成软硬适中的面团，揉透后切成 6 个面剂子，逐个擀薄；取平底锅，涂上植物油，把擀好的面剂子放在锅内烙至两面微黄即可。

【用法】 适量食用。

【功效】 清热降脂。适用于冠心病合并高脂血症患者。

◎ 山药茯苓饼

【材料】 山药 1500 克，干淀粉 150 克，茯苓 350 克，山楂 800 克，白砂糖 25 克，糖桂花 30 克，植物油适量。

【制法】 先将山药洗净，蒸熟，剥去皮，捣成泥；然后将干淀粉捣碎过细箩后掺入山药泥中，揉成面团；再将山楂洗净，剔去果核，置于锅中，加凉水 600 毫升，在微火上煮到汤汁耗尽，然后再加入白糖与糖桂花，在微火上炒至黏度能立住筷子时，即可为山楂馅；再将山药面团揪成 60 个小剂子，每个小剂子擀成周围薄、中间厚的圆皮，包上大约 45 克的山楂馅；揪去收口处的面头，在湿布上压成直径 5 厘米的小饼；在锅内倒入植物油，在旺火上烧至四成熟时，将山药饼分批放到油锅里，炸至两面金黄色时即可。

【用法】 当点心食用。

【功效】 健脾益肺，益智安神。适用于冠心病合并糖尿病的患者。

◎ 玉竹茯苓饼

【材料】 玉竹 30 克，茯苓 60 克，粳米 120 克，白糖 5 克。

【制法】 先将玉竹晒干，切片，研成细粉，将茯苓切片，阴干，磨成细粉；再将粳米淘净，研成细粉与玉竹粉、茯苓粉、白糖一同放入锅中，加入适量的水，调成糊状，用文火在平底锅中烙成薄饼。

【用法】 当点心随意食用。

【功效】 养阴安神，滋阴益气。适用于冠心病合并糖尿病的患者。

◎ 洋葱牛肉蒸饺

【材料】 洋葱 450 克，面粉 550 克，牛肉末 250 克，芝麻油 60 毫升，酱油 30 毫升，精盐、味精、花椒、大茴香、生姜末各适量。

【制法】 先将泡花椒、大茴香的水分 3 次搅入肉末内，等到搅至浓稠时，分 2 次加入酱油，加入生姜末、精盐、味精、芝麻油调匀，将切碎的洋葱花加入肉馅内；再用开水将 150 克面粉搅烫、揉匀，将余下的 400 克面粉用清水和匀，上案和烫面团揉好；然后将面团搓成长条，分成 60 只小剂子，按扁后擀成圆皮，将馅心抹在圆皮上，包挤为月牙形，码入笼内，用旺火蒸 12 分钟即可。

【用法】 当点心食用。

【功效】 降脂降压，降低血糖。适用于冠心病合并糖尿病的患者。

◎ 南瓜玉米饼

【材料】 南瓜 1200 克，玉米面 800 克，精盐、葱花、植物油各适量。

【制法】 将南瓜去皮、瓤，洗净后擦成细丝，置于盆内，加入玉米面、葱花、精盐以及适量水拌匀成稀糊状；将平底锅放在火上，放入少许植物油烧热，用勺盛面糊入锅内，摊成饼，烙至两面金黄出锅即可。

【用法】 当点心食用。

【功效】 补中益气、降血脂、降血糖。适用于冠心病合并高脂血症、冠心病合并糖尿病的患者。

◎ 韭菜马齿苋蒸饺

【材料】 马齿苋 500 克，韭菜 450 克，面粉 500 克，荞麦面粉 500 克，玉米面粉 120 克，葱、姜、芝麻油、酱油、精盐、味精、鸡蛋各适量。

【制法】 将马齿苋、韭菜分别洗净，沥干水分，阴干 2 小时，切为碎末；将鸡蛋炒熟弄碎，与前两味拌匀，加入调料及芝麻油搅拌为馅；再将荞麦面、玉米面、小麦面粉一同混匀，和面，制成饺子皮，与拌好的饺子馅一同包成饺子；最后把饺子放在蒸笼上蒸熟即可食用。

【用法】 佐餐食用。

【功效】 温中行气，凉血解毒。适用于冠心病患者。

◎ 茯苓馒头

【材料】 茯苓粉 60 克，大豆粉 80 克，玉米粉 150 克，面粉 500 克，食用碱适量。

【制法】 先将面粉、玉米粉加温水揉成面团发酵，放入食用碱揉匀，再加入茯苓粉、大豆粉揉匀；最后将和好的面团制成馒头，上笼蒸熟即可食用。

【用法】 当主食食用，每次适量。

【功效】 养心安神，益气健脾。适用于冠心病患者。

◎ 黑木耳豆面饼

【材料】 黑木耳 60 克，黄豆 350 克，大枣 150 克，面粉 500 克。

【制法】 先将黑木耳洗净，加水泡发，用文火煮熟、煮烂，待用；再将黄豆炒熟，磨成粉待用；将大枣洗净，加水泡涨后置于锅内；加入适量的水，用旺火煮沸后改为文火炖至熟烂，用筷子剔除皮、核；最后再将大枣糊、黑木耳羹、黄豆粉一同与面粉混合均匀，制成饼，在平底锅上烙熟即可。

【用法】 当点心食用。

【功效】 益气养心，润肺健脾。适用于冠心病患者。

二、菜肴调养方

◎ 三七百合炖兔肉

【材料】 三七 5 克，百合 30 克，兔肉 250 克，料酒、葱花、生姜末、精盐、味精、五香粉各适量。

【制法】 先将三七洗净，切片后晒干或烘干，研成极细末，留用；再将百合拣净后洗净，放入清水中浸泡，待用；然后将兔肉洗净，切成小块，放入砂锅中，加入适量的水，先用旺火煮沸后，撇去浮沫，加入百合、料酒、葱花、生姜末，改为文火煨煮至兔肉、百合熟烂，趁热调入三七粉，再加精盐、味精、五香粉各适量，拌匀即可。

【用法】 当菜佐餐，随意食用。

【功效】 活血化瘀，养阴补虚。适用于心血瘀阻型冠心病患者。

◎ 党参炖鸡

【材料】 党参 25 克，田七 10 克，鸡肉 100 克，葱、姜、精盐、料酒各适量。

【制法】 先将田七研成粉，留用；再将党参切成片，用纱布袋装后扎口与鸡肉一同放入锅中，加入适量的水，加入葱、姜、精盐、料酒，用文火炖至肉烂，再加入田七粉，拌匀即可。

【用法】当菜佐餐，随意食用。每日食用 1 次，连续食用半个月以上为佳。

【功效】活血化瘀，补气宣痹。适用于心血瘀阻型冠心病患者。

◎ 大蒜烧茄子

【材料】大蒜 30 克，茄子 350 克，葱花、生姜末、酱油、白糖、精盐、味精和植物油各适量。

【制法】先将茄子洗净，切块，放入烧热的植物油锅内翻炒一会儿，再加入适量生姜末、精盐、酱油、大蒜蓉及清汤，烧沸后用文火焖 15 分钟，拌匀，撒入葱花、白糖、味精即可。

【用法】当菜佐餐，随意食用。

【功效】清热凉血，通络散瘀。适用于心血瘀阻型冠心病患者。

◎ 荸荠烧香菇

【材料】荸荠 300 克，水发香菇 120 克，精盐、白糖、味精各适量。

【制法】先将荸荠去皮，切片，将香菇洗净，起锅翻炒，同时加入适量精盐、白糖、味精等调料，炒至菜熟。

【用法】当菜佐餐，随意食用。

【功效】化痰降脂。适用于痰浊壅塞型冠心病患者。

◎ 荷香乳鸽

【材料】嫩乳鸽 1 只（约 500 克），新鲜荷叶 1 大张，黄花菜、黑木耳、香菇、笋丁各适量。

【制法】先将嫩乳鸽去内脏，再将黄花菜、黑木耳、香菇，泡发后切碎，再和笋丁一同用油爆炒，加入调味品，置于鸽腹中；然后将乳鸽外用盐、糖、香油调好的作料涂在鸽身上；最后用洗净的荷叶包扎牢，用棉线绳扎好，放入蒸笼中蒸煮 2 小时即可。

【用法】当菜佐餐，随意食用。

【功效】活血通络，化痰泻浊，益气降脂。适用于痰浊壅塞型冠心病患者。

◎ 大蒜泥拌海带丝

【材料】 大蒜 50 克，熟海带 100 克，精盐、味精、红糖、芝麻油各适量。

【制法】 先将海带放入清水中浸泡 12 小时，适时换水 2～3 次，然后将海带洗净，切成细丝，放入碗中，留用；再将大蒜剥去外皮，取瓣用清水洗净，切碎，剁成大蒜泥糊；将蒜泥加入海带丝中，再调入精盐、味精、红糖各少许，搅拌均匀，淋入芝麻油即可。

【用法】 当菜佐餐，适量食用。

【功效】 化痰泻浊，行气降脂。适用于痰浊壅塞型冠心病患者。

◎ 荷叶鸭

【材料】 北京鸭 250 克，炒米粉 150 克，糯米 5 克，鲜荷叶一张，生姜、大葱、料酒、胡椒面、大茴香、酱油、味精各适量。

【制法】 先把剔去骨的鸭肉切成大小相同的块；将大茴香敲碎，与糯米一同炒熟，研成细粉；再用酱油、味精、料酒、生姜末、葱段、胡椒面等调成汁，然后将鸭肉浸没，直至调味料浸入肉中，撒上糯米粉与炒米粉，使米粉黏固在肉片上；再将荷叶洗净，分割成 4 块，每块荷叶包裹 3 块鸭肉，上盆，置笼中用旺火蒸熟（大约 2 小时），取出即可。

【用法】 当菜佐餐，随意食用。

【功效】 益气养阴。适用于气阴两虚型冠心病患者。

◎ 大枣炖兔肉

【材料】 大枣 50 克，兔肉 250 克，精盐、黄酒、味精、生姜片、植物油各适量。

【制法】 先将兔肉洗净切块，大枣用温水泡发并洗净一同放入砂锅中，加入精盐、味精、黄酒、生姜片、植物油及清水各适量，用旺火烧沸后，再用文火炖熟即可。

【用法】 当菜佐餐，随意食用。

【功效】 益气养阴。适用于气阴两虚型冠心病患者。

◎ 玉竹卤猪心

【材料】 玉竹50克，猪心1个，葱、生姜、盐、花椒、白糖、味精、芝麻油、卤汁各适量。

【制法】 先将玉竹煎煮2次，每次20分钟，合并滤汁；将猪心剖开洗净血水后，与葱、姜、花椒等一同放入药汁中，再置于砂锅内，先用旺火煮沸后，再改为文火煮至猪心六成熟时，捞出晾干；最后将猪心放入卤汁锅中，用文火煮熟后，捞出切片，稍加调料即可食用。

【用法】 当菜佐餐，随意食用。

【功效】 益气养阴。适用于气阴两虚型冠心病患者。

◎ 枸杞红花蒸鸡

【材料】 童子鸡1只，普通红花10克（藏红花3克），枸杞30克，精盐、生姜、料酒各适量。

【制法】 先将童子鸡去内脏洗净，取红花放入鸡腹内，加入精盐、生姜、料酒少许，放入锅中蒸熟即可。

【用法】 吃鸡喝汤，佐餐食用。

【功效】 益气养阴，活血宣痹。适用于气阴两虚型冠心病患者。

◎ 何首乌蒸龟肉

【材料】 何首乌15克，桑椹15克，龟1只（大约200克），精盐、生姜、大葱、鸡汤各适量。

【制法】 先将何首乌烘干研成细粉，将桑椹洗净除去杂质；再将乌龟宰杀后去头、内脏和爪，留龟甲；将龟肉切成块，放上生姜、葱，盖上龟甲，置于蒸盆内，加入鸡汤，撒下何首乌粉，周围放入桑椹；再把蒸盆放到蒸笼内，用旺火蒸30分钟，最后用精盐调味即可。

【用法】 当菜佐餐，随意食用。

【功效】 滋阴补血，益肾潜阳。适用于心肾阴虚型冠心病患者。

◎ 虫草炖鹌鹑

【材料】 鹌鹑 6 只，冬虫夏草 6 克，生姜、精盐各适量。

【制法】 将鹌鹑杀死后去毛和内脏，洗净，斩块；将冬虫夏草和生姜洗净，生姜切片；再将鹌鹑、虫草及生姜片一同放入砂锅中，加入适量的水，用文火炖 2 ～ 3 小时，最后调入精盐即可。

【用法】 当菜佐餐，吃肉饮汤。

【功效】 温补心肾，宣痹通阳。适用于阳气虚衰型冠心病患者。

◎ 白萝卜烧海带丝

【材料】 白萝卜 1000 克，海带 500 克，赤小豆 120 克，山楂 120 克，甜菊苷粉 1.5 克。

【制法】 将海带用凉水浸泡 24 小时后洗净，切成细丝留用；将赤小豆洗净后放入砂锅内，将山楂、白萝卜洗净，切成小块，放入盛赤小豆的砂锅内，加入适量的水煮 30 分钟，捞出山楂、萝卜块、赤小豆，取汁留用；在铁锅内放入海带丝、汁和甜菊苷粉，再加水浸没海带丝，烧沸后用文火焖到汁尽、海带丝烂，即可起锅食用。

【用法】 佐餐食用。

【功效】 补钙降脂，化痰利尿。适用于冠心病、动脉粥样硬化患者。

◎ 香菇蒸茄子

【材料】 鲜嫩茄子 500 克，水发香菇 50 克，精盐、味精、黄酒、素鲜汤、植物油、芝麻油、蒜蓉、葱段、生姜各适量。

【制法】 先将嫩茄子清洗干净，去蒂，去皮，从尖端用十字花刀沿着茄长劈成 4 瓣，接近蒂处相连，不要切断；将水发香菇洗净，摘去柄，将葱洗净，切为段；将生姜去皮，洗净，用刀背拍松；取 1 个大碗，将香菇置于碗底部，上面放茄子，加入精盐、味精、黄酒、素鲜汤以及葱段、生姜块，再浇上植物油，上笼蒸透后取出；最后将葱段、生姜块拣出弃去，撒上大蒜蓉，淋上芝麻油，拌匀即可。

【用法】 佐餐食用。

【功效】 补中益气，清热解毒。适用于冠心病、心绞痛患者。

◎ 洋葱烩蚌肉

【材料】 洋葱 350 克，鲜净河蚌肉 450 克，植物油、姜、葱、料酒、味精、精盐、五香粉各适量。

【制法】 先将蚌肉去杂质，洗净，切成片，置于沸水锅中焯透，捞出沥水；然后将洋葱洗净，切成丝，放入沸水锅中焯一下；再将炒锅放到火上，加入适量植物油，等到油烧至七成热时，放入葱姜煸香，倒入蚌肉，加入料酒、精盐炒入味，再投入洋葱丝烩炒，加味精、五香粉炒匀即可。

【用法】 佐餐食用。

【功效】 滋阴清热，降压降脂。适用于高脂血症、冠心病、高血压患者。

◎ 草菇烧金针菇

【材料】 新鲜草菇 150 克，鲜金针菇 100 克，水发香菇 60 克，鸡汤、料酒、熟鸡油、精盐、葱姜汁、绿菜叶各适量。

【制法】 先将鲜草菇、鲜金针菇去蒂，洗净，在沸水锅内氽一下捞出；然后将水发香菇去蒂、洗净，绿菜叶洗净；将汤锅放到旺火上，加鸡汤烧热，再放入料酒、葱姜汁、草菇、金针菇、香菇烧沸，放入绿菜叶、精盐再次烧沸，出锅盛入汤碗内，淋上熟鸡油即可。

【用法】 佐餐食用。

【功效】 降低血脂，预防心脑血管疾病。适用于冠心病、动脉粥样硬化、高脂血症的患者。

◎ 蘑菇炒白菜

【材料】 白菜 350 克，鲜蘑菇 150 克，酱油 6 毫升，植物油 10 毫升，白糖 5 克，精盐 2 克，味精 1 克。

【制法】 先将白菜洗净切成段，然后将鲜蘑菇洗净，撕成块；将炒锅放到火上，放油烧热，当白菜炒至七成熟时，再放入蘑菇、酱油、白糖、精盐、味精，加入适量的水或者加入肉汤烧熟即可。

【用法】 佐餐食用。

【功效】 清热除烦，降脂降压。适用于冠心病合并高血压的患者。

◎ 香椿拌豆腐

【材料】 香椿嫩芽 120 克，嫩豆腐 450 克，精盐 4 克，味精 1 克，鲜汤 30 毫升，芝麻油适量。

【制法】 先将豆腐放入碗中，隔水蒸炖 30 分钟，改刀为 1 ~ 1.5 厘米的丁块放入盘中；将香椿嫩芽洗净后用沸水焯一下，捞出切成细末，置于豆腐上；取精盐、味精、鲜汤、芝麻油放入碗中，调匀制成调味汁，浇在豆腐上即可。

【用法】 佐餐食用。

【功效】 减肥降脂，清热解毒。适用于冠心病合并肥胖症的患者。

◎ 黄豆芽炖豆腐

【材料】 黄豆芽 250 克，豆腐 200 克，精盐、味精、葱花、豆油各适量。

【制法】 先将黄豆芽洗干净，豆腐切成小方丁；将炒锅放在火上烧热，放油适量，待油烧热时，投入葱花煸香，放入黄豆芽煸炒片刻，再加入适量的水，用旺火烧沸，再投入豆腐，改为文火炖至入味，加精盐、味精炒匀即可。

【用法】 佐餐食用。

【功效】 益气健脾，清热解毒。适用于冠心病合并动脉硬化、肥胖症的患者。

◎ 金针菇炒松子仁

【材料】 金针菇350克，松子仁60克，黄酒、姜汁、花椒油、精盐、味精、酱油、水淀粉、花生油各适量，鸡汤180毫升。

【制法】 先将金针菇去根，洗净，改刀成3厘米长的段；松子仁剥去外衣，用刀略斩一下；锅放在中火上，放入适量花生油，烧至七成热，下入松子仁煸香，再放入金针菇翻炒片刻，烹入黄酒，倒入鸡汤，加酱油、姜汁和少许精盐烧沸，加入味精，用水淀粉勾芡，淋上少许花生油，即可出锅装盘食用。

【用法】 佐餐食用。

【功效】 降低血脂，预防心脑血管疾病，抗衰老。适用于老年冠心病患者。

◎ 松子烧香菇

【材料】 水发香菇600克，松子仁120克，上汤300毫升，料酒10毫升，精盐4克，味精1克，酱油12毫升，植物油80克，湿淀粉40克，姜汁15毫升，芝麻油25毫升。

【制法】 先将松子仁用温水浸泡一下，去皮后用刀拍松，使其烂而不碎；然后将香菇洗净，去蒂，切成坡刀片，放入沸水锅中，余透捞出；将锅放在火上，倒入植物油，烧至八成热后，放入松子仁略炸一下，再放入香菇片、精盐，烹入料酒、酱油、姜汁以及上汤，烧开，等到香菇入味后，点入味精，用湿淀粉勾芡，淋入芝麻油，起锅装盘即可。

【用法】 佐餐食用。

【功效】 降脂降压，预防动脉硬化。适用于冠心病患者。

◎ 松子炖豆腐

【材料】 嫩豆腐600克，松子仁末35克，白糖60克，酱油、素汤、花生油各适量。

【制法】 先将嫩豆腐切成1.5厘米见方的块，锅内加入清水，将豆腐块放入烧沸，焯至豆腐漂起时，捞出，沥净水分，置于砂锅内；炒锅放在微火上，加入花生油、白糖（35 克），炒到微红时，放入酱油、素汤、白糖、松子仁末烧沸，倒入砂锅内，改为文火熬煮，炖至汤将尽时，盛入盘内即可。

【用法】佐餐食用。

【功效】减肥降压，预防与调养动脉硬化。适用于冠心病患者。

◎ 麻酱茄子

【材料】新鲜茄子 600 克，芝麻油 35 毫升，大蒜末 50 克，酱油15 毫升，生姜 3 克，老陈醋 10 毫升，白糖 10 克，味精 3 克，芝麻酱30 克。

【制法】先将茄子洗净，去蒂，用手掰成 3 厘米左右的角块；大蒜去皮，拍松切碎；生姜切末；将炒锅放到旺火上，倒入芝麻油烧热，放入姜末爆香，倒入茄子块干煸，加入酱油、白糖、香醋、蒜末烧热，调入芝麻酱、味精拌匀，盛入盘中即可。

【用法】佐餐食用。

【功效】软化血管，降低血脂。适用于冠心病患者。

◎ 冬笋炒黄瓜片

【材料】净冬笋 250 克，黄瓜 200 克，植物油、白糖、味精、精盐、淀粉各适量。

【制法】先将冬笋、黄瓜分别洗净并切成片；然后将冬笋片用沸水焯一下，捞出；再将炒锅上火，放植物油烧至七成热，下冬笋片、黄瓜片翻炒，加入少量的水，加白糖、精盐、味精颠炒，用湿淀粉勾芡，出锅即可。

【用法】佐餐食用。

【功效】益气健脾，降脂降压。适用于冠心病患者。

◎ 芦笋炖豆腐

【材料】豆腐 600 克，鲜芦笋 6 根，豆腐皮 2 张，水发黑木耳 60

克，水发香菇 60 克，植物油、精盐、白糖、酱油、淀粉各适量。

【制法】 先将豆腐皮洗净，下油锅略炸，切为 4 厘米宽长条；接着将鲜芦笋入沸水锅中焯熟；然后将水发香菇、水发黑木耳切片，加精盐、白糖煮 15 分钟；再用豆腐皮卷上豆腐、香菇、黑木耳，排成两排，放上熟芦笋入锅，加入适量水炖半小时，等到汤收干时用酱油、淀粉调成芡汁即可。

【用法】 佐餐食用。

【功效】 清热解毒，降脂降压。适用于冠心病患者。

三、汤羹调养方

◎ 山楂毛冬青汤

【材料】 新鲜山楂 30 克，毛冬青 50 克。

【制法】 先将毛冬青洗净，切碎；将山楂洗净切片和毛冬青一同放入砂锅中，先用旺火煮沸，再改用文火煎煮半小时，去渣取汁即成。

【用法】 早、晚两次服用。

【功效】 活血化瘀，通脉强心。适用于心血瘀阻型冠心病患者。

◎ 佛手肉汤

【材料】 佛手 10 克，薏苡仁 30 克，黑木耳 6 克，猪瘦肉 30 克，精盐、五香粉、味精各适量。

【制法】 先将猪肉洗净，切成薄片；然后将黑木耳水发后洗净，再与佛手、薏苡仁、猪瘦肉一起放入锅中，加入适量的水，煨炖至猪肉熟烂，加入精盐、味精、五香粉调匀即成。

【用法】 当菜佐餐，随意服食。

【功效】 行气活血，补虚化瘀。适用于心血瘀阻型冠心病患者，对年老体弱者格外适宜。

◎ 首乌山楂丹参汤

【材料】 制何首乌 20 克，山楂 25 克，丹参 30 克，蜂蜜 20 克。

【制法】 先将制何首乌、丹参、山楂洗净，切片，放入砂锅中加适量的水，煎煮两次，每次半小时，合并滤汁，等到汤汁温热后，调入蜂蜜即成。

【用法】 早、晚餐温热服用。

【功效】 活血化瘀，滋补肝肾。适用于心血瘀阻型冠心病患者。

◎ 三七大枣鲫鱼汤

【材料】 三七 12 克，大枣 15 枚，鲫鱼 1 条（重约 150 克），陈皮 5 克，精盐、芝麻油各适量。

【制法】 先将三七洗净，切片，和洗净的大枣、陈皮及剖杀、去杂、洗净后的鲫鱼一同放入砂锅中，加入适量的水，煎煮 30 分钟，等到煮沸后加入精盐，再煮两沸，淋入芝麻油即成。

【用法】 佐餐食用。

【功效】 活血化瘀，益气补血。适用于心血瘀阻型冠心病患者。

◎ 山楂韭菜汤

【材料】 山楂 30 克，韭菜 60 克，红糖适量。

【制法】 先将山楂与韭菜放在锅内，加入适量的水，煎煮熟后，用红糖调味即可。

【用法】 每日 1 次，饮汤。

【功效】 活血化瘀，宣阳通痹。适用于冠心病合并高血压，证属心血瘀阻型的患者。

◎ 山楂葛根茯苓羹

【材料】 山楂粉 30 克，葛根粉 30 克，茯苓粉 30 克，粟米 60 克，红糖 10 克。

【制法】 先将粟米淘洗干净，放入砂锅中，加入适量的水，先用旺火煮沸后，再改为文火煨煮半小时，等到粟米熟烂，调入茯苓粉、葛根粉、山楂粉，搅拌均匀，继续用文火煨煮 20 分钟，羹将成时，加入红糖，拌匀即成。

【用法】 上、下午分别食用。

【功效】 健脾和中，活血化瘀。适用于心血瘀阻型冠心病患者。

◎ 鹌鹑蛋羹

【材料】 鹌鹑蛋 10 枚，红参 6 克，当归 12 克，丹参 30 克，肉桂 5 克，海米 10 克，食盐 1 克，芝麻油 10 毫升。

【制法】 先向红参、当归、丹参、肉桂中加入适量的水，煎成汤汁，留用；再将鹌鹑蛋 10 枚打入 1 个瓷碗内，再加入煎好的汤汁搅匀，调入海米、食盐、芝麻油，上蒸笼蒸熟。

【用法】 每日 1 次，10 日为 1 个调养周期。

【功效】 温阳祛寒，化瘀止痛。适用于心血瘀阻型冠心病患者。

◎ 山楂薏米汤

【材料】 生山楂 50 克，薏苡仁 60 克，鲜荷叶 30 克，葱白 15 克。

【制法】 先将荷叶洗净切丝，生山楂洗净切片，然后与淘洗干净的薏苡仁一同放入锅中，加入适量的水，煎煮半小时，再加入洗净的葱白，再煮 2 分钟即成。

【用法】 中午与晚上分别佐餐食用。

【功效】 活血化瘀，宣痹通络。适用于痰浊壅塞型冠心病患者。

◎ 海参汤

【材料】 海参 30 克，大枣 10 枚，冰糖适量。

【制法】 先将海参洗净后放入砂锅中加入适量的水，炖烂后，加入大枣、冰糖炖 15 ～ 30 分钟即可。

【用法】 中、晚餐分别食用。

【功效】 益气养阴。适用于气阴两虚型冠心病患者。

◎ 银叶大枣绿豆汤

【材料】 银杏叶干品 10 克（鲜品 30 克），大枣 10 枚，绿豆 60 克，白糖适量。

【制法】 先将银杏叶切碎，将大枣用温水浸泡片刻，将绿豆去杂质洗净滤干；再将银杏叶倒入砂锅内，加水 500 毫升，用文火烧沸 15 分钟后，将大枣、绿豆一起倒入砂锅内，加入白糖，继续煮 1 小时，等到绿豆酥烂即成。

【用法】 上、下午分别食用。

【功效】 益气养阴。适用于气阴两虚型冠心病患者。

◎ 桂圆银耳汤

【材料】 桂圆肉 15 克，银耳 20 克，冰糖适量。

【制法】 先将银耳（又称白木耳）用温开水泡开洗净，与桂圆肉一同加水煮熟，再加适量冰糖调味。

【用法】 每日 1 次，喝汤，吃银耳和桂圆肉。

【功效】 补中益气，养阴生津。适用于冠心病合并高血压病患者，证属气阴两虚者。

◎ 灵芝银耳羹

【材料】 灵芝 10 克，银耳 10 克，冰糖适量。

【制法】 将灵芝、银耳用清水漂洗干净，将银耳泡发浸透，然后切碎；将灵芝、银耳放入保温瓶中，冲入沸水适量，加盖闷 30 分钟，加入冰糖适量即成。

【用法】 早、晚餐分别食用。

【功效】 益气养阴。适用于气阴两虚型冠心病患者。

◎ 杜仲大枣汤

【材料】杜仲 15 克，大枣 15 枚，芹菜 200 克，生姜 5 克，大葱 10 克，精盐、植物油各适量。

【制法】先将杜仲烘干，研磨成细粉，大枣去核，芹菜洗净切段，生姜切片，葱切段；将炒锅放在旺火上烧热，加入植物油，烧至六成熟时，下入生姜、葱爆香，加入清水（大约 600 毫升），煮沸，然后将芹菜、大枣、杜仲粉、精盐加入，煮 25 分钟即成。

【用法】当菜佐餐食用。

【功效】滋补肝肾，平肝潜阳。适用于心肾阴虚型冠心病患者。

◎ 决明海带汤

【材料】决明子 30 克，海带 15 克，生莲藕 30 克。

【制法】先将决明子洗净，再和洗净的海带、生莲藕一起放入锅中，加入适量的水，煎煮至海带、生莲藕熟烂即成。

【用法】中午、晚餐分别食用。

【功效】育阴潜阳。适用于心肾阴虚型冠心病患者。

◎ 夏枯草黑豆汤

【材料】夏枯草 30 克，黑豆 60 克，白糖 1 匙。

【制法】先将夏枯草除去杂质，迅速洗净滤干；再将黑豆洗净浸泡半小时；然后将黑豆、夏枯草放入锅中，加水 3 大碗，用文火煮 1 小时后，捞出夏枯草，加入白糖，继续煮 30 分钟至黑豆酥烂，豆汁约剩 1 小碗时即成。

【用法】上、下午分别食用。

【功效】平肝清火，滋阴补肾。适用于心肾阴虚型冠心病患者。

◎ 牡蛎鲫鱼汤

【材料】牡蛎粉 12 克，鲫鱼 250 克，豆腐 250 克，绍酒 10 毫升，生姜 5 克，大葱 5 克，鸡汤 500 毫升，酱油、青菜叶各适量。

【制法】 先将鲫鱼洗净，豆腐切块，生姜切片，大葱切段；然后把酱油、绍酒、盐抹在鱼身上；将鲫鱼放入炖锅内，加入鸡汤，放入姜、葱、牡蛎粉，烧沸，再加入豆腐，用文火煮30分钟，放入青菜叶即成。

【用法】 当汤佐餐，随意食用。

【功效】 滋阴平肝。适用于心肾阴虚型冠心病患者。

◎ 哈士蟆银耳羹

【材料】 哈士蟆油10克，银耳30克，冰糖适量。

【制法】 先将哈士蟆油、银耳用温水泡发膨胀，洗净，放入砂锅内，加入适量的水，加入冰糖，放在文火上熬至黏稠即成羹。

【用法】 上、下午分别食用。

【功效】 滋补肾阴，软化血管。适用于心肾阴虚型冠心病患者。

◎ 鹿茸羊肾汤

【材料】 鹿茸2克，菟丝子10克，小茴香5克，羊肾2只，精盐、味精、芝麻油、葱、姜各适量。

【制法】 先将菟丝子捣碎和小茴香煎取汤汁，羊肾切开去膜筋后切丁；将汤汁、羊肾丁、鹿茸一同煮至熟，加入上述调味品，再略煮即成。

【用法】 当菜佐餐，随意食用。

【功效】 温补心肾，宣痹通阳。适用于阳气虚衰型冠心病患者。

◎ 瓜蒌薤白桂枝汤

【材料】 全瓜蒌15克，薤白10克，桂枝12克，甘草3克。

【制法】 先将全瓜蒌、薤白、桂枝、甘草洗净，入锅加入适量的水，煎煮30分钟，去渣取汁。

【用法】 早、晚餐分别食用。

【功效】 温通心阳，散寒通脉。适用于阳气虚衰型冠心病患者。

◎ 蘑菇大枣山楂汤

【材料】 新鲜蘑菇 60 克，大枣 30 克，山楂 25 克。

【制法】 将新鲜蘑菇与大枣、山楂一同加入适量的水，煮汤食用。

【用法】 每日 1 份，吃蘑菇、大枣、喝汤。

【功效】 益气养阴，活血化瘀。适用于冠心病合并高血压，证属气阴两虚型或心血瘀阻型的患者。

◎ 瓜蒌薤白半夏汤

【材料】 瓜蒌 12 克，薤白 12 克，姜半夏 10 克，丹参 30 克，粳米 60 克，白糖适量。

【制法】 先将瓜蒌、薤白、丹参、姜半夏洗净，放入砂锅中加适量的水，煎煮半小时，去渣取汁，加入淘洗干净的粳米，一同煮成稀粥，等到粥将熟时调入白糖即成。

【用法】 早、晚餐分别佐餐食用。

【功效】 化痰通阳，行气化瘀。适用于痰浊壅塞型、阳气虚衰型冠心病患者。

◎ 鲍鱼芦笋汤

【材料】 鲍鱼 120 克，芦笋 120 克，青豆 60 克，精盐 3 克，味精 2 克，鸡油 5 克，高汤适量。

【制法】 先将鲍鱼发好，洗净切片；然后将芦笋择洗干净，切成小段；将炒锅放到火上，当锅烧热后，放入高汤，再放入鲍鱼、芦笋、青豆、精盐，煮沸后再撇去浮沫，放入味精，淋入鸡油出锅即可。

【用法】 佐餐食用。

【功效】 减肥、降血脂、降血压。适用于高脂血症、冠心病患者。

◎ 菊花荠菜兔肉汤

【材料】 菊花 35 克，兔肉 200 克，鲜荠菜 300 克，生姜 8 片，调料适量。

【制法】 先将兔肉洗净切块，去油脂，用沸水焯去血水；将菊花洗净；然后将荠菜去根，去杂质，洗净；最后将兔肉与生姜一起放入锅内，加入适量的水，用文火煮至兔肉熟烂，再加入菊花、荠菜，再煮30分钟，调味即可。

【用法】 吃肉喝汤，不拘量。

【功效】 平肝降压，清肝利水。适用于冠心病合并高血压患者。

◎ 香菇降脂汤

【材料】 鲜香菇120克，植物油、食盐各适量。

【制法】 将香菇去蒂洗净，用植物油熘炒至熟，加入适量的盐与水，煨炖煲汤。

【用法】 吃香菇，喝汤，每日1次。

【功效】 健脾益气，降低血脂。适用于高脂血症合并动脉粥样硬化、冠心病的患者。

◎ 海带银鱼羹

【材料】 银鱼250克，海带150克，芝麻油、精盐、味精、淀粉、鲜汤各适量。

【制法】 先将银鱼、海带分别洗净，用沸水余过，滤过水分，海带切丝；然后将鲜汤倒入炒锅中煮沸，撇去浮沫，加入精盐调味，再放入银鱼、海带丝、味精，用湿淀粉勾芡，淋上芝麻油即可。

【用法】 早、晚餐分别食用。

【功效】 滋阴液，补肾降脂。适用于冠心病合并高脂血症患者。

◎ 番茄山楂陈皮羹

【材料】 番茄250克，山楂50克，陈皮12克，淀粉适量。

【制法】 先将山楂、陈皮分别拣去杂质，洗净，山楂切成片（去籽），陈皮切碎，一同放入碗中留用；再将成熟番茄放入温水中浸泡片刻，反复洗净，连皮切碎，剁成番茄糊待用；砂锅中加入适量的水，加入山楂、陈皮，中火煮 25 分钟，加番茄糊，拌匀，改用文火煮 10 分钟，用湿淀粉勾成羹即成。

【用法】 早、晚餐分别食用。

【功效】 通脉散瘀，降低血脂。适用于冠心病合并高脂血症患者。

◎ 决明子核桃芝麻羹

【材料】 决明子 40 克，核桃仁 50 克，黑芝麻 60 克，薏苡仁 60 克，精盐适量。

【制法】 先将决明子、黑芝麻分别洗净后，晒干或烘干，决明子敲碎，与黑芝麻一同放入锅内，微火翻炒出香味后，趁热共研为细末；然后将核桃仁研成粗末；再将薏苡仁淘洗干净，放入砂锅内，加入适量的水，大火煮沸后，改用文火煮成稀黏糊，调入核桃仁粗末，搅拌均匀，再调入决明子、黑芝麻细末、精盐，文火煮成羹即可。

【用法】 早、晚餐食用。

【功效】 补益肝肾，滋阴降脂。适用于冠心病合并高脂血症患者。

◎ 玉米马蹄瘦肉羹

【材料】 玉米粉 100 克，马蹄粉 60 克，猪瘦肉 60 克，莲子 30 克，发菜 10 克，生姜 10 片，调料适量。

【制法】 将猪瘦肉洗净切烂；莲子去心，放入沸水中烫去外衣；发菜用清水洗过，用少量花生油擦洗干净；将莲子、猪瘦肉、生姜放入锅中，加入适量的水，用旺火煮沸后，改用文火煨至莲子熟烂，再加入玉米粉、发菜，继续煨炖 30 分钟，调入湿马蹄粉，放入盐调味即可。

【用法】 每日早、晚餐食用。

【功效】 健脾养胃，化痰降脂。适用于高脂血症合并冠心病的患者。

◎ 红薯蜜羹

【材料】 红薯 250 克，蜂蜜 30 克，糖桂花少许。

【制法】 将红薯洗净，切成小厚片放入锅中，加水约 800 毫升，煮至熟烂，加入蜂蜜与糖桂花，炒拌均匀即成。

【用法】 每日早餐食用，每日一次。

【功效】 宽肠通便，益气和中。适用于动脉粥样硬化、冠心病合并高脂血症的患者。

◎ 麦麸苡仁莲子羹

【材料】 麦麸 60 克，薏苡仁 60 克，莲子 25 克，大枣适量。

【制法】 先将麦麸放入炒锅内，微火反复炒香，研成细末；再将薏苡仁、莲子用凉开水浸泡片刻，与大枣去核后一同放入锅内，加入适量的水，先用大火煮沸，然后改文火煮至莲子熟烂，薏苡仁、大枣呈羹糊状，调入麦麸末，搅拌均匀即可。

【用法】 早、晚餐分别食用。

【功效】 益气健脾，减肥降脂。适用于冠心病合并高脂血症或慢性结肠炎患者。

◎ 黄芪猪肉羹

【材料】 黄芪 50 克，当归 30 克，枸杞 60 克，大枣 25 克，猪瘦肉 200 克，精盐少许。

【制法】 将猪瘦肉切碎，并将其余成分洗净，然后一同放入砂锅内，加入适量的水，共炖成汤，加精盐调味即可。

【用法】 每日 1 份，吃肉，喝汤，连服 1 个月。

【功效】 益气活血，滋补肝肾。适用于冠心病合并脑血栓后遗症的患者，症状为肢体痿痹、手足麻木、半身不遂等。

◎ 荠菜豆腐羹

【材料】 新鲜荠菜 180 克，嫩豆腐 250 克，胡萝卜 25 克，竹笋 25 克，水发冬菇 25 克，水面筋 50 克，大葱 15 克，生姜末 15 克，植物油、芝麻油适量。

【制法】 先将嫩豆腐、水发冬菇、胡萝卜焯熟，竹笋和面筋均切成小丁，将荠菜洗净去杂，切成细碎状留用。将炒锅放到火上放入适量植物油，烧至七成热时煸葱、姜，加入清汤、盐，放入嫩豆腐丁、冬菇丁、胡萝卜丁、笋丁、面筋丁、荠菜，用文火炖煮30分钟，加入味精，用湿淀粉勾芡，淋上芝麻油，起锅装入大汤碗中即可。

【用法】 佐餐食用，吃菜喝汤。

【功效】 清热利水，降压护心。适用于冠心病合并高脂血症或者高血压的患者辅助食疗。

◎ 山楂银耳羹

【材料】 山楂糕60克，银耳30克，冰糖15克。

【制法】 将银耳用清水泡发，去蒂洗净，放入砂锅中加入适量的水，用文火煨炖1小时，再加入山楂糕、冰糖，再炖30分钟，至银耳酥烂，汁浓成羹即可。

【用法】 每日服食3次，两日内服食完。

【功效】 降脂降压，活血通脉。适用于高脂血症合并动脉粥样硬化、冠心病的患者。

◎ 芹菜大枣汤

【材料】 新鲜芹菜（下段茎）250克，大枣35枚。

【制法】 先将鲜芹菜、大枣分别洗净，一同放入锅内，加入适量的水，熬煮半小时。

【用法】 每日1份，喝汤吃大枣，分3次服用。

【功效】 清热平肝，健脾养心。适用于冠心病患者。

◎ 茼蒿鸡蛋白汤

【材料】 新鲜茼蒿菜250克，鸡蛋3枚，芝麻油、食盐各适量。

【制法】 先将新鲜茼蒿择洗干净，切成细末后置于锅内，加水500毫升煨汤，汤沸时倒入备好的4个鸡蛋白，调匀，煮沸后，再加入适量的芝麻油、食盐调味即可。

【用法】 佐餐食用。

【功效】 养心化痰。适用于冠心病患者，可改善夜眠不宁、头昏脑涨症状。

◎ 大葱薤白汤

【材料】 大葱白10根，鲜薤白30～60克。

【制法】 先把薤白、大葱白洗净切碎，一同放入锅内，加水煮10～15分钟。

【用法】 每日分2～3次，趁温喝汤。

【功效】 宽胸行气。适用于冠心病患者。

◎ 大枣冬菇汤

【材料】 大枣25枚，干冬菇30个，生姜、植物油、食盐、味精各适量。

【制法】 先将大枣洗净，去核，将干冬菇清洗干净，然后将干冬菇、大枣、食盐、味精、生姜片、少量植物油一同放入一个蒸碗内，加入适量的水，盖严，上笼蒸60～90分钟，出笼即成。

【用法】 佐餐食用。

【功效】 通阳补气，降低血脂。适用于冠心病患者。

四、药粥调养方

◎ 山楂二花粥

【材料】 大米80克，山楂酱1匙，菊花晶1匙，金银花露1匙。

【制法】 先将大米洗净，放入砂锅中，加入适量的水，熬煮成粥，再将山楂酱、菊花晶、金银花露调入已经熬煮好的大米粥内，搅拌均匀即可。

【用法】 早、晚餐分别食用。

【功效】 活血化瘀，清热平肝。适用于心血瘀阻型冠心病患者。

◎ 黄芪川芎粥

【材料】　生黄芪 25 克，川芎 9 克，糯米 100 克。

【制法】　先将生黄芪、川芎洗净后加入适量的水，用旺火烧沸，然后用文火煎煮半小时，去渣取汁，如此两次，合并滤汁，再与淘净的糯米一同煮成粥。

【用法】　早、晚餐分别食用。

【功效】　理气解郁，活血宣痹。适用于心血瘀阻型冠心病患者。

◎ 桃仁地黄粥

【材料】　桃仁 10 克，生地黄 30 克，粳米 120 克，桂心 5 克，生姜 2 片。

【制法】　先将桃仁去皮尖，桂心研末，粳米研细；然后将生地黄、生姜洗净，切片，与桃仁一同放入布袋中，与粳米一起放入锅中，煮到粥熟，调入桂心末即成。

【用法】　早、晚餐分别食用。

【功效】　活血化瘀，通阳宣痹。适用于心血瘀阻型冠心病患者。

◎ 桃仁丹参粥

【材料】　桃仁 10 克，丹参 30 克，粳米 100 克。

【制法】　将桃仁研碎，再和淘洗干净的粳米、丹参一起放入锅中，加入适量的水，先用旺火煮沸后再改为文火熬煮成粥。

【用法】　早、晚餐分别食用。

【功效】　理气解郁，活血宣痹。适用于心血瘀阻型冠心病患者。

◎ 益母草粥

【材料】　新鲜益母草叶 100 克，粳米 60 克，红糖适量。

【制法】　先将益母草洗净切碎，煎煮取汁，再用益母草汁和粳米熬煮为粥，最后加红糖调味。

【用法】　早、晚餐分别食用。

【功效】 活血化瘀，温通血脉。适用于心血瘀阻型冠心病患者。

◎ 川芎山楂薤白粥

【材料】 川芎 12 克，山楂 30 克，大葱白 25 克，薤白 20 克，粳米 80 克。

【制法】 先将川芎与山楂放在一起，加入适量的水，煎煮成汁，取药汁与大葱白、薤白、粳米一同煮粥。

【用法】 每日 1 份，分早、晚 2 次服食。

【功效】 宣阳通痹，活血祛瘀。适用于冠心病合并高血压，证属胸阳痹阻或心血瘀阻型的患者。

◎ 薏苡仁桃仁粥

【材料】 薏苡仁 30 克，桃仁 15 克，粳米 100 克。

【制法】 先将薏苡仁、桃仁洗净，放入砂锅中加适量的水，煎煮半小时，再和淘洗干净的粳米一起放入砂锅中，煮成稠粥。

【用法】 早、晚餐分别食用。

【功效】 活血化瘀，化痰利湿。适用于痰浊壅塞型冠心病患者。

◎ 橘皮粥

【材料】 陈橘皮 10 克（研末）或者蜜饯橘饼 1 个，粳米 60 克。

【制法】 先将粳米淘洗干净，放入锅中加适量的水，先用旺火煮沸后，然后改用文火熬煮；等到粥将熟时加入橘皮末，或者将橘饼切碎一起放入同煮为粥。

【用法】 早、晚餐分别食用。

【功效】 行气宽胸，化痰泄浊。适用于痰浊壅塞型冠心病患者。

◎ 双玉粥

【材料】 玉竹 12 克，玉米粉 30 克，生黄芪 30 克，粳米 100 克。

【制法】 先将黄芪、玉竹放入砂锅中，加入适量的水，煎煮 30 分钟，去渣取汁；加入淘净的粳米和适量清水，先用旺火煮沸，再改用文火煮至粥稠；等到粥将熟时，再将玉米粉用凉水搅成糊状，缓缓调入，边加边搅拌，再煮 2 ～ 3 沸即可。

【用法】 早、晚餐分别食用。

【功效】 益气养阴。适用于气阴两虚型冠心病患者。

◎ 芝麻粳米粥

【材料】 粳米 120 克，黑芝麻 60 克，大枣 15 枚，白糖 20 克。

【制法】 先将黑芝麻炒香研成细粉备用，再将粳米浸泡、淘净，放入沸水锅中，然后把大枣洗净去核，放入锅中，慢火熬煮，等到米烂熟时，调入黑芝麻粉和适量白糖，稍煮片刻即可。

【用法】 早、晚餐分别食用。

【功效】 滋补肝肾，益气健脾。适用于气阴两虚型冠心病患者。

◎ 人参粳米粥

【材料】 人参末 3 克，冰糖 10 克，粳米 60 克。

【制法】 先将粳米淘洗干净，放入砂锅中加适量的水；先用旺火煮沸后，再改为文火煮成稠粥；最后加入人参末、冰糖，再煮 2 ～ 5 沸即可。

【用法】 早、晚餐分别食用。

【功效】 益气养阴，健脾和中。适用于气阴两虚型冠心病患者。

◎ 大枣银耳粥

【材料】 银耳 15 克，大枣 5 枚，粳米 50 克，冰糖适量。

【制法】 先将银耳浸泡 6 小时，然后将粳米、大枣洗净与银耳一同放入锅中；先用旺火煮沸后，再改用文火煮成稠粥；等到粥将稠时，加入冰糖，煮 1 ～ 2 沸后即成。

【用法】 早、晚餐分别食用。

【功效】 滋阴益气，健脾和胃。适用于气阴两虚型冠心病患者。

◎ 地黄粥

【材料】 生地黄汁 30 毫升，粳米 60 克，红糖适量。

【制法】 先将生地黄汁内加适量的水，放入淘净的粳米，按常法煮粥，食用时调入适量红糖调味。

【用法】 早、晚餐分别食用。

【功效】 滋补凉血，益气养阴。适用于气阴两虚型冠心病患者。

◎ 参芪龙眼粥

【材料】 人参 10 克，黄芪 30 克，龙眼肉 30 克，糯米 80 克，精盐适量。

【制法】 将人参、黄芪洗净，切片，放入砂锅中，加适量清水煎煮取汁留用；再将龙眼肉用清水洗净，将糯米用清水淘净，然后和汤汁一起放入砂锅中，加清水适量，先用旺火煮沸，然后用文火炖至粥熟，加少许精盐调味。

【用法】 早、晚餐分别食用。

【功效】 益气养阴。适用于气阴两虚型冠心病患者。

◎ 参冬粥

【材料】 人参 6 克，天冬 30 克，粳米 100 克。

【制法】 先将人参、天冬切成薄片，加水煎煮 30 分钟，取汤汁 250 毫升，用汤汁和粳米一起，再加入适量的水，熬煮成粥。

【用法】 每日早、晚餐食用。

【功效】 益气养心。适用于冠心病合并高血压，属气阴两虚型的患者。

◎ 菊花决明子粥

【材料】 菊花末 18 克，决明子粉 30 克，粳米 60 克。

【制法】 先将粳米淘洗干净，放入锅中煮粥，等到粥将熟时，调入菊花末及决明子粉，再煮 1～2 沸即可。

【用法】 早、晚餐分别食用。

【功效】 平肝明目，滋阴健脾。适用于心肾阴虚型冠心病患者。

◎ 决明子粥

【材料】 决明子 30 克，粳米 80 克，冰糖适量。

【制法】 先将决明子煎煮去渣，取汁，然后放入淘净的粳米煮粥，等到粥将熟时加入冰糖，再煮 1 ~ 2 沸即成。

【用法】 早、晚餐分别食用。

【功效】 益肾清肝，清热明目。适用于心肾阴虚型冠心病患者。

◎ 黄芪粥

【材料】 生黄芪 30 克，粳米 60 克，陈皮末 1 克。

【制法】 先将生黄芪水煮去渣，取汁，然后将粳米淘洗干净，添水适量，加入备好的汤汁煮粥，等到粥将熟时再加入陈皮末，稍沸即可。

【用法】 早、晚餐分别食用。

【功效】 补益心气，益气健脾。适用于阳气虚衰型冠心病患者。

◎ 海参粥

【材料】 水发海参 150 克，糯米 120 克，冰糖 80 克。

【制法】 先将海参水发后切成小丁；将糯米淘净下锅，加入适量清水及海参丁上火熬煮，等到粥将要熟时，加入冰糖煮至冰糖溶化，米烂粥熟即成。

【用法】 每日早、晚餐温热服食。

【功效】 强身健体，延缓衰老。适用于冠心病、动脉粥样硬化患者。

◎ 蘑菇粥

【材料】 新鲜蘑菇 250 克，粟米 120 克，葱花、生姜末、精盐、味精、五香粉各适量。

【制法】 先将蘑菇去杂质，去蒂，清洗干净，撕碎或切碎，放入沸水锅中略烫一下，捞出留用；再将粟米淘洗干净，放入砂锅中，加入适量的水，先用旺火煮沸后改用文火煨煮到粟米酥烂；再加入碎蘑菇搅拌均匀，继续用文火煨煮至沸；再调入葱花、生姜末、精盐、味精、五香粉搅拌均匀即成。

【用法】 早、晚餐分别食用。

【功效】 开胃健脾、补虚降脂。适用于高脂血症、动脉硬化、冠心病患者。

◎ 香菇粥

【材料】 水发香菇 3 个，粳米 120 克，熟牛肉 30 克，大葱、生姜末各适量，精盐、味精、胡椒粉各少许。

【制法】 先将水发香菇切成丝，熟牛肉切成小丁；然后将上述二味同洗净的粳米一同放入砂锅中加入适量的水，先用旺火煮沸，再改用文火熬成粥；最后加入大葱末、生姜末、精盐、味精、胡椒粉稍煮调味即成。

【用法】 早、晚餐分别食用。

【功效】 降脂降压，强身健体。适用于高脂血症、冠心病、动脉粥样硬化的患者。

◎ 山楂木耳粥

【材料】 木耳 15 克（黑白木耳均可），山楂 30 克，粳米 80 克。

【制法】 先将木耳用温水浸泡、发透、洗净，和山楂、粳米一同放入砂锅中，加水 800 ~ 1200 毫升，熬煮成粥。

【用法】 每日早晚，空腹顿服。

【功效】 降低血脂，抗动脉粥样硬化。适用于高脂血症、动脉粥样硬化以及冠心病患者。

◎ 玉参大枣粥

【材料】 玉竹 15 克，党参 30 克，大枣 25 克，粳米 100 克。

【制法】 先将玉竹、党参加入适量的水，煎煮，去渣，取汤液约 250 毫升，然后将此汤液和粳米及大枣一起加入适量的水中，煮粥食用。

【用法】 早、晚餐分别食用。

【功效】 益气和中，养阴补血。适用于冠心病合并高血压的患者。

◎ 海带粳米粥

【材料】 水发海带 50 克，鲜莲藕 60 克，粳米 120 克。

【制法】 先将海带和莲藕洗净，分别切碎，再将粳米淘洗干净，一起放入锅内，加入适量的水，用旺火烧沸后，改为文火熬煮成稀粥。

【用法】 每日食用 2 次，早、晚各 1 次。

【功效】 降血脂、降血压。适用于冠心病合并高血压患者。

◎ 菊花粥

【材料】 菊花 20 克，粳米 120 克。

【制法】 在秋季霜降前采菊花去蒂，烘干或阴干后磨成粉，留用；另将淘净的粳米放入砂锅内，加水约 1500 毫升，用旺火烧沸后再改为文火煮成稀粥；等到粥将成时再调入菊花末，稍煮即成。

【用法】 每日 2 次，分早、晚食用。

【功效】 散风热，清肝火，降血压。适用于冠心病合并高血压的患者。

◎ 山楂荷叶葱白粥

【材料】 生山楂 60 克，鲜荷叶 50 克，薏苡仁 60 克，粳米 120 克，大葱白 30 克。

【制法】 先将山楂、鲜荷叶、薏苡仁、大葱白放在一起，加入适量的水，煎取浓汁，滤汁后去渣；在浓汁中加入洗净的粳米，再放入砂锅中，加入适量的水，用文火共煨成粥。

【用法】 每日早、晚两次食用。

【功效】 降血脂，活血祛瘀。适用于冠心病合并高脂血症的患者。

◎ 燕麦玉米粥

【材料】 燕麦仁 120 克，玉米粉 100 克。

【制法】 先将燕麦仁去杂质、洗净，放入锅内，加入适量的水，煮至燕麦仁开花将熟时，将玉米粉用冷水调成糊，缓缓倒入锅内，边倒边用勺不断地搅动，烧沸后再改为文火稍煮，出锅即成粥。

【用法】 每日分 2 次食用。

【功效】 补益脾胃，降低血脂。适用于冠心病患者。

五、药茶调养方

◎ 柿叶山楂绿茶

【材料】 柿叶 10 克，山楂 15 克，绿茶 3 克。

【制法】 先将柿叶洗净、切成丝，将山楂洗净切成片，与柿叶丝、绿茶一同放入杯中，用沸水冲泡，加盖闷 15 分钟即可。

【用法】 每日 1 份，代茶频饮。

【功效】 活血化瘀，平肝宣痹。适用于痰浊壅塞型冠心病患者。

◎ 参竹茶

【材料】 太子参 30 克，玉竹 20 克。

【制法】 将上述材料置于保温杯中，冲入沸水，加盖闷半小时即成。

【用法】 每日 1 份，代茶饮用，每份饮 3 ~ 5 次。

【功效】益气养阴。适用于气阴两虚型冠心病患者。

◎ 沙参虫草茶

【材料】北沙参 30 克，冬虫夏草 5 克。

【制法】先将上述材料放到砂锅内，加水适量，用文火煎半小时，连渣一起倒入保温杯中，加盖闷 15 分钟。

【用法】每日 1 份，代茶饮用。

【功效】益气养阴，益肾强心。适用于气阴两虚型冠心病患者。

◎ 参叶茶

【材料】人参叶 6 克。

【制法】在收采人参时取叶晒干，备用；研成粗末，放入带有茶盖的水杯中，用沸水冲泡，然后加盖闷 10 分钟即可。

【用法】每日 1 份，代茶频用。

【功效】益气养阴，生津宁心。适用于气阴两虚型冠心病患者。

◎ 参麦茶

【材料】太子参 30 克，浮小麦 30 克。

【制法】将上述材料用沸水冲泡后或者水煎后代茶饮用。

【用法】每日 1 份，代茶饮用。

【功效】益气养阴，收敛止汗。适用于气阴两虚型冠心病患者。

◎ 乌龙茶

【材料】乌龙茶 5 克，槐角 15 克，何首乌 30 克，山楂 30 克，冬瓜皮 25 克。

【制法】先将何首乌、槐角、冬瓜皮、山楂洗净，一同放入锅中，加水适量，煎煮半小时后，去渣，以其汤汁冲泡乌龙茶。

【用法】每日 1 份，代茶频饮。

【功效】滋阴潜阳，活血化瘀。适用于心肾阴虚型冠心病患者。

◎ 银杏叶茶

【材料】 银杏叶 6 克。

【制法】 先将银杏叶洗净，切成细丝，置于茶杯中，用沸水冲泡，加盖闷 15 分钟即可。

【用法】 每日 1 份，代茶饮用。

【功效】 滋阴平肝，扩张冠状动脉。适用于心肾阴虚型冠心病患者。

◎ 牛膝首乌茶

【材料】 制何首乌 250 克，怀牛膝 180 克。

【制法】 先将制何首乌、怀牛膝一同研为粗末，每次取 25 克，放入茶杯中，倒入沸水，加盖闷 15 分钟后即可。

【用法】 每日 1 份，代茶频饮，可连续冲泡 3 ~ 5 次。

【功效】 滋补肝肾，活血降压。适用于心肾阴虚型冠心病患者。

◎ 枸杞菊花茶

【材料】 枸杞 30 克，白菊花 10 克。

【制法】 将上述材料放入瓷杯中，用沸水冲泡，加盖闷 15 分钟即可。

【用法】 每日 1 份，代茶饮用，可连续冲泡 3 ~ 5 次。

【功效】 滋阴平肝，活血化瘀。适用于心肾阴虚型冠心病患者。

◎ 桑椹茶

【材料】 桑椹 250 克。

【制法】 桑椹取半熟品，拣去杂质，用水洗净，晒干，早、晚各取 15 克，置于保温杯中，用沸水冲泡，闷 15 分钟后即可。

【用法】 代茶频饮。

【功效】 滋阴平肝，活血化瘀。适用于心肾阴虚型冠心病患者。

◎ 人参莲子茶

【材料】 人参 3 克，莲子 10 克，冰糖适量。

【制法】 先将人参、莲子用适量清水浸泡，将人参切为薄片，再加入冰糖，隔水炖煮 1 小时即可。

【用法】 每日 1 份，代茶频饮。

【功效】 益气补心，健脾阴。适用于阳气虚衰型冠心病患者。

◎ 淫羊藿茶

【材料】 淫羊藿 20 克，绿茶 3 克。

【制法】 将上述材料研为粗末，加水适量煎煮 20 分钟后取汁即可。

【用法】 每日 1 份，代茶频饮。

【功效】 温补肾阳，通脉扩冠。适用于阳气虚衰型冠心病患者。

◎ 灵芝蜂蜜茶

【材料】 灵芝 10 克，蜂蜜 20 克。

【制法】 先将灵芝研为粗末，放到保温杯中，冲入沸水 300 毫升，加盖闷 10～30 分钟，再加入蜂蜜即可。

【用法】 每日 1 份，代茶饮用。

【功效】 温补心阳，养心安神。适用于阳气虚衰型冠心病患者。

◎ 山楂荷叶茶

【材料】 山楂 15 克，荷叶 10 克，绿茶 3 克。

【制法】 先将山楂、荷叶晒干，研成细末，与茶叶一同放入 1 个带盖的茶杯中，加入适量沸水，加盖闷 15 分钟后，代茶饮用。

【用法】 每日 1 份，分早、晚 2 次饮用。

【功效】 降压降脂，活血化瘀。适用于冠心病、高脂血症患者。

◎ 养心护心茶

【材料】 玉竹 15 克，党参 15 克，川芎 15 克，郁金 15 克，黄精 25 克，柏子仁 12 克，红花 12 克。

【制法】 将上述材料放入砂锅中，加适量的水，煎煮后去渣取汁。

【用法】 每日 1 份，代茶饮用。

【功效】 活血散瘀，养阴润燥。适用于冠心病、心绞痛患者。

◎ 丹参茶

【材料】 丹参 30 克，绿茶 3 克。

【制法】 先将丹参制成粗末，与茶叶一同放入茶杯中，用沸水冲泡 15 分钟后即可饮用。

【用法】 每日 1 份，不拘时饮服。

【功效】 活血化瘀，止痛除烦。适用于冠心病、心绞痛、高脂血症患者。

◎ 菊楂决明茶

【材料】 菊花 15 克，生山楂 30 克，炒决明子 30 克。

【制法】 先将菊花、生山楂、炒决明子除去杂质，一同放入砂锅中用文火煎煮半小时后去渣，取汁。

【用法】 每日 1 份，不拘时饮用。

【功效】 平肝降压，清热活血。适用于冠心病、心绞痛、高血压患者。

◎ 山楂银花茶

【材料】 生山楂片 450 克，金银花 50 克，白糖适量。

【制法】 先将山楂片、金银花除去杂质，置于炒锅内，先用文火炒片刻，再加入白糖用旺火炒成糖钱，放凉后置于干净的容器内密封，用时取少许，用沸水冲泡即可。

【用法】 每日饮 1～2 次，代茶饮用。

【功效】降脂降压，消食开胃。适用于冠心病合并高脂血症患者。

◎ 枸杞菊楂茶

【材料】枸杞20克，野菊花12克，山楂30克，茶叶3克。

【制法】先将上述材料一同放入茶杯中，用沸水冲泡15分钟后即可饮用。

【用法】每日饮2～3次。

【功效】清肝明目，活血降脂。适用于冠心病合并高脂血症患者。

◎ 何首乌茶

【材料】何首乌12克，茶叶3克。

【制法】先将何首乌切成薄片，置于茶杯中，加入沸水后，盖上茶杯盖，闷10分钟即成。

【用法】每日1份，代茶饮用。

【功效】滋补肝肾，养血祛风。适用于冠心病合并高脂血症患者。

◎ 丹参山楂茶

【材料】丹参15克，山楂20克，麦冬15克，茶叶6克。

【制法】将上述各种材料置于一个大杯中，用沸水浸泡，闷半小时后，即可饮用。

【用法】代茶频饮，每日1份。

【功效】活血化瘀。适用于冠心病合并高血压的患者。

◎ 灵芝丹参茶

【材料】灵芝草10克，丹参30克，茶叶3克。

【制法】先将灵芝研成粗末，与丹参和茶叶一同放入保温杯中，冲入沸水，加盖闷30分钟。

【用法】代茶频饮，每日1份。

【功效】养心安神，补虚活血。适用于冠心病患者。

冠心病患者饮用药茶时应注意哪些问题?

(1)饮茶宜清淡,不宜饮浓茶。因为茶叶中含有的咖啡因和茶碱能增加心肌收缩力,加快心率。而加快心率又会使患者出现心悸、胸闷等症状,从而对患者不利。所以,对于冠心病患者来讲,饮茶一定要注意清淡,忌饮浓茶。

(2)饮茶次数及多少,要根据自身的身体情况,量力而行,以饮后舒服为佳。

(3)饮茶品种首选铁观音茶、次选绿茶。因为,有研究证明,铁观音茶有提神、解毒、利尿、清热、助消化的功效,能促进血液循环、降低血脂,故能预防和调养冠心病。而绿茶中含有大量的具有抗氧化作用的类黄酮和多元酚。营养学家发现,类黄酮和多元酚具有抗人体内低密度脂蛋白被氧化的功效,可阻止和预防动脉粥样硬化,对人体健康有益。因此,多喝茶可以预防心脏病。

(4)茶叶中含有的咖啡因具有兴奋大脑皮质的作用。为保证患者充分休息,冠心病患者临睡前不宜饮茶。

(5)泡茶的水温和时间对抗氧化作用也有影响。用开水冲泡和浸泡时间长会增加茶水中的多元酚含量,浸泡10分钟后达到最大量,但这样会使茶叶变苦,影响茶的滋味。最好是在开水稍冷却后冲泡3分钟,这样茶水中含有3/4的有效成分,而且不影响茶的滋味。

(6)不要喝隔夜茶。因为茶叶中虽然含有多种营养成分,但搁置时间过长会被空气中的细菌所污染。因此,不要喝隔夜茶。

(7)不要饭后马上饮茶。因为如果饭后马上饮茶,茶叶中的鞣酸与食物中的蛋白质结合会形成鞣酸蛋白,形成凝集沉淀,影响胃肠道对蛋白质、铁和维生素B_1等成分的吸收,引起消化不良和某种营养成分缺乏症。

(8)不要用茶水服药。因为茶叶中的鞣酸能与药物结合,形成沉淀,从而影响药物的吸收,也影响药物疗效的发挥。

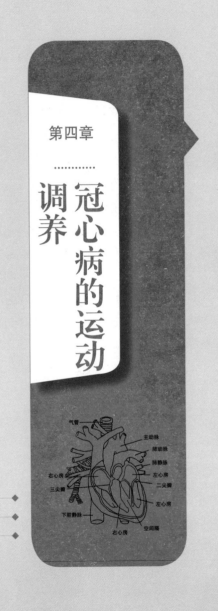

第四章

冠心病的运动
调养

第一节　冠心病患者运动调养重要性

一、运动调养对冠心病患者的益处

生命在于运动，运动是人类亘古不变的保健法宝。运动锻炼好比一贴良方，可在一定程度上代替药物，但所有的药物却不能代替运动。运动锻炼对冠心病患者的好处是显而易见的，冠心病患者应在医生的指导下进行适宜的运动锻炼。

运动预防与调养疾病的作用是人所共知的，但也有恰当运动与不恰当运动之分。有些人认为，运动会使心脏的工作量加大，耗氧量增加，容易加重心肌缺血而诱发心绞痛、心肌梗死甚至猝死等，所以冠心病患者应尽量少运动。其实这种观点是不全面的。的确，不恰当的运动锻炼会使部分冠心病患者的病情加重，甚至引发突发事件。比如在心肌梗死急性期就不宜运动而应当绝对卧床休息，心绞痛频发时也不宜运动锻炼，冠心病心力衰竭者应停止运动锻炼。如果能在医生的指导下，根据患者的病情需要选择适宜的运动项目进行运动锻炼，是有助于冠心病患者的调养和康复的。

坚持适宜的运动锻炼可增强体质，预防与调养疾病，恢复机体的各种正常功能。运动对冠心病患者的影响是综合的，适当的运动锻炼可调节机体组织器官的功能，调整阴阳气血，疏通经络，增强体质，激发人体内在的潜力，使阴阳平衡。运动有利于体内脂肪的代谢，使脂肪、胆固醇分解增加，可降低血脂，使肥胖者体重减轻，有助于预防与调养冠心病。同时，运动锻炼能增加纤维蛋白溶解素含量，可降低血小板凝聚，促发侧支循环的建立，扩张冠状动脉，使冠状动脉的血流量增加，改善心肌供血，增加心肌收缩力，改善器官血液灌注。适当的运动锻炼还能调节大脑皮质功能，使血浆儿茶酚胺水平降低，前列腺素 E 水平增高，自主神经功能得到调节。另外，适当的运动锻炼能改变冠心病患者的精神面貌，解除精神疲劳，消除焦虑、易怒、紧张等不良情绪，使之保持良好的情绪，这些对冠心病的调养和康复都大有好处。

二、冠心病患者运动调养的注意事项

适当的运动锻炼对冠心病患者有较好的辅助治疗作用，但运动锻炼并非是随意的，应在医生的指导下进行。要了解运动锻炼的适应证和禁忌证，掌握好运动锻炼的时间，做好运动防护工作，量力而行地运动锻炼。

◎ 恰当选法

运动锻炼的种类和项目很多，冠心病患者要根据自己的年龄、体质及病情等的不同，因人而异地选用适当的运动锻炼方法。要了解所选运动项目的注意事项及禁忌证，最好在医生的指导带教下进行锻炼。

◎ 量力而行

运动量太小，则达不到预期的目的；运动量太大，容易引起诸多不适，诱发心绞痛、心肌梗死甚至猝死等。所以，冠心病患者要根据自己的情况，选择适度的运动量，量力而行地进行锻炼。要掌握循序渐进原则，开始时运动强度不宜过大，持续时间不要过长，随着运动能力的增强逐渐增加运动量，以不疲劳、锻炼后轻松舒适、稍微出汗为宜，禁止剧烈运动。

◎ 注意体检

在运动锻炼前，要咨询一下医生，做好身体检查，了解健康状况，排除隐匿之痼疾，切不可自作主张进行运动锻炼。同时要注意自我医疗监护，防止意外事故发生，严防有禁忌证的患者进行运动锻炼。比如急性心肌梗死的初发阶段就应绝对卧床休息而不宜运动锻炼；在休息时也有心绞痛发作或近 1 周内发生过心绞痛者不宜运动锻炼；轻微活动就心慌、气喘或有尿少、水肿等心功能不全症状者不宜运动锻炼；有严重心律失常者不宜运动锻炼。如果在运动中出现不适感，应立即停止运动，并可根据情况服用急救保健盒中的药物，若有必要还应找医生诊治或打急救电话。

◎ 持之以恒

运动锻炼贵在坚持，决不可半途而废，应该每日进行，长期坚持，并达到一定的强度，这样才能有良好的锻炼效果。急于求成，或是三天打鱼、两天晒网，都不会达到应有的效果。

◎ 运动前后避免情绪激动

精神紧张、情绪激动均可使血中儿茶酚胺增加，降低心室颤动阈。加上运动有诱发室颤的危险。因此，对于心绞痛发作3日之内、心肌梗死后半年之内的患者，不宜做比较剧烈的运动。

◎ 运动前不宜饱餐

饱餐后运动也是老年冠心病患者要规避的事项。据不完全统计，许多心脑血管疾病是在饱餐后发生的，这与诸多因素有关。在正常情况下，胃肠道的血管极其丰富，进食后，因为消化与吸收的需要，心脏必须输出大量血液供给胃肠。这时如果进行运动，心脏又要分配大量血液供给四肢的肌肉组织。如此一来，增加了心脏的负担，又使心脏自身的血液循环处于相对缺血状态，使冠状动脉收缩，血供降低，心肌进一步缺血，加大冠心病突发的可能性。而且，老年人肠胃消化能力及心血管循环功能比中年人要弱很多。所以，吃得太多后又运动对老年冠心病患者来说非常危险。

◎ 不要在过度饥饿情况下运动

老年人饥饿时运动，容易产生心慌、头晕、头痛、出汗、视物模糊、眼前发黑、精神抑郁或异常兴奋等低血糖反应，这些也可以增加冠心病突发的机会。老年人最好每餐只吃八分饱，等饿了之后再吃一点食物，这样可以保证胃里总有一些食物，供给身体运动时的能量需求。这种状态下运动对老年冠心病患者来说是相对安全的。

◎ 运动时避免穿得太厚

运动时应避免穿得太厚，影响散热，增加心率。心率增快会使心肌耗氧量增加，加大冠心病突发的可能性。

◎ 运动后避免马上洗澡

因为全身浸在热水中，必然造成广泛的血管扩张，使心脏供血相对减少，易诱发心脏意外。

◎ 运动后避免吸烟

有些人常把吸烟作为运动后的一种休息，这是十分有害的。因为运动后心脏有一个运动后易损期，吸烟易使血中游离脂肪酸上升和释放儿茶酚胺，加上尼古丁的作用而易诱发心脏意外。

◎ 户外锻炼注意气候条件

冠心病患者体质大多较差，对各种致病因素抵抗力较差，对气候条件的变化特别敏感，不易适应。

天气太过严寒时不宜进行户外锻炼，体质弱、病情较重及老年患者应特别注意。当然，体质较好、具有一定耐寒力的轻症患者，可以量力而行地适当接触寒冷刺激，但应以不产生明显不适、不引起感冒为度。

除寒冷因素外，还包括刮风、炎热、干燥、阴雨及湿度过大等气候因素，对冠心病患者也非常不利，可以直接或间接地引起冠心病发作。因此，进行户外锻炼时，也应予以注意或适当回避。例如，酷热可引起脱水、虚脱和中暑等病症，这些都会加重心脏负担，甚则引起冠心病发作。

具体地说，温暖的春、秋季节气候适宜，气温、湿度等条件比较合适，可适度增加户外锻炼的次数和时间；严寒的冬季及酷热的盛夏，则应减少户外锻炼频度。如果就天气而言，晴朗天气多风和日丽，适宜户外锻炼；而阴晦雨雪和刮风天气，连健康人都会感到不适，冠心病患者就更需要适当回避。

◎ 避开清晨锻炼时间

人们普遍认为，清晨是锻炼的黄金时段，但对于冠心病患者来说，清晨锻炼是不适宜的。因为上午 6 ~ 9 时是心脏病和脑出血发作的最危险时段，有人称之为"高峰期"。这个时段的发病率要比上午 11 时高出 3 倍多。其原因可能为，人体在上午时段交感神经活动性较高，随之而来的是生物电不稳定性增加，易致心律失常，出现室颤，可引起猝死。此外，上午时人的动脉压较高，增加了动脉粥样硬化斑块断裂的可能性，促使血栓形成的胶原纤维暴露出来，血小板聚集进一步增加，成为冠心病发作的因素之一。

所以，冠心病患者在进行体育锻炼时，要避开"高峰期"，将时间安排在下午及傍晚进行。

◎ 注意配合用药

对于病情相对较重、不稳定或心脏功能较差的患者，不宜进行剧烈活动，可进行轻微活动，但活动前最好适量服药，以防不测。如不稳定性心绞痛患者，活动前可以胸前贴一张硝酸甘油膜或口服硝酸异山梨醇酯 5 毫克，以预防活动时心绞痛发生，同时应随身备有急救保健盒或速效救心丸、冠心苏合香丸等，以便发病时自救。对于病情较轻和病情稳定的冠心病患者，运动前不需要服用药物，但身边需备有急救药品等，以防万一。

◎ 配合他法

运动锻炼法显效较慢，作用较弱，有一定的局限性，应注意与药物治疗、饮食调养等其他治疗调养方法配合应用，切不可本末倒置地一味强调运动锻炼而忽视了其他治疗方法。

冠心病患者选择运动项目时有哪些禁忌?

冠心病患者在选择运动项目时应注意以下几个问题:

(1)禁忌大运动量的项目。冠心病患者不宜选择长跑、短跑、举重、足球、篮球这些项目,以免增加心肌耗氧量,诱发心绞痛。

(2)禁忌参加有竞争性的体育活动。因为冠心病患者只要参与到比赛中,就会不自觉地处于高度兴奋的状态,可因情绪不稳,诱发心绞痛。

(3)禁忌体位改变过快的运动项目。冠心病患者不宜选择像健美操等音乐激昂、动作过快、弯腰、低头、下蹲姿势较多的体育活动。因为冠心病患者外周血管都有不同程度的动脉粥样硬化,血管调节功能差,如此运动容易出现脑血管意外。

(4)冠心病患者也应注意运动环境,例如在泳池内短距离的游泳,有些患者能适应这个活动量,但不要选择在湖泊、江、海中游泳,以免身体出现异常变化时,不容易从运动环境中撤出。

第二节　冠心病患者的康复运动

一、冠心病患者的康复运动方案

冠心病是中老年人的常见病。由于至今没有什么特效药物可以治愈冠心病,因此对于冠心病患者来说,应以改善症状、提高生活质量为主。康复运动治疗就是目前国际上提倡的有效调养冠心病的方法之一。

冠心病康复运动是指通过积极主动的身体、心理、行为以及社会活动的训练,帮助患者缓解症状,改善心血管功能,提升生活质量。同时，积极干预冠心病相关危险因素，降低再次发作的风险。

◎ 适合参加的患者群

稳定性冠心病（包括陈旧性心肌梗死、稳定性心绞痛）、隐性冠心病、冠状动脉搭桥手术后、经皮冠状动脉球囊扩张术后的患者。

◎ 运动方式

以有氧运动为主，主要包括散步、慢跑、骑自行车、爬山、游泳、打门球、打乒乓球以及打羽毛球等。有节律的舞蹈、中国传统的太极拳等也是适宜的运动方式。由于这些运动是属于低至中等强度的运动，以耐力性运动为主。所以这些运动的能量代谢主要通过有氧代谢的形式进行，因此医学上称为"有氧运动"。长期进行这种运动可以提高机体的携氧能力，提高心肺功能。

◎ 运动量

运动量是指运动时消耗的能量，是运动锻炼效果的关键指标。它主要包括运动强度、运动持续时间及运动次数，三者可以相互协调。冠心病患者锻炼的方法很多，但如何掌握运动量，进行合适的锻炼则是一个至关重要的问题。运动量过小只能起安慰的作用，不能达到增加侧支循环、增强心功能的目的；运动量过大又会引起冠心病心绞痛、心肌梗死，甚至心力衰竭的发作。

冠心病患者可以根据自我感觉来判断运动量的大小。如果运动后感到轻松、自我感觉良好，有轻度愉快的疲劳感、情绪饱满、精力旺盛、食欲正常、睡眠好，说明运动量合适；假如运动后感到头昏、胸闷、心慌、气短、精神不好、易疲劳、不思饮食、难以入眠，说明运动量过大，则应适当限制运动量，否则会引起冠心病的发作。

反映运动量大小比较客观的指标是在运动过程中和运动刚结束时，每分钟的心跳或脉搏的次数。因为心率是与运动时氧的消耗量成正相关的，运动量大，氧的消耗增多，心率就快；运动量小，氧的消耗少，心率就减慢。据研究证实，正常成年人最大运动量的心率为 220- 年龄，健康老人为 180- 年龄。冠心病患者的运动量还要小一些，一般运动时心率不要超过最大心率的 80%，运动后脉搏不应超过 110 次 / 分钟，所以运动量的大小应很好掌握。

◎ 运动强度

运动强度是确保达到运动效果又不致引发危险的重要指标。运动强度可分为低强度、中等强度和较大强度三级。它是以机体运动时耗氧量的多少进行衡量。耗氧量愈大，运动强度就愈大。但由于生活中很难测定耗氧量，因此在运动中常以心率作为衡量运动强度最实际的指标。这是因为运动时心率和耗氧量成正比，测定心率又简便易行、容易掌握。患者仅需数自己的脉搏 15 秒钟，再乘以 4，即得每分钟的心率。但这种方法仅适用于无心律失常的患者。低强度、中等强度运动时，最高心率分别是 100 次 / 分、100 ~ 120 次 / 分。通常来说，冠心病患者从事低至中等强度的运动就能达到锻炼目的。

◎ 运动次数

每周运动 3 ~ 5 次就能达到锻炼目的。

◎ 运动时间

每次运动 30 ~ 40 分钟，包括准备活动 5 ~ 10 分钟、正式运动 15 ~ 20 分钟及结束活动 5 ~ 10 分钟。

准备活动又叫作热身，活动强度比较小，其目的为充分活动各个关节、肌肉和韧带，也使心血管系统得到准备。

正式运动又分持续运动及间断运动，后者更适合冠心病患者，这期间能够达到预计的心率。

结束活动又叫作整理运动，目的在于使高度活跃的心血管系统慢慢恢复到安静状态，一般采用小强度放松性运动。准备活动与结束活动不充分是造成锻炼意外最常见的原因。

通常来说，运动后收缩压轻度增高（收缩压增高不超过 20 毫米汞柱）、心率增快（活动后心率和活动前比不超过 20 次 / 分钟或活动中最高心率不大于 120 次 / 分钟）属于正常反应。但若在活动中出现气短、心绞痛、心律失常、头晕、恶心、面色苍白以及活动后出现长时间疲倦、失眠等不适反应时，表明这次运动过量，应该在下次运动时减量或暂停运动。

♥ 爱心小贴士

冠心病患者做康复运动时有哪些注意事项？

（1）患者应根据自己的年龄、病情、体力情况、个人爱好及锻炼基础来选择适当的运动项目，既能达到训练效果，又容易坚持。要避免强度大的竞技性运动。

（2）在感觉良好时运动。患感冒或发热后要在症状和体征消失两日以上才能恢复运动。

（3）每次活动中可交替进行其他运动，如散步与慢跑交替。

（4）注意周围环境因素对运动的影响。寒冷和炎热天气要相对降低运动量和运动强度；穿着宽松、舒适、透气的衣服和鞋袜进行运动。

（5）患者要根据个人能力，定期检查和修正运动方案，避免过度运动。药物治疗改变时，要调整运动方案。参加运动前应进行身体检查。

（6）警惕症状。运动时如发现下列症状，应停止运动，及时就医，包括上身不适（胸、臂、颈或下颌酸痛、胀痛，或有烧灼感、紧缩感）、无力、气短、骨关节不适（关节痛或背痛）。

（7）锻炼必须持之以恒。

二、冠心病患者住院期间康复运动

冠心病的康复是从运动开始的。冠心病患者的康复主要是指心绞痛和心肌梗死的康复，又以急性心肌梗死的康复最为重要。一般来说，心肌梗死后由于心脏功能受到影响，患者必须卧床休息以减轻心脏负担。但是，运动是冠心康复的中心任务，它对预防复发、改善心境、建立生活自理能力等诸多方面具有重要意义。

◎ 心肌梗死患者术后1周康复活动

心肌梗死后采用急诊介入治疗成功的患者，介入治疗成功一两日后，血压、心率、心律稳定，如果无并发症者就可下地活动，但仅限于室内生活自理；采用溶栓治疗冠脉再通的患者，若血压、心率、心律稳定且无并发症，在卧床2日后可以在床上活动，5日后才能过渡到下床活动；对于溶栓未通或未溶栓患者，如果无并发症，第3日开始床上活动，半个月后可以过渡到下地活动。

◎ 心肌梗死患者术后2周康复活动

心肌梗死患者进行溶栓治疗后，从第4日开始可以进行活动，在床上伸展上肢，伸展下肢，做深呼吸，每个动作不超过10次，每日完成2次。第2周开始，可以在床上直立静坐，每日2次，每次10分钟，可以在床边或者室内走动，每次不要超过30步，每日进行3次。

◎ 心肌梗死患者术后3周康复活动

心肌梗死患者进行溶栓治疗后的第3周，身体状况开始明显地改善，这个时候可以在病区走廊步行，但是不超过50米，每日递增，直至第7日走到500米，行走不要求速度。快一个月的时候，可以在室外步行，或者步行上下二层楼。一个月之后，患者就可以根据医生对病情的把握，选出适合自己的运动量，选择步行、慢跑、骑车等运动。

心肌梗死患者康复锻炼有哪些注意事项？

心肌梗死患者的康复锻炼不同于正常人的运动，要让心脏受到一定锻炼，但不能让其负担过重。出院前在医师的监测下，患者应做一次低水平的运动试验，如登1~2层楼梯，测出其最大耐受量的心率值，也叫峰值心率。康复锻炼心率=（峰值心率-休息心率）×（60%~70%）+休息心率。例如：峰值心率是160次/分，休息心率为60次/分，则康复锻炼心率值=（160-60）×（60%~70%）+60=120~130（次/分）。在康复锻炼时，应尽量达到这一心率值。康复锻炼开始时可先采取小运动量活动，像生活自理、养花种草等，逐渐过渡到散步、打太极拳、骑自行车、游泳、打网球、慢跑、轻体力劳动等活动项目，可根据个人兴趣、爱好、环境条件自行确定，要求是达到康复锻炼的心率值。

在锻炼中，还应注意不要使自己感到很疲劳，要练习评价自己的疲劳度。夜间要保证睡眠8~10小时，中午也应适当午休。衣服要宽松，鞋以健身鞋和旅游鞋为好。当天气变化时，如下雨、下雪等，或非常寒冷和炎热时，都会使机体的消耗增加，这时要酌情减少活动量；遇到感冒、发热时，应暂停活动，待痊愈后再按照体力情况逐渐恢复锻炼。在锻炼过程中，一定要戒烟，尽量少饮酒，还要积极治疗其他疾病，如肥胖、高血压、高血脂等。有的患者出院后一点都不敢活动，整日静养，结果身体越发虚弱，还容易合并其他疾病，心脏功能也日渐衰退，这样反而容易促使心肌梗死的复发。

第三节　冠心病患者常用的运动方法

一、散步

散步是一种简单而有效的锻炼方式，也是一种不受环境、条件限制，人人可行的保健运动。散步运动几乎适合所有的冠心病患者，对于稳定性冠心病患者，坚持散步有助于增强体质，增强心肌收缩力，改善心功能。

◎ 运动要求

（1）散步容易做到，但坚持下来却不容易，也需要掌握要领。

（2）患者应注意循序渐进、持之以恒。

（3）散步前应使身体自然放松，适当活动肢体，调匀呼吸，然后再从容展步。

（4）散步时背要直，肩要平，精神饱满，抬头挺胸，目视前方，步履轻松，犹如闲庭信步，随着步伐的节奏，两臂自然而有规律地摆动，在不知不觉中起到舒筋活络、行气活血、安神宁心、祛病强身的效果。

（5）冠心病患者应根据个人的体力情况确定散步速度的快慢和时间的长短，原则是宜缓不宜急，宜顺其自然，而不宜强求，以身体发热、微出汗为宜。

（6）散步的方法有普通散步法、快速散步法以及反臂背向散步法等多种。

（7）冠心病患者一般可采用普通散步法，即以每分钟 60～90 步的速度，每次散步 15～40 分钟，每日散步 1～2 次。

（8）在每次的散步中，还应根据体力等情况中间休息 1～2 次，每次 3～5 分钟。同时，最好在散步前及散步结束后的即刻、3 分钟、5 分钟各测脉搏 1 次，并记录下来，以供制订合理的运动计划时参考。

◎ 优点

散步是冠心病患者康复运动中最初步的运动，也是其他运动的基础。散步是一种全身性运动，不仅能使四肢和腰部肌肉、骨骼得到活动和锻炼，也可以使心肌收缩能力增强，外周血管扩张，血管痉挛解除，血管平滑肌松弛，因而有增强心脏功能、降低血压、预防冠心病危险事件发生的效果。有资料表明，每日坚持 20 分钟以上步行的冠心病患者，其心电图心肌缺血性异常改变的发生率比少活动者要低 1/3 左右。每日坚持在户外进行轻松而有节奏的散步，不仅可促进四肢及内脏器官的血液循环，还能调节神经系统功能，促进新陈代谢，调畅人的情志，解除神经、精神疲劳，使人气血流畅，脏腑功能协调，这对减轻或消除冠心病患者胸闷气短、神疲乏力、心烦失眠等自觉症状也大有好处。

◎ **注意事项**

（1）散步何时何地均可进行，但饭后散步最好在进餐 30 分钟以后。

（2）散步的场地以空气清新的平地为宜，可选择公园、林荫道或乡间小路等，不要到车多、人多或阴冷、偏僻之地去散步。

（3）散步时身边需备有急救保健盒或速效救心丸、冠心苏合香丸等，以防万一。

（4）衣服要宽松舒适，鞋要轻便，以软底鞋为好，不宜穿高跟鞋、皮鞋。

（5）冠心病患者应当在散步运动前和运动后各饮一杯温开水（25℃左右）。

二、慢跑

慢跑又称健身跑，是一种轻松愉快的运动，也是近年来风行世界的锻炼项目。它简便易行，不拘于场地和器材，老幼皆宜，是人们最常用的防病健身手段之一。然而慢跑虽然容易取得锻炼效果，也有一些步行、慢跑交叉进行的康复运动问世，但因其发生外伤较多，也曾有猝死的报道。因此，慢跑仅适合于体质较好、年龄较轻、病情稳定的冠心病患者，不适用于心绞痛发作频繁的冠心病患者，也不适用于心肌梗死后 3 个月内正在康复中的患者。

　　慢跑运动的正确姿势应当是双手微微握拳，上臂和前臂弯曲成90° 左右，上身略向前倾，全身肌肉放松，两臂自然前后摆动，呼吸深长而均匀，与步伐有节奏地配合，两脚落地应轻，一般应前脚掌先落地，并且用前脚掌向后蹬地，以产生向上向前的反作用力，有节奏地向前奔跑。在进行慢跑运动之前，应该先进行准备活动 3 ～ 5 分钟，如果先做片刻徒手体操或者步行片刻，以使心脏及肌肉、韧带逐渐适应一下，再逐渐过渡到慢跑运动。在慢跑结束前应当逐渐减慢慢跑运动的速度，然后改为步行，使生理活动逐渐缓和下来，切忌突然停止运动，以免慢跑时集中在四肢的血液难以很快循环到大脑和心脏，引起心、脑重要器官出现暂时性缺氧而出现头晕、眼花、恶心和呕吐等症状。在慢跑的过程中可以根据患者自身病情的轻重、体格的好坏、耐力的大小而选择合适的慢跑速度和慢跑距离，以在慢跑过程中不喘粗气、不感头晕、不觉胸闷，没有难受感为宜。

◎ 优点

　　慢跑时除了头面部肌肉群活动较少外，全身所有组织器官都在活动。慢跑时呼吸加快、加深，能使心脏和血管得到良性刺激，加强肺活量，增加气体交换，有效地增强心肺功能，增强机体抗病能力。坚持慢跑可以达到改善全身血液循环、改善脂质代谢、调节大脑皮质功能、提高机体代谢功能的目的，同时慢跑还能使人精神愉快，促进胃肠蠕动，增强消化功能，这对冠心病的调养和康复都是有利的。

◎ 注意事项

　　冠心病患者慢跑前要进行身体检查，必须由医生决定是否可以进行慢跑，严防有禁忌证者进行慢跑。老年冠心病患者、体力较差者以及病情较重、病情不稳定的患者，均不宜采用慢跑进行锻炼，以免发生意外。慢跑时应稍减一些衣服，做 3 ～ 5 分钟的准备活动，如活动活动踝关节及膝关节，伸展一下肢体或做几分钟徒手体操，之后由步行逐渐过渡到慢跑。

采用慢跑运动进行锻炼时，要有一个逐渐适应的过程。通常应先从慢速开始，等身体各组织器官协调适应后，可以放开步伐，用均匀的速度行进。慢跑时应以不气喘、不吃力、两人同跑时可轻松对话为宜。慢跑的距离起初可短一些，要循序渐进，可根据自己的具体情况灵活掌握慢跑的速度和时间，运动量以心率每分钟不超过110次，全身感觉微热而不疲劳为度。慢跑的速度一般以每分钟100～120米为宜，时间可控制在10～30分钟。在慢跑将结束时，要注意逐渐减慢速度，使生理活动慢慢缓和下来，不可突然停止。

慢跑应选择在空气新鲜、道路平坦的场所进行，不宜在车辆及行人较多的地方跑步，不宜在饭后立即跑步，也不宜在跑步后立即进食，并应注意穿大小合适、厚度与弹性适当的运动鞋。慢跑后可做一些整理活动，及时用干毛巾擦汗，穿好衣服。另外，慢跑时身边需备有急救保健盒或速效救心丸、冠心苏合香丸等。慢跑中若出现呼吸困难、心悸胸痛、腹痛等症状，应立即减速或停止，必要时可自服药物、打急救电话或到医院检查诊治。

三、游泳

游泳是一种理想的健身运动，还是一种调节情绪的重要方法。游泳对身体各个部位的锻炼最为全面，它能够提高人体的协调性，改善和提高人体的心肺功能，对冠心病患者的康复是十分有益的。但游泳要注意安全和适可而止，最好有专人陪护。

◎ 运动要求

体力较好，原来会游泳且有条件可以长期坚持者，可以进行游泳锻炼。同任何一种体育锻炼一样，游泳的速度、距离、时间要量力而行。要多用时间熟悉游泳的环境，避免在游泳过程中出现意外事件。

◎ 优点

　　游泳是一项全身性的运动，在游泳过程中，通过划水可增强四肢的肌力，使身体更加灵活、协调；同时，游泳时人站在水中，胸部可受到较高的水压，通过深呼吸完成呼吸动作，使呼吸肌得到锻炼，同时也增加心血管系统的负荷和对氧的吸收率，从而增强心肺功能。游泳的水温多在30℃以下，属于冷水浴场。冷水对人体的物理、化学刺激作用，可使血管发生收缩舒张变化，引起心率和心脏收缩力改变，从而增强了心脏功能。因此，冠心病患者比较适合游泳。

◎ 注意事项

　　那些尚未出现症状的隐性冠心病患者、病情比较稳定的慢性冠脉供血不足者或曾有小面积心肌梗死但已痊愈者，可以参加游泳活动，但要严格注意以下几点：

　　（1）游泳前应去医院做一次全面检查，对心脏功能作出评价，并取得医生的同意。

　　（2）游泳时一定要有人陪同，切不可独自一人前往。

　　（3）下水前要充分做好准备运动，以适应水下环境。

　　（4）水的深度以齐胸为宜，不可随意到深水区去。

　　（5）游泳时的最大强度应以脉搏数来控制，常用的公式为170- 年龄数＝脉搏数。比如一个人年龄为55岁，那么他的脉搏数应为170-55＝115，也就是说，此人的运动最大强度，应以不使心率超过115次/分钟为宜，过高则可能不安全。

　　（6）水温在20℃左右最为合适，天气过凉、下雨天、刮风天，最好不要下水。

　　（7）水中停留时间不宜过长，一般以0.5～1小时为好，即使身体情况良好，也应当到岸上休息片刻后，再适当延长时间。

　　（8）饥饿、饱餐、饮酒后都不宜下水，出大汗时也不可立即下水。

　　（9）游泳时应随身携带保健盒，或让陪同人员代为保存，以防万一。

（10）应定期去医院做心脏检查，做好医疗监护。

❤ 爱心小贴士

冠心病患者有哪些情况不适合游泳锻炼？

（1）心绞痛发作较为频繁，且又易于运动后诱发者。

（2）平日常感胸闷、胸痛、心悸、头晕或有明显乏力者。

（3）自测脉搏，发现有心动过速、心动过缓或心律不齐者。

（4）血压过高、过低或波动不定者。

（5）心电图检查，近期有明显异常者。

（6）正在发烧者。

四、骑自行车

研究表明，骑自行车和跑步、游泳一样，是一种能改善人们心肺功能的有氧耐力性锻炼。在日常生活中，冠心病患者除了应该要积极配合医生接受治疗之外，还可以通过一些简单的运动来改善自身症状，比如骑自行车就是很好的运动方式。

◎ 运动要求

（1）运动时应将车座高度和车把弯度调好，行车中保持上身稍前倾，避免用力握把，宜在运动场内锻炼。如有条件可应用功率自行车在室内进行运动锻炼，它的优点是运动量标准化，便于随时调节运动量。

（2）运动时，不要过快低头。避免长时间屏气用力。运动前要做好准备活动，运动后要做好放松整理。已有心绞痛、心律失常、心衰的患者，要以不出现心绞痛、不引起呼吸困难、不出现身体不舒服为原则。

在我国几乎家家都有自行车，人人会骑，并可在上下班途中进行锻炼。如果有条件的话，可应用功率自行车在室内进行运动锻炼，这样可以将运动量标准化。

◎ 注意事项

值得注意的是，尽管自行车运动能够对心血管等疾病的预防有好处，但因骑车时运动量增大，使心脏负担加重，心肌供血不足，且精神紧张，易诱发冠心病。因此，如果没有医生的指导，不科学的骑自行车运动会使冠心病患者心脏负担加重，所以患有冠心病的人不适合经常进行这项运动。

五、登山

冠心病患者经过治疗后，如果没有出现胸闷、气急等症状，则可以参加登山活动。

◎ 运动要求

登山前应先进行步行及爬坡步行锻炼，如没有不适反应方可进行爬山活动，爬山过程中要严格掌握合适的运动量，控制登山高度、坡度及持续时间。

◎ 优点

登山运动是一项中等强度的健身运动，它可以显著提高一个人腰、腿部的力量及行进的速度、耐力和身体的平衡协调能力，增强心、肺功能；增强抗病能力，促进新陈代谢，对冠心病患者是非常有益的。另外，登山还可以领略大自然的美丽，享受阳光，呼吸新鲜空气，使人精神振奋，体质增强。这些对冠心病患者的康复都是十分重要的。

（1）在进行登山运动时最好有人陪伴，而且要随意运动，一边欣赏周围的美景，一边与陪伴的人交谈，并且随时由陪伴人搀扶，随意登山，量力而行，切不可强求登山的速度和高度。

（2）选择坡度较缓、风景秀丽、空气清新、环境安静的小山，沿小路缓慢登山，以心情愉快、不感到劳累为宜。

（3）要知难而退，登山时如果觉得心脏不适或体力较差，要随时休息。尽管无限风光在险峰，但不可强求。要知难而退，根据自己的身体情况选择登山的高度和登山运动的强度，切不可逞强好胜，图一时之快，而致一生之忧。

（4）要随身携带点心和水。登山疲劳时，应随时坐下来休息，并补充能量。

♥ 爱心小贴士

冠心病患者出现什么情况不能登山？

（1）在登山之前的一段时间，发生过心肌梗死的情况。

（2）在最近一段时间，心绞痛反复发作，且发作频率、时间和症状较以前严重。

（3）在登山前，参加一般体力活动后就会出现胸闷、气急、双下肢水肿等症状。

（4）近期出现严重心律失常，如伴有频发早搏、快速房颤、短阵室速等。

六、健心操

健心操是用来预防与调养冠心病的常用运动方式。除冠心病心绞痛频繁发作的患者外，都可以进行锻炼。这套体操具有促进全身血液循环、改善冠状动脉血液供应、缓解心肌缺血缺氧、解除胸闷不适等症状、提高心肺功能、预防心绞痛发作等作用，适宜于冠心病、心律不齐、高血压、高脂血症等患者自我调养及中老年人自我保健之用。下面是其具体练习方法。

◎ 站立操

（1）**准备动作**　自然站立，双脚分开与肩同宽，双臂自然下垂，两眼平视前方，精神放松，下颌略微内收，脚趾如钩，呈紧抓地面状；排除杂念，意守丹田。

（2）**动作要领**　吸气时，腹部隆起，收缩肛门；呼气时，腹部凹陷，放松肛门。一呼一吸是一拍，连续呼吸 2～4 个八拍（即 16～32 次）。保持自然呼吸，用鼻呼吸或鼻吸口呼都可以。

◎ 原地踏步操

（1）**准备动作**　自然站立，双脚分开与肩同宽，双臂自然下垂，两眼平视前方，精神放松。

（2）**动作要领**　原地踏步，双臂放松，前后自然摆动，踏 60 步。

◎ 轮流耸肩操

（1）**准备动作**　自然站立，双脚分开与肩同宽，双臂自然下垂，两眼平视前方，精神放松。

（2）**动作要领**　先左后右，轮流耸动双肩。动作应放松、协调，左右各做 8 次。

◎ 上下摆臂运动操

（1）**准备动作**　自然站立，两脚分开与肩同宽，两臂侧平举，意守丹田。

（2）**动作要领**

① 先呼气，一臂缓缓下降，另一臂缓缓相应抬高，两臂始终保持

成"一"字形，头顶至尾骨则尽可能保持正直位置。

②恢复到准备动作，同时自然吸气，反复进行，一呼一吸是一拍，共可做4个八拍。

◎ 跨步举臂操

（1）**准备动作**　自然站立，双手叉腰，两眼平视前方，精神放松。

（2）**动作要领**

①左脚向前跨出一步，并且两臂伸直上举。

②恢复到准备动作，换右脚再进行一次，如此重复5次。

◎ 体外心脏按摩操

（1）**准备动作**　双手掌心擦热，左臂斜向下垂，和身体成45°，中指微用力。

（2）**动作要领**　右手掌心放在左胸心前区，大拇指分开，其余四指并拢，用小鱼际部（小指侧）着力，沿着内、上、外、下路线在心脏区域顺时针轻柔、迟缓地做环行按摩。按摩一圈为1次，周而复始，以每分钟20～30次的速度，持续按摩30次。

◎ 摇船操

（1）**准备动作**　自然站立，双脚分开与肩同宽，双臂自然下垂，精神放松，自然呼吸。

（2）**动作要领**

①左脚向前迈出一步成弓步，左膝微屈，右腿伸直；双臂屈肘，手心向前，半握拳。

②身体向前倾弯腰，双手向前下方推出，同时呼气，左膝伸直，右腿弯曲，上身挺直向后微仰，双臂尽可能拉向后方，同时吸气。好像摇船的动作，前推时呼气，后拉时吸气，重复10次。

◎ 伸臂操

（1）**准备动作**　身体自然站立，双眼平视，双脚分开与肩同宽，双肘弯曲，双手握拳（大拇指外包）放在两胸前，拳心斜向下。

（2）**动作要领**

①呼气时，双臂向前上方伸出，同时两手放开，指、腕、肩等关节放松。

②吸气时，双臂收回，恢复至准备动作，一呼一吸，反复进行，做 30 次。

◎ 摩眼运动操

（1）**准备动作**　双手轻握拳（大拇指外包），用两手的大拇指第二节背面相互摩擦。

（2）**动作要领**

①用两手大拇指第二节背面从目内眦向外眦轻擦眼皮，同时用食指末节侧面刮眉毛，共做 30 次。

②用双手食指尖，循顺时针方向按揉睛明穴（目内眦角稍上方凹陷处）20 次；然后循逆时针方向，按摩睛明穴 20 次。

③双眼微闭，眼珠轻轻向左转 20 次，再轻轻向右转 20 次。

◎ 扩胸运动操

（1）**准备动作**　自然站立，双脚分开与肩同宽，双臂自然下垂，两眼平视前方，精神放松，自然呼吸。

（2）**动作要领**

①右脚向右前方跨出一步，两臂胸前平屈，掌心斜向下。进行扩胸运动时肘关节逐渐向两侧缓缓拉开，掌心随扩胸而渐向上翻，成侧平举姿势。

②两臂缓缓回到准备动作，换左脚向前迈步，重复上述动作。一左一右，可做 4～6 次。有胸闷、肩背痛者，可多重复做 4 次。

◎ 拍肩操

（1）**准备动作** 两脚分开站立与肩同宽，腰膝微屈。

（2）**动作要领**

① 用左手掌拍打右肩，同时用右手背从后面拍打左腰，拍 10 次。

② 恢复准备动作，换右手掌拍打左肩，左手背拍打右腰，拍 10 次。反复进行，可各做 30 次。做拍肩动作时，应以腰部转动带动两手臂拍打，头部也要一起转动，但头和上半身要保持一条直线。

◎ 口部运动操

（1）**准备动作** 先刷牙漱口，以确保口腔清洁。端正站立，意守神阙，自然腹式呼吸 10 余次。

（2）**动作要领**

① 意念集中，上下排牙齿轻叩 30 次，注意不得过分用力。

② 嘴轻轻闭合，用舌尖在口腔内齿槽外面先向左转动 9 次，再向右转动 9 次，逐渐使津液满口。

③ 然后自然腹式呼吸 9 次，将口内津液在呼气结束时分 3 次咽下。

◎ 耳郭运动操

（1）**准备动作** 双手掌心相互擦热，然后轻轻按在两耳轮上。

（2）**动作要领**

① 双手掌心轻按两侧耳轮上，轻轻地顺时针按摩耳轮 20 次，然后逆时针按摩耳轮 20 次。

② 双手掌心紧按两耳，手指放在脑后与耳轮相同的高度，双手食指放在中指上面，然后将食指从中指滑下，弹打风池穴（位于项后枕骨下两侧、颞颥后发际凹陷中），发出"咚""咚"的响声，可共敲打 30 下。

③ 双手食指或中指尖微微塞在左右耳道，轻柔旋转30次；然后，双指尖轻轻柔按外耳道后指尖突然拔出。

舌操

有冠心病的老年人经常会感到舌头发麻，中医认为舌为心之苗，心开窍于舌，所以舌和心有着密切的关系。因此，有冠心病、脑供血不足、脑梗死、脑痴呆的老人，要常做舌操，以防舌麻和舌体不灵活。另外，通过做舌操也可促进心脏的血液循环，使冠心病的病情得到缓解。做舌操时，先闭目调息，全身放松，然后把舌头伸出又缩回，反复做30次；再把舌体向左右口角来回摆动30次；再把舌头向口腔顶部做上翘、伸平30次；再做几次顺、逆时针搅拌；然后用右手食指及大拇指轻轻按摩舌根及舌体数次；最后，自己按摩劳宫穴、神门穴、廉泉穴、通里穴、承浆穴。每日早、晚各做1次。

七、简易太极拳

太极拳是我国传统的体育运动项目之一。太极拳动作轻柔均匀，姿势中正平稳，动静结合、刚柔并济，易学易练、易于推广，是每个人都可以学习修炼的健身养生之道。时常练习太极拳，可调节大脑皮质及自主神经功能，能疏通经络、调节脏腑功能、调整气血运行等，适合冠心病的预防与调养。练习太极拳时，应掌握要领、保持精神平静、排除杂念，做到呼吸均匀、身体放松、全身协调、运行和缓。冠心病患者可根据病情和体质，灵活掌握运动量，体力尚佳的可每日打1～2套，用时6～12分钟，体质较差者可分节练习数次，也可挑选全套中的几个节段反复练习。

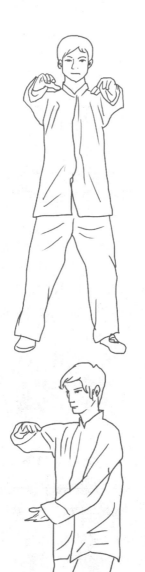

◎ 起势

（1）**招式动作**

① 自然站立，双脚分开与肩同宽，双肩下沉，双肘松垂，手指自然微屈，目光平视。

② 双臂向前慢慢平举，手心向下，眼看前方。

③ 双腿微屈，双掌轻轻下按，双肘略微下垂，掌指微上翘，眼看前方。

（2）**动作要领** 两脚开立，两臂前举，屈腿按掌。

◎ 野马分鬃

（1）**招式动作**

① 以腰为轴，上身微向右转，重心转移到右腿，同时右手收抱于胸前，手心向下，胸部维持宽松舒展；左手收抱腹前，手心向上，左脚随后收至右脚内侧，脚掌点地，眼看右手。

② 以腰为轴，上体向左转，左脚向前迈一步成左弓步，同时，左右手随转体分别向左上与右下分开，左手高于眼睛，手心斜向上，右手置于右髋外侧，手心向下，眼看左手。弓步动作和分手的速度要均匀一致，迈出的脚先是脚跟着地，然后脚掌缓缓踏实，脚尖向前，膝盖不能超过脚尖；后腿自然伸直。

③ 以腰为轴，身体向右转，重心移向右脚，左脚掌转前方，重心再移至左脚，右脚向左脚靠拢，脚尖收到左脚内侧点地。同时，右手收抱腹前，手心朝上，左手收抱胸前，手心

向下，眼看左手。

④与②的左右方向相反，动作相同。即以腰为轴，上体向右转动，右脚上前迈一步成右弓步，同时，左右手随转体分别向左下与右上分开，右手高于眼睛，手心斜向上，左手置于左髋外侧，手心向下，眼看右手。

⑤重复①的动作。

⑥重复②的动作。

（2）动作要领

①左野马分鬃，转体撇脚，抱手收脚，转体上步，弓步分手。

②右野马分鬃，转体撇脚，抱手收脚，转体上步，弓步分手。

◎ 白鹤亮翅

（1）招式动作

①上体微向左转；左手翻掌朝下，左臂平屈胸前，右手向左上画弧收抱于腹前，手心翻转向上，与左手成抱球状；眼看左手。

②右脚跟退半步，上体后坐，身体重心转移到右腿，上体先向右转，面向右前方，眼看右手；然后左脚略微向前移，脚尖点地，成左虚步，同时上体再微向左转，面向前方，两手随转体缓缓分开，右手向右上，左手向左下。

（2）动作要领　跟步抱手，后坐转体，虚步分手，身体重心后移与右手上提、左手下按要协调一致。

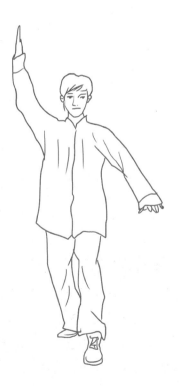

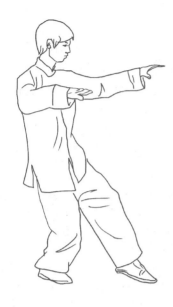

◎ 搂膝拗步

（1）招式动作

① 左脚收到右脚内侧，脚尖点地，右手心转向前下，右手经由身前向下转右后抡摆，再超过右肩。左手心转向上，经由身前向上转至右胸前，手心转向下。

② 上体左转，左脚向左前迈出形成弓步。同时，左手绕左膝转向左腿左侧，手心朝下；右手过肩推掌，伸向前方，手心斜向前下方。眼看右手。

③ 身体重心后移到右腿上，左脚尖外摆，重心移至左腿，右脚移至左脚内侧，脚尖着地；左手向左后上摆起，手心朝上，高度与肩齐平。右手随后转至左肩前，上身微向左转，眼看左手。

④ 与②的左右方向相反，动作相同。

⑤ 与③的方向相反，动作相同。

⑥ 重复②的动作。

（2）动作要领

① **左搂膝拗步**　转体摆臂，摆臂收脚，上步屈肘，弓步搂推。

② **右搂膝拗步**　转体摆臂，摆臂收脚，上步屈肘，弓步搂推。

◎ 手挥琵琶

（1）招式动作

① 右脚跟退半步，脚掌先着地，然后全脚踏实，身体重心移到右腿上，右手稍向后下收，左手略微向前上伸。

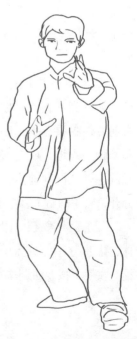

②左脚略提起稍向前移，成为左虚步，脚跟着地，脚尖翘起，膝微屈，左手向前上伸，手心朝右，手指高平口；右手收至左肘内侧，手心朝左，眼看左手。

（2）动作要领　跟步展臂，后坐引手，虚步合手。

◎ **左右倒卷肱**

（1）招式动作

①右手心翻向上经由腹前向后上伸，高度与耳朵齐平，左手心翻向前下，随左臂向前伸，继之手心转向上，高度与胸齐平，眼看左手。

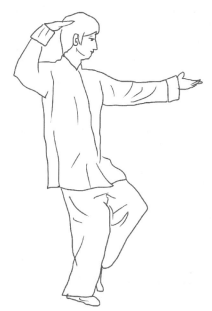

②左脚微提离地，右手向前下推到右耳右侧，左手稍向后撤，眼看左手。

③左脚向左后斜退一步，退步时，脚掌先着地，再缓缓全脚踏实，同时右脚随转体以脚掌为轴扭正。身体重心落在左腿上，右手继续向前下伸，约与腰齐平，手心翻向上；左手继续向后上伸，高度与耳朵齐平，手心向上，眼看右手。

④与②的方向左右相反，动作相同。

⑤与③的方向左右相反，动作相同。

（2）动作要领

①右倒卷肱，转体撤手，退步卷肱，虚步推掌。

②左倒卷肱，转体撤手，退步卷肱，虚步推掌。

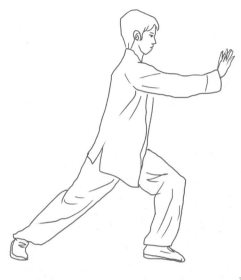

（1）招式动作

①身体向右转，左脚收到右脚内侧，脚尖点地，同时右手抱于胸前，手心朝下，左手收至腹前，手心朝上，眼看右手。

②身体向左转，左脚随后上前一步成左弓步，同时左手手心向上，向前上伸出，高度与口齐平，右手下落到右髋前，手心向下，眼看左手。

③右手心翻向上，向前上摆动到左肋前，同时身体重心微向后移，眼看左手。

④身体重心继续向后移，两手随后向下向后转向上绕行，右手心翻向前，高度与肩齐平。左手高与胸平，手心向后下，眼看右手。

⑤身体重心移向左腿，前移成左弓步，同时右手推至左腕内侧，左臂平屈，手心向后，随着身体重心前移向前靠，眼看两手。

⑥双手继续向前伸，手心转向下，高度与肩齐平，眼看两手。

⑦身体重心转向后移到右腿，两手随身体重心后移后撤到腰前，手心向前下，眼向前平视。

⑧身体重心转向前移成左弓步，同时两手向前上推按，手心向前，抬到指尖高度与肩齐平，眼看两手。

（2）动作要领　转体撤手，抱手收脚，转体上步，弓步掤臂，转体摆臂，转体后捋，转体搭手，弓步前挤，后坐引手，弓步前按。

◎ 右揽雀尾

（1）招式动作

① 身体向右转，身体重心移到右腿，左脚尖向里扣，同时两手随转体向左右平分，手指向上，手心朝外，高度与肩齐平，眼看右手。

② 身体向左转，重心移到左腿，右脚移至左脚内侧，脚尖点地。然后，左手收抱胸前，手心向下；右手收至腹前，手心朝上，眼看左手。

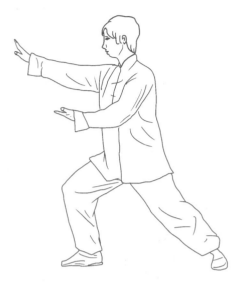

③ 与"左揽雀尾"的 ② 方向左右相反，动作相同。

④ 与"左揽雀尾"的 ③ 方向左右相反，动作相同。

⑤ 与"左揽雀尾"的 ④ 方向左右相反，动作相同。

⑥ 与"左揽雀尾"的 ⑤ 方向左右相反，动作相同。

⑦ 与"左揽雀尾"的 ⑥ 方向左右相反，动作相同。

⑧ 与"左揽雀尾"的 ⑦ 方向左右相反，动作相同。

⑨ 与"左揽雀尾"的 ⑧ 方向左右相反，动作相同。

（2）动作要领　转体分手，抱手收脚，转体上步，弓步棚臂，转体摆臂，转体后捋，转体搭手，弓步前挤，后坐引手，弓步前按。

◎ 单鞭

（1）招式动作

① 身体向左转，左手手心朝外，经面前向左拨，手心摆向左；右手向下经由腹前向左推至左肋左侧，手心朝上，眼看右手。

② 身体向右转，右手向上经由面前向右拨，手心转向下，高度与肩齐平；左脚移至右脚内侧，脚尖点地，左手向下经腹前向上摆至右肩

前，手心向面，眼看右手。

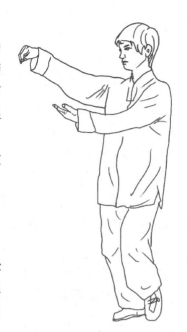

③上体向左转，左脚上一步成左弓步，同时右手撮钩，钩尖向下，高度与肩齐平；左手手心向面，经由面前向前推，手心渐转向前，高度与肩齐平，眼看左手。

（2）动作要领　转体运臂，勾手收脚，转体上步，弓步推掌。

◎ 云手

（1）招式动作

①身体向右转，左手心翻向上，经由下转右上画弧至胸前，手心朝内，眼看左手。两臂随腰的转动而运转，应自然圆活，速度要缓慢均匀。

②身体重心移到左腿，左手继续向左经面前移至身体左侧，手心翻转向下，然后右手由下画弧至左肩前，手心向肩，右脚随后向左跨半步，眼看右手。下肢移动时，身体重心需稳定，两脚掌先着地再踏实，脚尖向前。

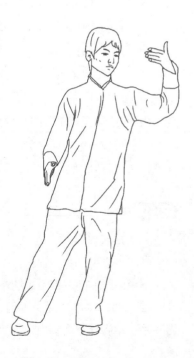

③身体重心移到右腿，左脚向左跨一步，右手经面前向右移到右侧，手心翻向右，高过肩，左手由下移到右肩前，手心向面，眼看左手。

④与③的动作相同。

⑤与④的动作相同。

⑥与⑤的动作相同。

（2）动作要领　转体松钩，云手收步、云手开步来回交替。

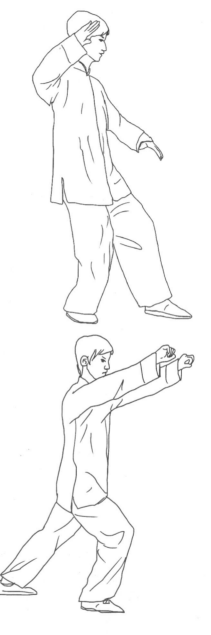

◎ 高探马

（1）**招式动作**　最后一个云手动作右脚跟步时，脚尖略微向里扣，然后重心移到右腿，左腿成虚步，右手手心转向下，向右上方抬起，然后探掌，手指向前上；左手收至腹前，手心朝下，眼看右手。跟步移换重心时，身体不能有起伏。

（2）**动作要领**　后脚跟步，后坐翻手，虚步探掌。

◎ 双峰贯耳

（1）**招式动作**

① 身体重心移到左腿，同时两手撤至两肋。

② 右脚向右前方上步成右弓步，身体重心逐渐前移，同时两手握拳分向左右绕弧转前，两拳相对，高度与耳朵齐平，拳心斜向外下，眼看两拳。

（2）**动作要领**　上步落手，弓步贯拳。

◎ 玉女穿梭

（1）**招式动作**

① 重心后移至左腿，上体略微右转，右脚向右撤，重心移至右腿，左腿随后跟至右腿内侧，脚尖点地。同时，右手收抱腹前，手心朝下，

左手收抱胸前，手心向上，眼看右手。

②上体微向左转，左脚上前一步形成左弓步，左手向头上托起，手心转向左上，右手经由左臂下向前推出，手指向上，手心向前，高度与鼻齐平，眼看右手。

③与①的方向左右相反，动作相同。

④与②的方向左右相反，动作相同。

（2）动作要领　转体撇脚，抱手收脚，上步错手，弓步架推。

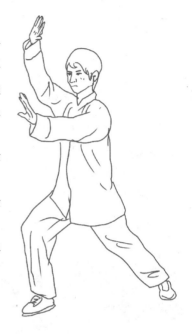

◎ 闪通臂

（1）招式动作

①身体重心移到左腿，右脚内撇，重心再移至右腿，左腿收至右腿内侧。同时，右手收在胸前，手心朝下，左手收至腹前，手心朝上，成抱球状。

②左脚前落成左弓步，同时右手向上架起，手心朝向右上，高过头顶；左手向前推出，手指向上，高度与肩齐平，眼看左手。

（2）动作要领　转体撇脚，抱手收脚，上步分手，弓步推掌。

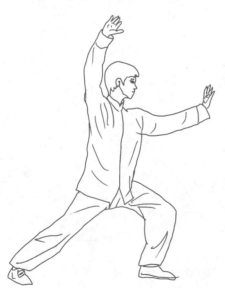

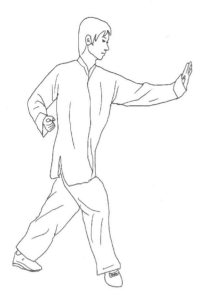

◎ 转身搬拦捶

（1）招式动作

① 身体重心移至右腿，身体向右转，左脚内扣，身体重心再移到左腿上，右手握拳由上转右下摆至腹前，拳心向内；左手随转体转移到头部前上方，眼向右平视。

② 右脚提起，向外摆于前落地，身体向右转动；右拳随后向左上抡摆至前方，拳心向上，高度与胸齐平，眼看右拳。

③ 身体重心移至右腿，左脚上前一步，同时右拳收到右肋前，拳心向上；左手由左侧向前摆出，手心向右，手指向前，高度与胸齐平，眼看左手。

④ 身体重心前移成左弓步，右拳向前击出，虎口朝上，高度与肋齐平，同时左手沿右臂收至胸前，手指向上，手心朝右，眼看右拳。

（2）动作要领　转身扣脚，转体握拳，垫步搬拳，转体收拳，上步拦掌，弓步打拳。

◎ 如封似闭

（1）招式动作

① 左手由右腕下向前伸出，手心翻向下，右手变掌，手心翻向下，高度与胸齐平，眼看两手。

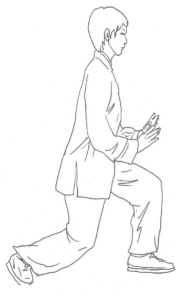

② 身体后坐，重心后移，落在后腿上，同时两手后撤至腰前，手心转向前下，眼向前平视。

③ 身体重心前移成左弓步，两

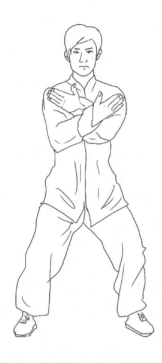

手同时向前推出，高度与肩齐平，手心向前，眼看两手。

（2）**动作要领** 穿手翻掌，后坐引收，弓步按掌。

◎ **十字手**

（1）**招式动作**

① 身体向右转，屈膝后坐，身体重心移到右腿，向右转体，左脚尖里扣，右手随后向上右摆至身体之右侧，手心向右，手指向上，高度与肩齐平，眼看右手。

② 身体重心稍向左移，两手稍向下摆。

③ 右脚略微

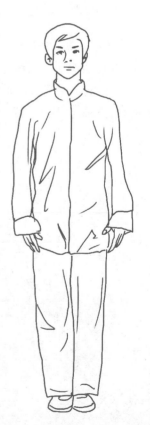

向左移至两脚与肩同宽，身体直立，双腿微屈。两手向下向内到胸前交叉，手心向胸，右手在外，眼看前方。

（2）**动作要领** 转体扣脚，弓腿分手，转体落手，收脚合抱。

◎ **收势**

（1）**招式动作** 全身放松，同时气息慢慢下沉，左脚收到右脚旁，两手心翻向下，落到身体两侧，眼向前平视。

（2）**动作要领** 翻掌分手，垂臂落手，并脚还原。

练好简易太极拳应注意的问题？

（1）心静体松　"心静"，是指在练拳时必须排除一切思想上的杂念，不受外界干扰；"体松"，是指在维持身体姿势正确的基础上，有意识地让全身关节、肌肉和内脏等达到最大限度的放松状态。

（2）圆活连贯　"连贯"主要包含两个方面，一是肢体的连贯，就是所谓的"节节贯穿"，肢体的连贯是以腰作为枢纽的，在动作转换过程中需要下肢以腰带胯、以胯带膝、以膝带足，上肢以腰带背、以背带肩、以肩带肘、以肘带手；二是动作和动作之间的衔接连贯，即"势势相连"，前一个动作的结束即为下一个动作的开始，各势之间没有间断及停顿。"圆活"是在连贯基础上的进一步要求，意指动作应做到灵活、自然。"心静体松"是对太极拳练习的基本要求，而是否能做到"圆活连贯"才是衡量一个人功夫深浅的主要依据。

（3）虚实分明　虚实变换要恰当。下肢以主要支持体重的腿为实，辅助支撑或转移换步的腿为虚；上肢以展现动作主要内容的手臂为实，辅助配合的手臂为虚。

（4）呼吸自然　呼吸方法包括自然呼吸、腹式顺呼吸、腹式逆呼吸以及拳势呼吸（拳势呼吸是指呼吸和动作紧密配合的呼吸运动，是练拳达到一定程度后自然形成的意念、动作、呼吸协调统一的呼吸方法）。无论采用哪一种，都要自然、匀细，徐徐吞吐，要与动作自然相容。初学者宜采用自然呼吸。

（5）循序渐进，持之以恒　太极拳运动要达到"以心行气，以气运身"的程度，必须坚持长期练习。人体运动技能的提高和身体免疫力的改善并不是一日之功，必须长期坚持练习才能达到。若中断练习，运动技能就会出现消退现象。

八、八段锦

八段锦是我国民间流传的以八节动作组合而成的保健操，其术式简单，运动量适中，经常练习具有通血脉、调脏腑、强筋骨、利关节等功效。同时，它也能消除中枢神经系统疲劳，改善血液循环，促进消化系统功能，有助于改善冠心病患者的胸闷、憋气、心烦、失眠等症状，适合冠心病患者在日常生活中练习使用。

◎ 两手托天理三焦

（1）**准备动作**　双脚并步站立，双臂自然下垂，身体中正，调匀呼吸，目视前方。

（2）**动作要领**

① 松腰沉胯，同时身体重心移到右腿，左脚向左侧开步，脚尖向前，约与肩同宽，目光平视。

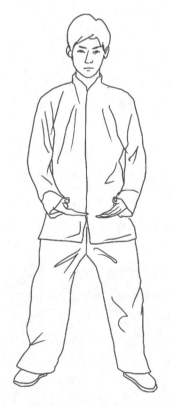

② 双臂内旋，双掌分别向两侧摆起，约与髋同高，掌心朝后，双腿膝关节稍屈，同时双臂外旋，向前合抱在腹前呈圆弧形，与脐同高，掌心向内，双掌指间距约 10 厘米，注视双手。

③ 双手手指分开在腹前交叉，掌心向上，双臂缓缓抬举，举至胸前将手掌旋转，使十指在头顶上方交握，双臂用力挺直，双掌用力上托，双足跟尽可能向上提起，掌心向上。

④ 身体重心下降，双手手指分开，双臂自体侧缓缓放下，双足跟同时轻轻落地，双掌捧于腹前，掌心向上，目视前方。

（3）**要点提示**　手臂上举时应舒胸展体，双臂放下时要深呼气，足跟上提时呼吸可略微停顿。

（1）准备动作　接上式。

（2）动作要领

①身体重心移至右腿，左脚向左横跨一步，两腿屈膝形成骑马势，大腿尽量与地面平行，两臂在腹前十字交叉，左臂在外，右臂在内，掌心朝内，十指张开，目视前方。

②右掌屈指成爪状，屈臂用力向右平拉，左掌慢慢向左推出，左臂伸直，成拉弓状，头向左转，注视左掌食指。

③身体重心右移，右手五指伸开成掌，向上向右画弧移向身体右侧，与肩同高，指尖朝上，目视右掌。

④重心继续右移，左脚收回成并步站立，双掌分别经由两侧下落，自然下垂。

⑤与①的方向左右相反，动作相同。

⑥与②的方向左右相反，动作相同。

⑦与③的方向左右相反，动作相同。

⑧与④的方向左右相反，动作相同。

（3）要点提示　拉弓时要吸气，复原时要呼气。

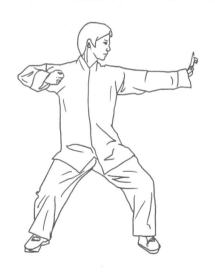
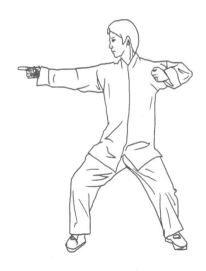

◎ 调理脾胃单举手

（1）**准备动作** 站立，双脚分开与肩同宽，双臂自然下垂。

（2）**动作要领**

①双腿伸直上挺，左手翻掌自左侧向上举至头顶，掌心朝上，指尖向右，右掌略微上托，移至腰间，目视前方。

②左掌尽量向上托，右手掌心向下，指尖向前，用力下按。

③松腰沉胯，重心慢慢下降，左掌从体侧放下，掌心向下，右臂外旋，右掌自体侧上举，举至头顶，掌心向上，指尖向左，尽量向上托，左掌尽力下按。

④收回左右手掌成准备动作。

⑤左右手换方向重复做以上动作。

（3）**要点提示** 上举、下按要同时进行，掌根用力，举、按时吸气，复原时呼气，舒胸展体。

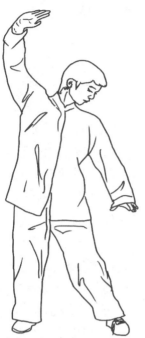

◎ 五劳七伤往后瞧

（1）**准备动作** 站立，双脚分开与肩同宽，双臂自然下垂。

（2）**动作要领**

①挺胸，双腿挺直，双肩略微向后牵引，双臂外旋，右手置于头后，左手背于腰后部，掌心向外，同时头缓缓向左转，眼望后方。

②头眼转向前，还原成准备动作，身体重心缓缓下降，挺胸，双臂内旋手按在

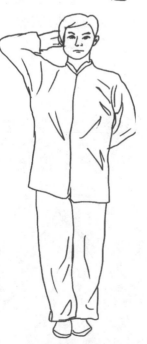

腰旁侧，掌心向下，指尖向前，使胸部张开，肩向下沉，同时头缓缓向右转，眼望后方。

③与①的方向左右相反，动作相同。

④与②的方向左右相反，动作相同。

（3）**要点提示**　这个动作转头不转体，身体保持正直，向后看时吸气，复原时呼气。

◎ 摇头摆尾去心火

（1）**准备动作**　上身正直，挺胸抬头，双脚分开，膝弯曲下蹲成马步，两手虎口朝内，扶撑在大腿部，目视前方。

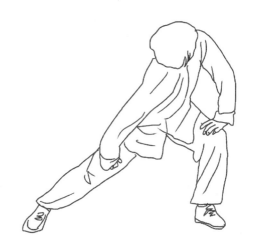

（2）**动作要领**

①身体重心稍向上升，而后右移，屈右臂，臂肘缓缓向右尽量压下，头缓缓向右尽量弯曲，臀稍向左摆，左臂挺直，目视右脚。

②上体和头从右屈绕向左下方弯曲，臀部向右摆，屈左臂，肘尖向左下压，右臂挺直，注视左脚。

③上体和头从左屈绕向前方深屈，两臂屈曲，肘尖顶向前方，抬头微微前看，并逐渐还原成准备动作。

（3）要点提示　这个动作要连贯、轻松、柔缓，四肢要自然屈伸，呼吸要自然。

◎ 两手攀足固肾腰

（1）准备动作　双腿伸直站立，双臂自然下垂。

（2）动作要领

① 双臂自左右两侧张开向上伸直，掌心向前，两手距离略比肩宽。

② 双臂外旋直至掌心相对，屈肘，双掌下按于胸前，掌心朝下，指尖相对，头朝下看。

③ 双掌稍分，用掌心贴于左右两侧，朝下摩运至臀部，缓缓俯身向下，手随之下落，以两手攀住脚尖，两腿伸直。

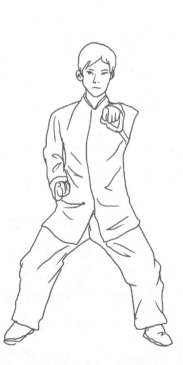

④ 双手缓缓沿地面向前伸直，带动身体也随之缓缓站立，双臂提到头顶后向两旁分开，并从左右两侧轻轻放下，复原成准备动作。

（3）要点提示　练习此动作要连贯、柔缓，呼吸应自然，年老或体弱者可根据身体状况自行调节动作幅度。

◎ 攒拳怒目增气力

（1）准备动作　双脚分开比肩微宽，双腿缓缓屈膝半蹲成马步，双拳放在腰侧，目视前方。

（2）动作要领

① 左拳拳心朝下，向前缓缓用力

伸出，左臂内旋，左拳变掌，左臂外旋翻掌，左掌变拳向后成弧形收至腰间，同时右拳向前缓缓用力伸出，拳心朝下。

②右拳变掌，右臂外旋翻掌，右掌变拳向后成弧形收至腰间。

③与①的方向左右相反，动作相同。

④与②的方向左右相反，动作相同。

（3）**要点提示**　这个动作出拳要用力，出拳时呼气，应瞪大眼睛如怒目而视状，复原时吸气，应全身放松；马步的高低可依据自己的腿部力量灵活掌握。

◎ 背后七颠百病消

（1）**准备动作**　并步站立，两手贴在后腰，目视前方。

（2）**动作要领**

①挺胸，双腿绷直，双脚跟提起，前脚掌支持身体，头向上顶，略停，脚跟慢慢下落，轻震地面。

②一起一落为1遍，共做7遍后全身放松，复原成准备动作。

（3）**要点提示**　这个动作上顶用力要猛，动作需协调，提脚跟时吸气，落脚跟时呼气。

九、五禽戏

五禽戏是古代名医华佗依据导引、吐纳、熊经、鸟伸之术，经由观察虎、鹿、熊、猿和鸟五种禽兽的神态及动作，并结合人体脏腑、经络和气血的功能，模仿五禽的形态、神态及动作而创立的一种健身体操。

因为五种动物活动的特点各有不同，所以做每一种禽戏都各有不同的收效。例如经常练虎势能使人肺气充沛，精力旺盛；练鹿势可以使脾胃功能增强，强肝益肾；练熊势能够平疏肝火，壮体力，静安眠；练猿势可以使脑筋灵活，增强记忆，增进气血流通；练鸟势能够舒畅经络，舒筋活血，活动关节，提高平衡能力。五禽戏流派很多，下面叙述具有代表性的动作，同时按照锻炼身体的要求编排操作方法。冠心病患者可以根据自己的身体状况量力而行，不可勉强，身体尚佳者以练至身体稍发热为度。

◎ **虎形戏**

（1）**准备动作** 立正姿势，两脚跟并拢，两臂自然下垂，全身放松，自然呼吸。两眼平视前方。

（2）**动作要领**

① 双腿缓缓向下成半蹲姿势，身体重心移于右腿，左脚靠在右下肢踝关节处，脚跟略微离地抬起，脚掌虚点地，同时两手握拳提到腰部两侧，拳心均向上，眼看左前方。

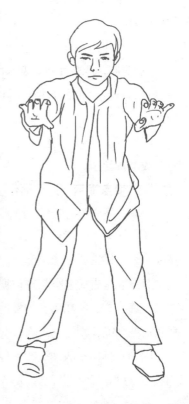

② 左脚略微提起，体重落在右腿上，同时两拳沿着胸部向上伸，拳心向里，伸到嘴前向里翻转变掌向前伸出，高度与胸齐平，掌心向前。眼看左手食指尖。

③ 左脚向前半步，右脚来到左下肢踝关节处，两腿靠拢，右脚跟略微离地抬起，右脚掌虚点地，两腿屈膝半蹲，成左独立步，同时两掌变拳收到腰部两侧，拳心向上，眼看右前方。

④ 右脚向右前方斜进一步，左脚跟进半步，重复以上动作，而后恢复成准备动作。

⑤俯撑身体，抬头，双目平视，匍匐向前爬行三步，后退三步，回至原处。这时左臂和左腿弯曲，身体向左侧滚翻一周，然后恢复到开始姿势。换另一侧翻转。

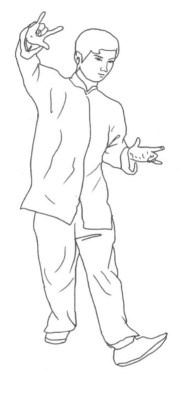

◎ 鹿形戏

（1）**准备动作**　两脚分开站立，全身放松，两臂自然下垂，自然呼吸。

（2）**动作要领**

①右腿弯曲，左脚向前伸，上身向后坐，左脚呈左虚步。

②双手伸向前，略微屈肘，左手在前，右手在后上方，掌心相对。

③两臂在身前逆时针方向一同旋转，手臂绕大环，尾闾（位于脊柱骨的最下段，上连骶骨，下端游离，在肛门的后方）绕小环，重复18环。

④换右脚前伸，上身向后坐于左腿上，成右虚步，右手前伸，左手在后上方，然后按上述方法顺时针方向绕环18环，恢复至准备动作。

◎ 熊形戏

（1）**准备动作**　双脚分开站立，两臂自然下垂，全身放松，意念集中于脐内。

（2）**动作要领**

①右膝微屈，左脚向左前方跨出半步，身体略左转，右肩向前下移动，手臂也一同下沉，左肩则略微向后外舒展，肘微屈，左臂向上抬。

②左脚收回，左膝微屈，右脚向右前方跨出半步，身体略右转，

左肩向前下晃动，手臂也一同下沉，右肩则稍向后外舒展，肘微屈，右臂向上抬，然后恢复成准备动作。

③ 身体仰卧，两腿弯曲，两手抱住两膝，含胸低头，后背弓成弧形，两腿分别下压，同时上体向前用力，低头向前翻滚，然后身体后倒，两手抱膝，大腿贴胸，向左右侧滚动。做时应想象熊卧倒翻滚的形态。

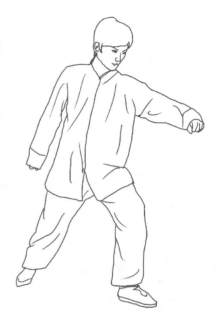

◎ 猿形戏

（1）准备动作　站立，双脚跟并拢，双臂自然下垂，自然呼吸，双眼平视前方。

（2）动作要领

① 双腿缓缓成半蹲姿势，左脚向前轻灵迈出，同时左手沿胸前至口，向前平伸如同取物状，伸直后掌变爪，手腕随后自然下屈。

② 右脚向前轻灵迈出，左脚跟进，脚跟抬高，脚掌虚点地，同时右手沿胸前至口，向前平伸如同取物状，伸直后掌变爪，手腕随后自然下屈，左手收回到左肋下。

③ 右腿向后稍退，脚踩实，身体重心后移，左腿随后也稍退，

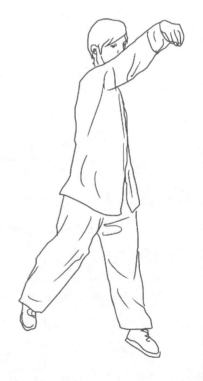

脚尖点地，同时左手沿胸前至口，向前平伸如同取物状，伸直后掌变爪，手腕随后自然下屈，右手收回至右肋下。

④身体直立，右臂上举，手腕弯曲，五指并拢，掌心朝下，同时左臂前屈，手腕弯曲，五指并拢，掌心向下，右腿前抬，脚面绷直，用鼻呼吸，调息2～3秒，然后右腿放下，两腿弯曲，上体前屈团身，两臂下垂，用口呼气。随后做反方向的动作。

◎ 鸟形戏

（1）准备动作　站立，两臂自然下垂，放松，自然呼吸，双眼平视，意守气海穴（脐下1.5寸处）。

（2）动作要领

①左脚向前跨出一步，右脚随即跟进半步，脚尖虚点地，两臂抬高向两侧举起，同时深吸气。

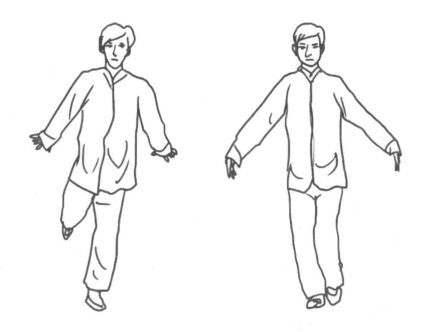

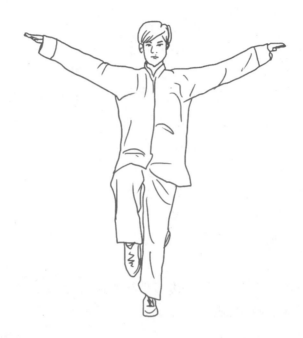

②右脚向前和左脚相并，两臂落，同时屈膝半蹲，双臂在膝下相抱，并进行深呼气，恢复成准备动作。

③右脚向前跨出一步，左脚随即跟进半步，脚尖虚点地，两臂抬高向两侧举起，同时深呼气，然后恢复成预备姿势。

④身体直立，双臂侧平举，手放松，掌心朝下，同时右腿屈膝抬起，左脚跟抬起，用鼻呼气，然后腿与两臂放下，随后做反方向动作，用口呼气。

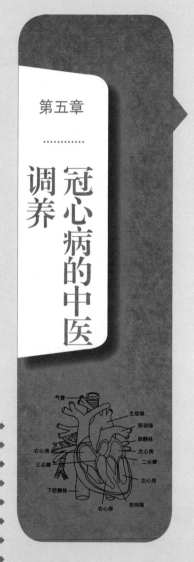

第五章

· · · · · · · · · · · ·

冠心病的中医调养

第一节　按　摩

按摩又称推拿，在我国已经有两千多年的悠久历史。中医学认为，按摩人体经络、穴位，所产生的应激效应，可传递到体内靶器官或其他内脏，可起到活血化瘀、通经活络、去脂减肥、平衡阴阳、稳定内环境等作用，从而达到祛病健身的目的。中医认为，冠心病属胸痛、胸痹范畴，多为心阳不足、心血瘀滞所致，按摩对症状的缓解和消除有一定的作用。冠心病患者进行按摩时，要求腹式呼吸。腹式呼吸时，横膈运动帮助改善腹腔血液循环，对心脏可起到按摩的作用，从而改善心脏本身的营养和供血。患者及操作者都要思想集中，尽可能与呼吸相配合，每日按摩 1 次，一个月为 1 个疗程，连续 3 个月。

一、按摩的基本手法

按摩手法是按摩实现治病、保健的主要手段，其熟练程度及适当地应用，对治疗和保健效果有直接的影响。按摩的手法较多，但就调养冠心病来说，常用的手法有擦法、揉法、拿法、搓法、按法、捏法、摩法、抹法、拍法、一指禅推法等。了解这些常用的按摩手法，并在实际操作中恰当配合应用，对于调养冠心病有着重要意义。现将调养冠心病常用的按摩手法予以简要介绍。

◎ 擦法

擦法是指以手掌或大鱼际、小鱼际附着在一定部位，进行直线往返摩擦。操作时动作要用力平稳，动作要均匀连续，呼吸自然，不可屏气。擦法分为鱼际擦法、掌擦法、侧擦法。

（1）**鱼际擦法**　用手掌大鱼际或小鱼际做来回擦拭。

（2）**掌擦法**　用手掌做来回擦拭。

（3）**侧擦法**　用拇指外侧缘或食指、中指、无名指指腹面做来回擦拭。

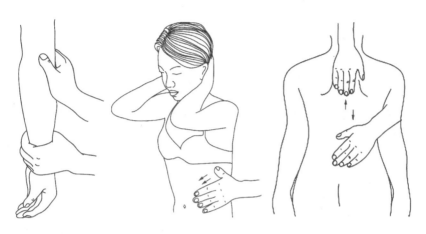

◎ 揉法

揉法是指用手指指腹端或鱼际或掌根吸定体表穴位做轻柔缓和的回旋转动。分为单指揉、鱼际揉、掌跟揉。

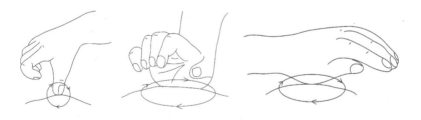

◎ 拿法

拿法是指用大拇指和食指、中指，或用大拇指和其余四指做相对用力，在一定部位和穴位上进行一紧一松的捏提。操作时，用力要由轻而重，不可突然用力，动作要和缓而有连贯性。拿法分为三指拿法和五指拿法。

（1）**三指拿法**　用大拇指和食指、中指捏住肌腱，然后对称用力向上提捏。

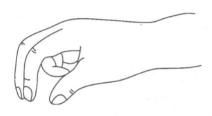

（2）**五指拿法**　用大拇指和其余四指捏住一定部位，然后五指对称用力提捏。

◎ 搽法

搽法是指由腕关节的屈伸和前臂的旋转带动空拳滚动。操作时手法吸定的部位要紧贴体表，不能拖动、辗动或跳动。压力、频率、摆动幅度要均匀，动作要协调而有节律。注意手臂、肩膀尽可能放松，肘关节微屈约120°。

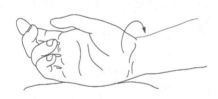

◎ 按法

按法是指用指端、掌心或肘尖在体表穴位上，逐渐用力下按，操作时应注意，用力由轻到重，不要滑动，应持续有力，持续数秒钟，逐渐放松。按法可分为指按法、掌按法、肘按法。按法常和揉法结合使用，称为按揉法。

（1）**指按法**　拇指指端或螺纹面着力按压。

（2）**掌按法**　全掌或掌跟着力于体表一定部位后用力向下按压，可单手或双手重叠按压。

（3）**肘按法**　屈肘，用肘尖按压。

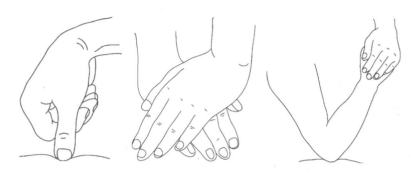

◎ **捏法**

捏法是指用大拇指和食指、中指，或用大拇指和其余四指相对用力挤压肌肤。操作时，用力要求均匀而有节律。

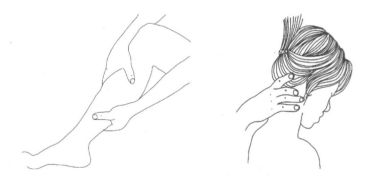

◎ **摩法**

摩法是指用手指指腹端或掌心做环旋抚摩。操作时，肘关节自然屈曲，腕部放松，指掌自然伸直，动作要缓和而协调。摩法分为掌摩和指摩两种。

（1）**掌摩法**　用掌面附着于体表一定部位上，以腕关节为中心，连同前臂做节律性的环旋运动。

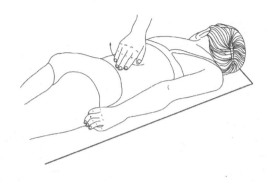

（2）**指摩法** 用食指、中指、环指面附着于体表一定的部位上，以腕关节为中心，连同掌、指做节律性的环旋运动。

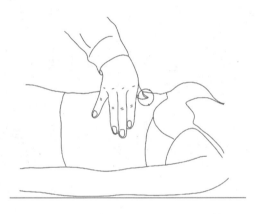

◎ **抹法**

抹法是指用单手或双手拇指螺纹面紧贴皮肤，做上下或左右往返移动。操作时用力要均匀，动作要缓慢。

◎ **拍法**

拍法是指手指自然并拢，掌指关节微屈，用虚掌平稳而有节奏地拍打患部。

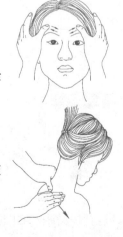

◎ **一指禅推法**

一指禅推法是指用拇指指端或拇指指腹面，或拇指外侧端持续着力于体表一定的部位或穴位上，通过腕部的摆动和拇指关节的屈伸活动来回推按。

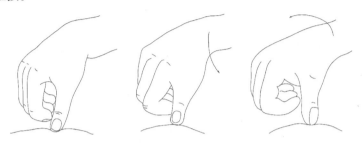

❤ **爱心小贴士**

按摩手法的要点有哪些？

（1）持久　是指操作手法要按规定的技术要求和操作规范持续作用，保持动作和力量的连贯性，并维持一定时间，以使手法的刺激积累而产生良好的作用。

（2）有力　是指手法刺激必须具有一定的力度，所谓"力"不是指单纯的力量，而是一种功力或技巧力，而且这种力也不是固定不变的，而是要根据对象、部位、手法性质以及季节的变化而变化。

（3）均匀　是指手法动作的幅度、速度和力量必须保持一致，既平稳又有节奏。

（4）柔和　是指动作要稳、柔、灵活，用力要缓和，力度要适宜，使手法轻而不浮、重而不滞。

（5）深透　是指手法作用于体表，其刺激能透达至深层的筋脉、骨肉，甚至脏腑。应该指出的是，持久、有力、均匀、柔和、深透这五方面是相辅相成、密切相关的。持续运用的手法逐渐降低肌肉的张力，使手法功力能够逐渐渗透到组织深部，均匀协调的动作使手法更趋柔和，而力量与技巧的完美结合，则使手法既有力又柔和，达到"刚柔相济"的境界，只有这样，才能使手法具有良好的"深透"作用。

二、单穴按摩法

调养冠心病常用的穴位有内关、灵道、至阳及郄门，经常按摩这几个穴位具有较好的缓解心绞痛的作用。在心绞痛发作而身边没有急救药物，又不能就地及时采取其他简便有效方法的紧急情况下，可先按摩这些穴位，以暂时缓解疼痛，等待急救人员的到来或其他急救措施的应用。

◎ 点按内关穴

内关穴位于腕横纹上 2 寸，掌长肌腱与桡侧腕屈肌腱之间。内关穴为手厥阴心包经之合穴，手厥阴心包经起于胸中，旁络三焦，其经络循行路线起于乳旁，外走上臂内侧，下行至中指指端。中医认为，心经为本经，心包经则与心经互相联络，心脏有邪，心包直受其过，若心脏有病，可以反映于心经，内关是手厥阴心包经的重要合穴，所以能调养冠心病等。当心绞痛、心律失常发作时，可用力不停地点按内关穴，其压力强度视耐受程度而定，通常每次点按 3 分钟，间歇 1 分钟，能迅速止痛或调整心律。

◎ 揉按灵道穴

灵道穴为手少阴心经的经穴，位于前臂掌侧，当尺侧腕屈肌腱桡侧缘，腕横纹上 1.5 寸处。有人发现约 91% 的冠心病患者，左侧灵道穴有明显的压痛。冠心病患者心绞痛发作时，可用拇指先轻揉灵道穴 1 分钟，然后重压按摩 2 分钟，最后轻揉 1 分钟，能明显减轻心绞痛的症状，心电图亦有所改善。在心绞痛缓解阶段可每日上午和下午各揉按 1 次，10 日为 1 个调

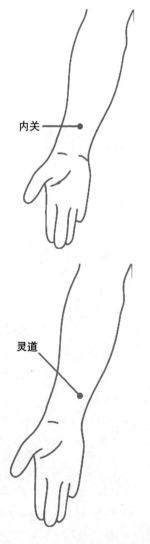

内关

灵道

养周期，间隔 2 ～ 3 日再进行下个调养周期，如此坚持揉按可预防或减少心绞痛发作。

◎ **点按至阳穴**

至阳穴为督脉的经穴，位于后背正中线，在第 7 胸椎棘突下凹陷中。中医认为，冠心病心绞痛是由于心气不足，心阳不振，导致气滞血瘀，不通则痛，从而引起心绞痛，治疗心绞痛应以活血化瘀、理气通阳止痛为原则。根据经络学说的观点，心阳走督脉，督脉又有"阳经之海"之称，有总督一身阳经的作用，而至阳穴正是督脉中阳气的焦点。至阳穴调养冠心

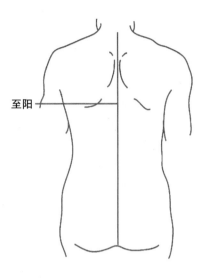

至阳

病正是利用这一反馈机制，通过内脏与经穴的相关联系，激发机体的自我调节功能，起到即刻缓解心绞痛的作用。点按至阳穴具有肯定的预防与调养冠心病心绞痛的功效，在心绞痛发生时立即用拇指点按揉压至阳穴，其压力强度视耐受程度而定，时间持续 3 分钟以上，可缓解疼痛。为了防止心绞痛再次复发，最好每日按压至阳穴 3 ～ 5 次，每次按压 3 分钟以上，通常以 10 日为 1 个调养周期，连续按压 2 ～ 3 个调养周期，以确保疗效。

◎ **掐按郄门穴**

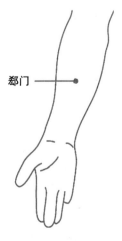

郄门

郄门穴为手厥阴心包经之"郄"穴，位于腕横纹上 5 寸，掌长肌腱与桡侧腕屈肌腱之间，主治心痛、胸痛、呕血、咯血、癫痫等。用两手拇指指峰交替掐按郄门穴，由轻到重，使酸胀感向上臂、胸前扩散。通常每次掐按 1 ～ 2 分钟或掐按到心绞痛缓解为止，可连续应用。此法有助于缓解

心绞痛，每日坚持掐按可减少心绞痛发作。

三、辨证分型按摩法

辨证分型按摩更具有针对性，其调养冠心病的效果较好，适用于病情稳定且较轻的冠心病患者。同时，宜与药物治疗结合应用，以提高疗效。

◎ 寒凝心脉证

【穴位选择】风池、大椎、肺俞、心俞、膻中、鸠尾、内关、神门穴。

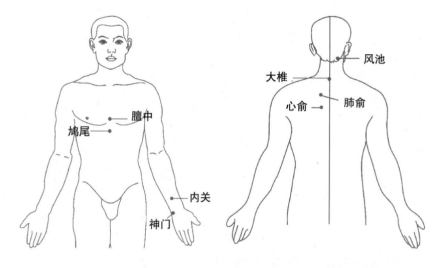

【操作方法】

（1）患者取仰卧位，术者立于患者左侧，先用拇指按揉膻中穴3分钟，至有气感下行为度。

（2）继而从鸠尾开始到两乳间至肩部及上肢内侧，并沿肋间隙向左右分推至腋下，操作3分钟左右。

（3）再以手掌摩揉上腹部1分钟，用双手拇指按揉双侧内关、神门穴，以得气为度。

（4）接着患者取俯卧位，术者立于患者右侧，用柔和的擦法按摩两侧膀胱经，操作2分钟左右。

（5）再用掌根按揉背部督脉及膀胱经，以拇指按揉风池、大椎、肺俞、心俞穴，每穴持续约1分钟。

（6）最后掌推、掌擦背部，以背部发热为度。

◎ 痰浊壅塞证

【穴位选择】肺俞、心俞、膈俞、脾俞、内关、神门、丰隆、膻中穴。

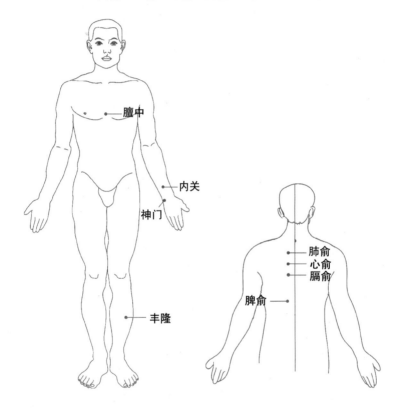

【操作方法】

（1）患者取仰卧位，术者立于患者左侧，双手轻按内关、神门、丰隆穴，每穴持续约1分钟，以得气为度。

（2）继而以掌根按揉前胸及腹部2分钟左右，并用拇指重点按揉膻中穴约2分钟，摩腹2分钟，并擦前胸及腹部，以透热为度。

（3）接着患者取俯卧位，术者立于患者右侧，以柔和的揉法在背部膀胱经操作1分钟，用拇指按揉肺俞、心俞、膈俞、脾俞穴，每穴持续约1～2分钟，以得气为度。

（4）最后用掌推擦背部，以发热为度。

◎ 心血瘀阻证

【穴位选择】 心俞、膈俞、厥阴俞、肝俞、胆俞、膻中、极泉、内关、三阴交、太冲穴。

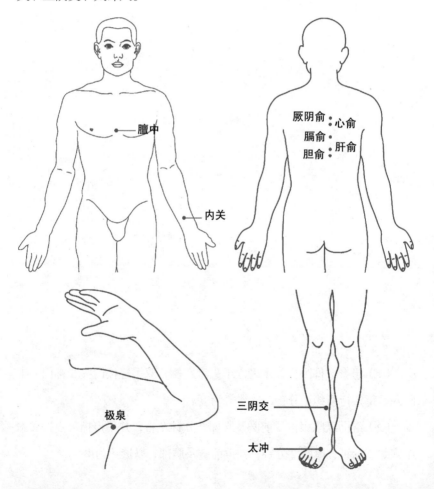

【操作方法】

（1）患者取仰卧位，术者立于患者左侧，左手抬起患者的左臂，右手拇指按压极泉穴约1分钟，至上肢有麻木感，然后放下手臂，双手按揉双侧内关、三阴交、太冲穴，每穴持续约1分钟，以得气为度。

（2）继而推擦胸部至局部发红，再用拇指按揉膻中穴1分钟左右。

（3）接着患者取俯卧位，术者立于患者右侧，以柔和的擦法在背部膀胱经操作1分钟左右，按揉背部1分钟左右，再以拇指按揉心俞、膈俞、厥阴俞、肝俞、胆俞穴，每穴持续约1分钟。

（4）最后用掌推擦背部，以发热为度。

◎ 气阴两虚证

【穴位选择】心俞、膈俞、肾俞、命门、肩井、腰阳关、膻中、中脘、气海、百会、内关、神门、足三里、太溪、涌泉穴。

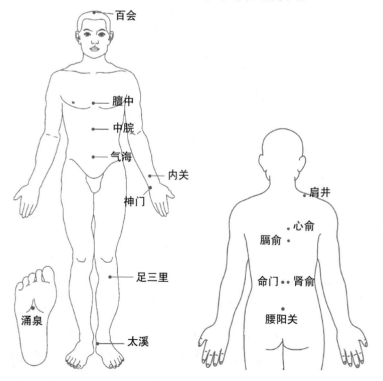

【操作方法】

（1）患者取仰卧位，术者立于患者左侧，用拇指重按百会，轻揉内关、神门、足三里、太溪穴，每穴约1分钟。

（2）用掌根按揉膻中、中脘、气海穴，每穴约1分钟。

（3）用掌摩腹2分钟，并上推腹部5～10次。

（4）接着患者取俯卧位，术者立于患者右侧，以柔和的擦法在腰阳关操作2分钟，然后掌推背部膀胱经、督脉各10次，用拇指按心俞、膈俞、肾俞、命门、腰阳关，每穴持续1分钟。掌擦腰背部，以发热为度。

（5）继而患者取坐位，术者立于患者背后，用拿法拿双侧肩井穴2分钟。

（6）最后术者坐在患者对面，膝上敷一方巾，把患者足部置于腿上，足心向上，用拇指按揉涌泉穴约1分钟，并搓擦足底至发热为度。

◎ 阳气虚衰证

【穴位选择】内关、心俞、膈俞、肺俞、脾俞、合谷穴。

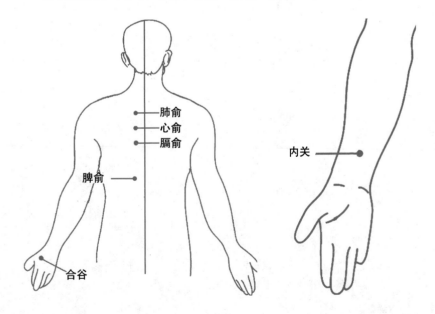

【操作方法】

（1）用右手大拇指按压患者内关穴，用左手大拇指按压患者合谷穴，用力做压放手法，用较轻的手法按揉 2 分钟。

（2）两手拇指沿着肋间隙由内向外推。

（3）循经络在上肢进行拿、捏、揉、摩，并配合点按相关穴位，以发热为度。

四、手部按摩法

手部按摩可以宁心安神，对冠心病起到很好的调养效果。在日常生活中，可以随时随地按摩刺激，可起到调节机体兴奋性、改善冠状动脉供血的作用。

【穴位选择】少泽、少冲、劳宫、内关、十宣、关冲、神门穴。

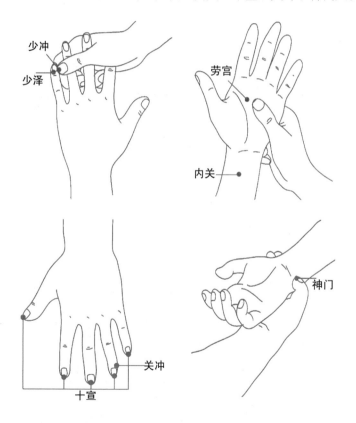

【反射区选择】颈椎、心脏、生殖腺、胸、肾上腺等反射区。

手心反射区图

手背反射区图

1. 颈肩后区　2. 头颈淋巴结

骶椎

骶椎

耳　内耳迷路　肩关节　胸（乳房）　横膈　肘关节　肋骨　膝关节　髋关节　上身淋巴结

眼　小脑、脑干　三叉神经　上、下颌　舌、口腔　颈项　扁桃体　喉、气管　胸部淋巴结　甲状旁腺　肋骨　血压区　下身淋巴结　尾骨

颈椎　胸椎　腰椎

颈椎　胸椎　腰椎

耳　内耳迷路　肩关节　胸（乳房）　横膈　肘关节　肋骨　膝关节　髋关节　上身淋巴结

【操作方法】

（1）发病时重力刺激少泽和少冲穴位，可以有效缓解心绞痛症状。

（2）选取劳宫、内关穴位，以中等力度用掐点等手法刺激该穴位。

（3）选取十宣、关冲、神门穴位，分别对其进行揉掐刺激，再对其局部进行按摩，逐步扩大按摩范围。

（4）在手背上的颈椎反射区推 90 ～ 100 次。

（5）在手背上的心脏反射区捏拿 5 ～ 8 分钟。

（6）用大拇指平推手心上的脏腑线 200 次。

（7）用大拇指平推手心上的生殖腺反射区 200 次。

（8）用大拇指点、揉捏无名指内侧的肺点 5 ～ 8 分钟。

（9）用大拇指点、揉捏中指内侧的心点 5 ～ 8 分钟。

（10）在手背上的胸反射区捏拿 5 ～ 8 分钟。

（11）在手心上的肾上腺反射区点按 90 ～ 100 次。

（12）捏拿指尖部位的头部各反射区各 5 ～ 8 分钟。

【注意事项】 通过上述的刺激手法每周至少刺激按摩 2 次，每次 15 分钟。只要持之以恒，一定会取得显著效果。但是，需要特别注意的是，如果刺激的力度不够大、不够疼则是毫无效果的。为此，我们可以利用一下身边的小器具。手掌心的"胃、心、大肠区"可用塑料制的发卡或纸夹子夹住，以达到刺激的效果。需要注意的是，金属制品刺激得太疼，应尽量避免使用。

五、足部按摩法

足部有十二经脉中的足阳明胃经、足太阳膀胱经、足少阳胆经、足太阴脾经、足厥阴肝经、足少阴肾经循行。足部也是足三阴、足三阳经脉的根部、本部所在部位，其经脉的五腧穴、原穴、八脉交会穴多分布于足。足部按摩就是通过双足的经穴、足反射区施以按摩手法，刺激双足穴区，达到调整脏腑虚实、疏通经络气血、预防或调养某些疾病的目的。冠心病患者可以针对足底的反射区进行按摩，调养保健两不误。

【穴位选择】 太溪、涌泉穴。

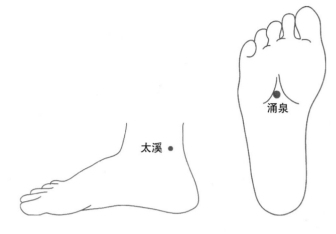

【反射区选择】 小肠、腹腔神经丛、肾、肾上腺、输尿管、膀胱、胰腺等反射区。

【操作方法】

（1）在足底的小肠反射区上按压 5 ～ 8 分钟。

（2）在足底的腹腔神经丛反射区上按压 5 ～ 8 分钟。

（3）在足底的肾反射区上用大拇指平推 5 ～ 8 分钟。

（4）在足底的肾上腺反射区上用大拇指平推 5 ～ 8 分钟。

（5）在足底的输尿管反射区上用大拇指平推 5 ～ 8 分钟。

（6）在足底的膀胱反射区上用大拇指平推 5 ～ 8 分钟。

（7）用大拇指平推足背部外侧 5 ～ 8 分钟。

（8）用大拇指端点按脚踝部

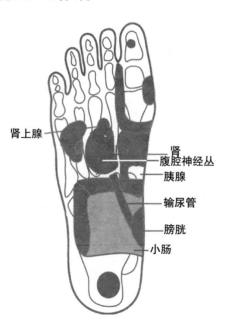

位的太溪穴 5 ～ 8 分钟。

（9）在足底的胰腺反射区上用大拇指点按 5 ～ 8 分钟。

（10）用大拇指平推、压足底的涌泉穴 5 ～ 8 分钟。

（11）用大拇指按揉第二足趾和第三足趾，并旋转足趾 50 ～ 60 次。

（12）用手掌推擦足底正中线 250 ～ 300 次。

【注意事项】

在进行足部按摩法时，应当注意如下事项。

（1）心脏病、糖尿病、肾脏病患者，按摩时间每次不宜超过 15 分钟。有严重心脏病、肝功能异常者，应配合其他方法。

（2）按摩后 30 分钟内必须喝温开水 300 ～ 500 毫升或以上，严重心力衰竭、肾脏病、水肿患者喝水不宜超过 150 毫升。

（3）对于急性心肌梗死患者，病情不稳定者和严重肾衰竭、心力衰竭者，不宜采取足部反射区按摩法。因为足部按摩刺激可能引起强烈反应而使病情恶化，因此，必须加以注意。

（4）饭后 1 小时内不宜按摩，以免对胃产生不良刺激。另外，患者在大怒、大悲、大恐等情绪波动、精神紧张和身体疲劳时均不宜进行，需待情绪稳定，体质正常时再做。洗澡后 1 小时内也不应进行按摩。

（5）按摩时，患者如有表情异常、无法忍受疼痛，以及严重出汗、虚脱等现象时，应及时调整按摩节奏与力度。出现休克时，要立即停止按摩，这时可让患者取头低足高卧位，针刺或按压人中、合谷、内关等穴，观察心率、血压的变化，一般静卧休息 30 分钟，即可恢复正常，切勿惊慌失措而使患者精神紧张。

足部按摩有哪些禁忌证？

（1）妇女在月经或妊娠期间应避免使用足底按摩，以免引起子宫出血过多或影响胎儿健康。

（2）因足底按摩有促进血液循环的作用，所以对脑出血、内脏出血及其他原因所致的严重出血病患者，不能使用，以免引起更大的出血。

（3）对那些严重肾衰、心衰、肝坏死等危重患者，足底按摩的刺激可引起强烈的反应，甚至使病情恶化，故必须慎用。

（4）对于肺结核活动期的患者，不能应用，以免结核菌随血行散播，导致弥漫性、粟粒性结核的严重后果。

（5）对于频发心绞痛患者，应嘱患者绝对卧床休息，并尽量妥善送医院就医，绝不能滥用足底按摩。

（6）高热、极度疲劳、衰弱、长期服用激素、脚部病变不适用于按摩的患者，不能使用。

六、耳穴按摩法

耳穴是指分布在耳郭上的腧穴，也是人体各部分的生理病理变化在耳郭上的反应点。对耳穴进行按摩刺激，可对相应身体各部位起到调理的作用。耳穴在耳郭的分布有一定规律，犹如一个倒置在子宫中的胎儿，头部朝下臀部朝上。其分布的规律是，与面颊相应的穴位在耳垂；与上肢相应的穴位在耳舟；与躯干相应的穴位在耳轮体部；与下肢相应的穴位在对耳轮上、下脚；与腹腔相应的穴位在耳甲艇；与胸腔相应的穴位在耳甲腔；与消化管相应的穴位在耳轮脚周围等。

初次选取耳穴按摩时，医生常有"男左女右"的习惯。患者在应用时可不拘于此，双侧轮流交替使用。

【反射区选择】心脏点、交感、心、小肠、胸、神门、肝等反射区。

【操作方法】

（1）在心脏点挤按80～100下。

（2）在交感穴上挤按 80 ～ 100 下。

（3）在心反射区挤按 80 ～ 100 下。

（4）在小肠反射区上揉压 150 ～ 200 下。

（5）在胸反射区上揉压 150 ～ 200 下。

（6）在神门穴上挤按 80 ～ 100 下。

（7）搓摩耳郭 5 ～ 8 分钟。

（8）在耳背肝穴上掐压 100 ～ 150 下。

（9）掐压皮质下 100 ～ 150 下。

（10）在耳屏尖上掐压 100 ～ 150 下。

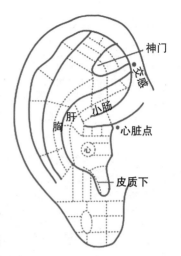

【注意事项】 患者在选取穴位时，可先大体进行定位，然后一手捏住耳郭，另一手持火柴头在大致定位区域慢慢按压探寻，按压最敏感的点即是预防与调养用点。

❤ 爱心小贴士

耳穴按摩有哪些禁忌证？

（1）孕妇40日至3个月者，不宜按摩；5个月后可轻刺激，不宜用子宫、卵巢、内分泌等相关穴位，有习惯性流产者禁用耳穴按摩法。

（2）有严重心脏病者不宜使用耳穴按摩法，更不能刺激过强。

（3）外耳患有病症的人，如湿疹、溃疡、冻疮破溃时，不宜耳穴按摩，可先治疗外耳疾患，待耳郭皮肤病变治愈后，再行按摩。

第二节　指　压

指压是用手在患者身体的特定部位或适当的穴位上，运用一定指力的刺激而治疗疾病的一种方法。它以中医经络学说为指导，以针灸取穴原则为依据，以手代针，通过对相应穴位的压、掐等手法所产生的如针感、得气效果，达到调和气血、疏通经络、补虚泻实、散瘀解肌、驱邪除病的目的。

指压是适用范围甚广的民间调养法之一，因其具有不用器具、不用药物、操作简单、易懂易学、不花钱、见效快、疗效好的特点，便于患者及其家属掌握使用，因而深受人们的欢迎。

一、指压的常用手法

指压的常用手法有压法、掐法、揉法、补法和泻法。一般来说，身体虚弱的患者大多宜用压法，属补法；反之，身体强壮的患者或急性疾病，大多宜用掐法，属泻法。

◎ 压法

压法是用食指或拇手屈曲成尖状的第一指关节压在穴位上不断地点压。

◎ 掐法

掐法是用拇指指甲深掐在穴位上，并稍微用力，频频摇动手指，以加强刺激量。

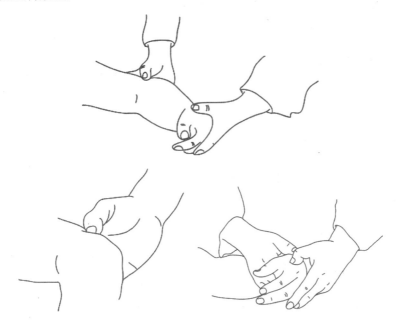

◎ 揉法

揉法是在穴位上用指腹或手掌轻轻揉按。揉法在指压法中很少单独应用，一般多在操作完成后配合使用。

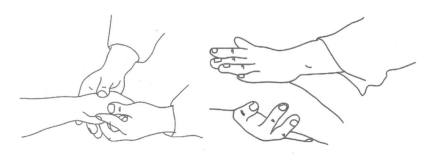

◎ 补法

补法是在选定的穴位上用拇指尖稍微用力点压的轻刺激，适用于虚证。

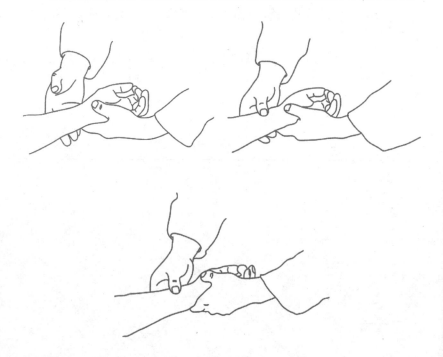

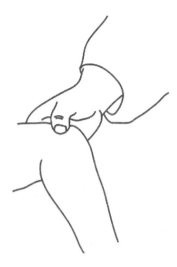

◎ 泻法

泻法是经股间或肌肉丰厚处或皮肤敏感部位的穴位上用重力点压不动的方法，适用于实证。

二、指压的操作方法

一般情况下，指压都是用拇指按压穴位，只有在预防与调养面部和腹部疾病时才用其他手指或以掌代指。

◎ 拇指法

先将手臂自然的弯曲，再将拇指充分伸直，然后将拇指的指腹或指尖压在穴位上，渐渐加重压力。

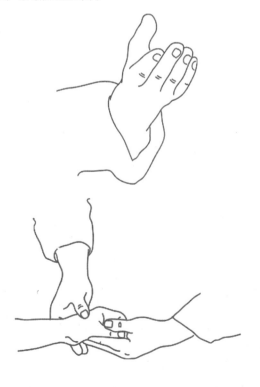

◎ 手掌法

手掌法是用手掌代替手指按压的方法。

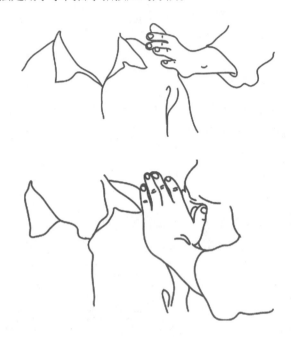

◎ 代指法

有时用手指或手掌按压效果不好，或力度不够，亦或按压面积太小，而需用其他物品来代替手指或手掌进行按压，这种方法就是代指法。

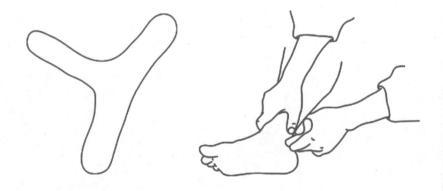

◎ **手指重叠法**

先将一手拇指弯曲，并置于穴位上，再将另一手拇指按于其上，进行按压。

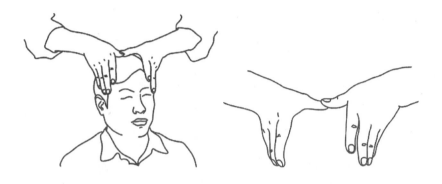

◎ **其他手指法**

用其他手指的指腹或者稍上的部位，轻轻地置于穴位上按压。

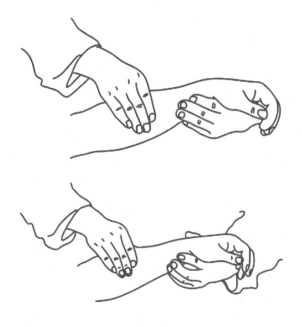

三、指压的操作要领

这里介绍的基本操作要领，也就是指压手法应用于身体各部位时的基本规律、基本要求，对其掌握的如何，直接影响到手法的效果。

◎ 头部

按压头部时需将拇指充分弯曲，以指关节置于穴位上，用中等力量以垂直方向按压 10 秒钟。

拇指做圆锥状，以五指指尖为触面，分别在前额部、头顶部、头侧部、后头部用中等力量，以垂直方向，按压 5 秒钟后，迅速将手抽回。

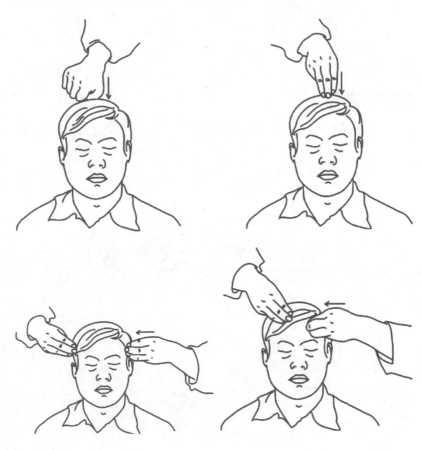

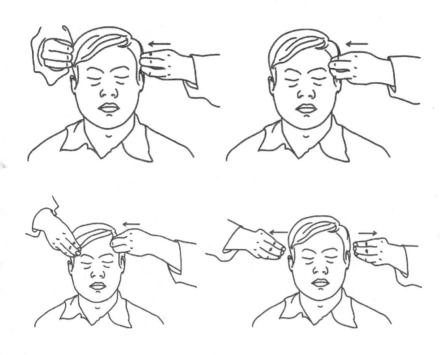

◎ **面部**

　　指压眼球上下左右的穴位时，须将中指指腹置于上下眼睑的相应部位。指压上眼睑时，须将力量往下压，轻压 15 秒。

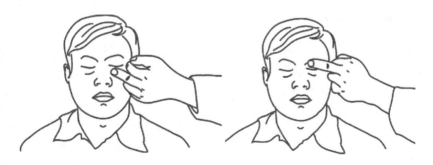

指压下颌时，须将拇指置于下颌的下方，食指、中指的指腹置于下颌的上方，三指同时以一般的力量按压 15 秒钟。

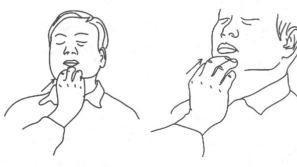

指压面颊上的穴位时，须将五指做圆锥状，以五指指尖为触面，置于脸的中央，稍用力向外侧按压 5 秒钟后，迅速将手抽回。

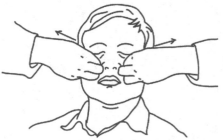

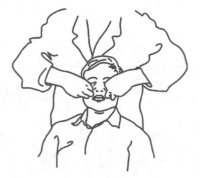

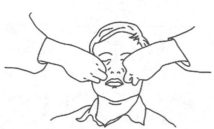

指压胸锁乳突肌时，须将拇指充分弯曲，指尖置于其肌外侧的穴位上，轻柔缓慢地按压 15 秒钟。

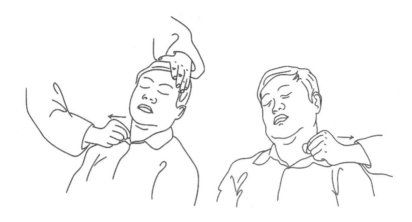

指压颈窝的凹陷点时，须将左右拇指充分弯曲，且交叉成十字形，以中等力量，朝头顶方向按压 10 秒钟。

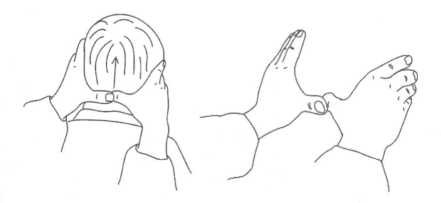

指压颈窝凹陷处左右旁开处的穴位时，须将左右拇指充分弯曲，以指尖置于穴位上，用中等力量按压 10 秒钟。

指压第三颈椎点或第五颈椎点时，须将左右拇指充分弯曲之后，指尖置于穴位上，以中等力量按压 10 秒钟。

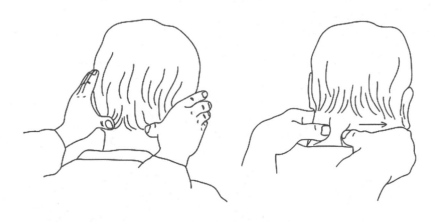

◎ 肩部

指压三角肌前中央点时，须将拇指充分弯曲后置于穴位上，以中等力量按压 10 秒钟。

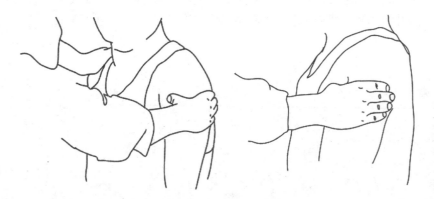

指压三角肌后中央点时，须将拇指充分弯曲后置于穴位上，以中等力量按压 10 秒钟。

指压肩根点时，须将拇指充分弯曲后置于穴位上，以中等力量按压 10 秒钟。

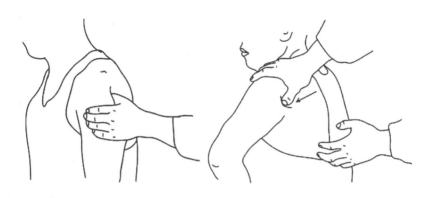

指压肩部中央点时，须将拇指充分弯曲后置于穴位上，以中等力量按压 10 秒钟。

◎ 上肢

指压手臂内侧时，须将拇指充分弯曲，置于穴位之上，以中等力量按压 10 秒钟。

指压三角肌下缘时，须将拇指充分弯曲，以第二关节置于穴位上，用中等力量按压 10 秒钟。

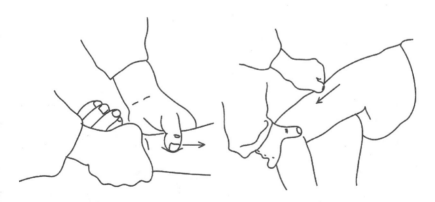

指压肱二头肌时，须用拇指与其他四指夹住欲压的部位，用中等力

量分别在上、中、下三点各按压 10 秒钟。

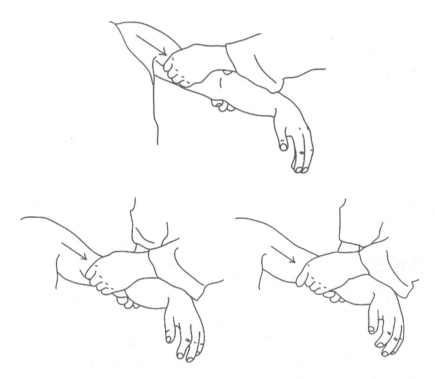

　　指压桡侧及尺侧的穴位时，须将拇指充分弯曲，以指尖或指腹置于穴位上，用中等力量按压 10 秒钟。

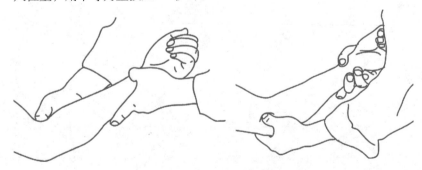

　　指压腕部的穴位时，须将被指压者的手掌稍微伸直，施术者将拇指充分弯曲，以指尖或指腹置于穴位上，用中等力量按压 10 秒钟。

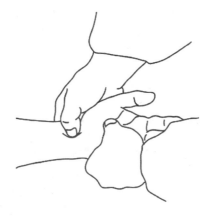

指压掌上的穴位时，须将拇指充分弯曲，以指尖或指腹置于穴位上，用中等力量按压 10 秒钟。

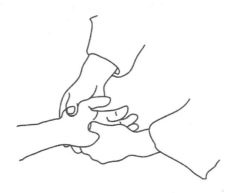

◎ 手部

指压指关节侧面时，须以指尖或指腹于食指的指纹部夹住两侧的穴位，用中等力量按压 10 秒钟。

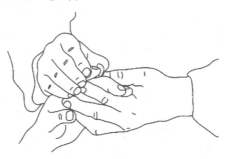

指压指关节的穴位，须以拇指指尖或指腹与食指的指纹部上下按住穴位，用中等力量按压 10 秒钟。

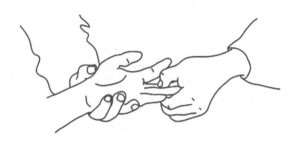

◎ 背部

指压第七颈椎点、第十胸椎点和第十一胸椎点时，须将两手拇指充分弯曲，同时以指尖或指腹置于穴位上，用中等力量，朝脊椎方向按压 10 秒钟。

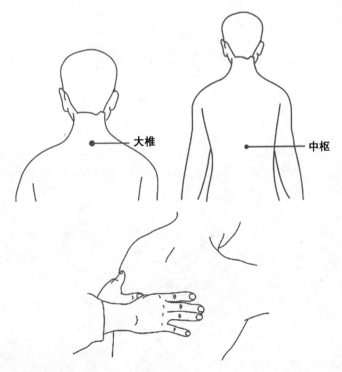

大椎

中枢

指压第二至第四腰椎点时，须将两手拇指充分弯曲，同时以指尖或指腹置于穴位上，用中等力量，朝脊椎方向按压 10 秒钟。

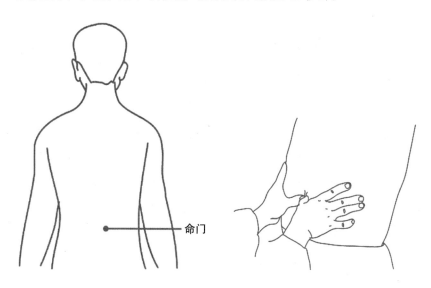

命门

指压臀中央和臀中央上下左右各 4 厘米的穴位时，须将拇指充分弯曲，同时以指尖或指腹置于穴位上，用中等力量按压 10 秒钟。

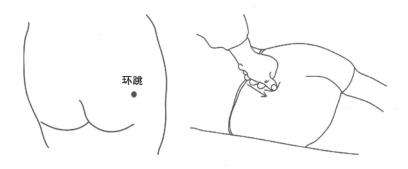

环跳

指压大转子点或臀部与大腿相接的穴位时，须将拇指充分弯曲，同时以指尖或指腹置于穴位上，用较大的力量按压 10 秒钟。

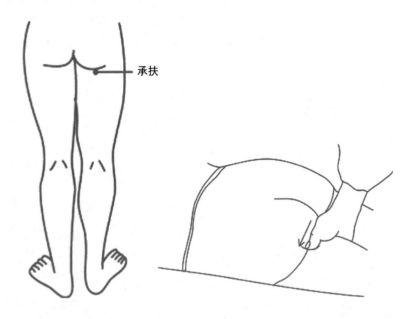

承扶

◎ 胸部

胸骨两侧可分开或同时进行指压，指压时须将拇指充分弯曲，以指尖或指腹置于穴位上，用中等力量按压 10 秒钟。

指压乳房周围的穴位时，须将五指略张开，呈圆锥状置于穴位上，轻柔、缓慢的加大力量，沿向上的方向抓起，然后轻轻放开。

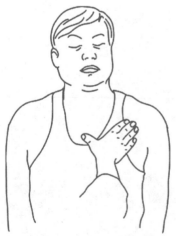

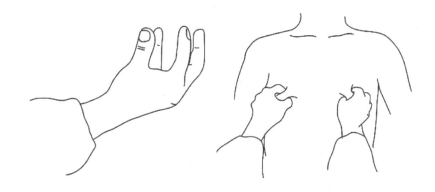

◎ 腹部

指压下腹部的穴位时，须将两手拇指充分弯曲，分别置于左右侧腹部，轻柔、缓慢的按压 15 秒钟。

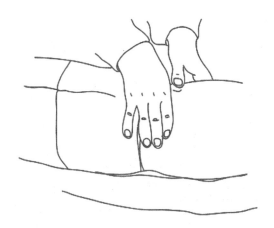

◎ 下肢

指压大腿上的穴位时，须将拇指的关节置于穴位上，用中等力量按压 10 秒钟。

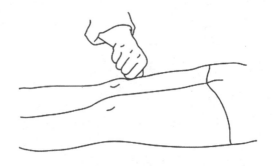

　　指压膝关节髌骨四周的穴位时，须将五指略张开，以五指分按膝盖髌骨四周，用中等力量向中心部位按压 10 秒钟。

　　指压小腿前部穴位时，须将两手拇指呈十字形重叠，用中等力量按压 10 秒钟。

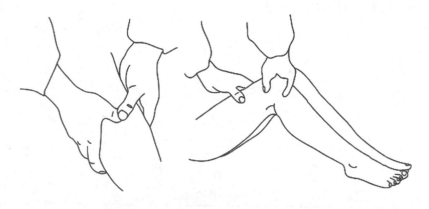

　　指压小腿和趾骨间的穴位时，须将拇指充分弯曲，以指尖或指腹置于穴位上，用中等力量按压 10 秒钟。

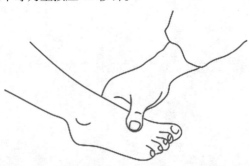

指压跟腱上的穴位时，须用拇指和食指的指纹部抓住跟腱，以中等力量按压 10 秒钟。

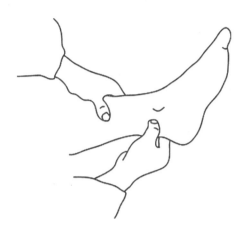

四、冠心病调养常用指压方法

日常指压时，弹拨、掐法的力度可重；推、按法的力度宜轻。操作后，心绞痛患者的病情一般会减轻。

◎ **方法一**

【穴位选择】 天泉、内关、外关、心俞、劳宫、合谷、郄门、曲泽穴，及眼球、颈动脉窦反射区。

【操作方法】

（1）当自觉心脏功能不正常、胸部不舒服时，立即用拇指按压郄门穴 3 ~ 5 分钟，休息 1 ~ 2 秒钟，反复按压 3 ~ 5 次即可。另外，还可以对天泉、曲泽、内关、心俞穴施行按压，方法自定。

（2）当自觉心脏搏动很厉害时，应当采取以下措施。① 对掐内、外关穴，用力按压合谷穴，等到心率减慢时再用较轻手法按揉 2 分钟，以巩固疗效。② 用手指按压两侧眼球，每次 20 ~ 30 分钟。③ 用拇指按压颈部一侧的颈动脉窦，每次按压 20 ~ 30 秒钟。按压一侧无效时，再按压另一侧。

【应用】 适用于心脏病患者。

◎ 方法二

【穴位选择】 合谷、中脘、肋间、腋下、内关、气海、关元、心俞、肺俞、膈俞、风门、膻中、三阴交、尺泽、手三里穴。

【操作方法】

（1）有心绞痛预感时，可立即按压或掐合谷穴。

（2）心绞痛急性发作时，立刻对膻中、中脘两穴加以按揉，可以加速病情缓解。

（3）当心绞痛发作得到控制后，可先对肋间加以揉搓，接下来再按揉腋下区，最后点按内关穴。

（4）当心绞痛发作后胸闷严重时，应在点内关穴的同时，以膻中穴为中心加以按揉。

（5）在冠心病心绞痛缓解期间，患者可以自我按压胸腹部的膻中、中脘、气海、关元穴，背部的心俞、肺俞、膈俞、风门穴，下肢的三阴交穴，上肢的手三里、尺泽穴。按压这些穴位，可以不分顺序，只要都按揉到即可，每次按揉时间长短不限，只要有酸胀感即可，每日早、晚各1次，应当长期坚持。

【应用】 适用于冠心病和冠心病心绞痛患者。

五、缓解心绞痛的指压方法

不要完全依赖指压急救，它只可部分缓解心绞痛发作等紧急情况。冠心病患者应当在平时坚持进行指压法调养，这样可以有效地预防冠心病心绞痛的发作。

◎ 方法一

【穴位选择】 合谷、内关、膻中、鸠尾、中脘、气海、中极、曲骨、地机、隐白、天枢等穴。

【操作方法】

（1）用手指捏住患者肩胛部肌肉，用力反复弹拨，可以使患者疼痛减轻或消失。

（2）用手指深掐合谷、内关、地机、隐白穴。

（3）从天突穴开始，沿任脉循行路线自上而下推揉，反复多次，并且在推揉过程中对相应穴位（如膻中、鸠尾、中脘、气海、中极、曲骨等穴）加以重点按压。

（4）点按天枢穴。

【应用】 适用于心绞痛急性发作患者。

◎ **方法二**

【穴位选择】 内关、合谷。

【操作方法】 当突然发生心绞痛时，可以用自己的右手拇指指甲，用劲点切左内关穴，点至疼痛消失为止，另外也可配合点合谷穴。

【应用】 适用于冠心病心绞痛急性发作患者。

六、指压的注意事项

◎ **选准穴位**

患者取坐位或卧位暴露出局部皮肤，一次只宜选出 1 ～ 3 个穴位，不宜太多。

◎ **手法和时间要适度**

指压时间一般不宜过长，压法和补法以每一个部位不超过半分钟为宜，掐法和泻法以一分半钟为宜。手法要求虚轻实重，时间要求虚短实长。

要根据患者体质和患病时间长短及病情轻重的不同而运用相应手法进行调养。腹部应慎用本法，因为腹腔是体内脏器所在，以免压伤，如果应用，也要注意手法和力度，要随时注意观察患者的面部表情和面色的变化。如果不是昏迷的患者，应及时询问患者的感觉，如出现异常情况，应及时调整手法或改换穴位，或中止手法。如患者出大汗、面色苍白，可能是手法过重所致，应立即按调养晕针、昏倒的穴位，如十宣、劳宫、人中等，采用掐、压法急救。

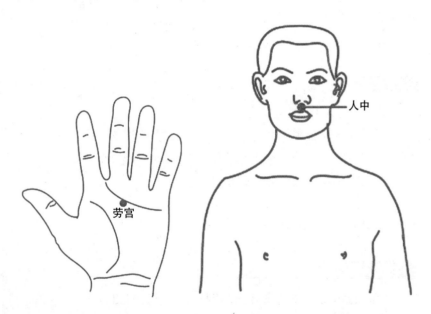

劳宫　人中

◎ 熟练操作手法

为不断提高调养效果，平时要多练习腕力和指力，熟练操作手法，术时运用自如才能达到预期的效果。

◎ 修整指甲

术者指甲要注意修整圆滑，指甲不宜过长或过短，过长容易刺伤皮肤，过短又会影响效果。同时，指甲部分要及时洗净，保持清洁，还要保持温暖，如寒凉天气，可先用温热水浸洗双手，提高手温。

◎ 慎用者

凡高热、急性传热病以及皮肤病的患者，应慎用指压法。

第三节　拔　罐

拔罐是以一系列特制的罐、筒等为工具，采用燃烧或抽吸等方法，排除罐内空气形成负压，使之吸附在人体表面穴位或欲调养部位上，对局部皮肤形成吸拔刺激，造成体表局部充血或瘀血，并以此调养疾病的一种物理方法。拔罐具有器具简单、操作简便、易学易懂、无痛无毒、疗效迅速、适用面广泛等特点，深受临床医生和民间百姓的喜爱，尤其适合家庭医疗保健和自我保健者自学自用。

根据中医学理论，在人体一定部位拔罐可疏通经络，活血散瘀，吸毒排脓，并能通过经络的内外连通作用，起到调节全身机能、平衡阴阳、扶正祛邪的作用。现代研究证实，拔罐通过机械和温热刺激，除了可以改善皮肤的呼吸和营养，有利于汗腺和皮脂腺的分泌等局部作用外，还有全身调节功能，能兴奋调节中枢神经系统，增强人体免疫功能，改善血液循环。对于冠心病患者来说，拔罐能疏通全身经络，调节胃肠道、调节内分泌、促进身体康复。

一、常用的拔罐方法

拔罐方法的选择直接影响拔罐的效果。根据患者的体质、年龄、性别、病情等方面的情况掌握好负压的大小，是拔罐的关键。冠心病患者常用的拔罐方法有闪火法、抽气法、水罐法、走罐法。

◎ 闪火法

闪火法是拔罐法的重要操作方法之一。是利用燃烧时消耗罐中部分氧气，并借火焰的热力使罐内的气体膨胀而排除罐内部分空气，使罐内气压低于外面大气压（即负压），借以将罐吸着于施术部位的皮肤上。其吸拔力的大小与罐具的大小和深度、罐内燃火的温度和方式、扣罐的时机与速度及空气在扣罐时再进入罐内的多少等因素有关。如罐具深而且大，在火力旺时扣罐，罐内热度高，扣罐动作快，下扣时空气再进入罐内少，则罐的吸拔力大；反之则小。可根据调养需要灵活掌握吸拔力。

操作时一手持点火工具并将其点燃，另一手持火罐，将投火工具伸入罐内并迅速抽出，然后迅速拔在需拔部位上。

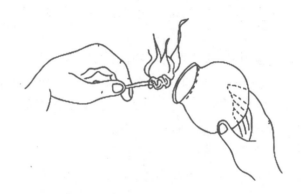

◎ 抽气法

先将备好的抽气罐紧扣在需拔罐的部位上，用抽气筒将罐内的空气抽出，使之产生所需负压，即能吸住，此法适用于任何部位拔罐。

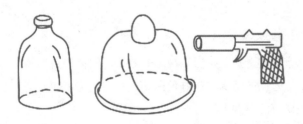

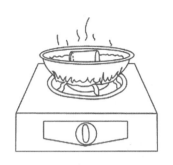

◎ 水罐法

水罐法是利用热水使罐内空气升温，形成负压，使罐吸附在皮肤上的方法。在使用时，应将罐上的水珠擦干或甩净，以免热水珠烫伤皮肤。水罐法的操作方法主要有水煮法和蒸气法。

（1）**水煮法** 就是先将完好无损的竹罐放在铝锅内煮沸1～3分钟，然后用镊子将罐口朝下夹出来，把水甩干净，或迅速投入另一手持的毛巾中，把水吸干；立即扣在需要拔罐的部位上，即可吸附于皮肤之上。此法是民间常用的方法之一。

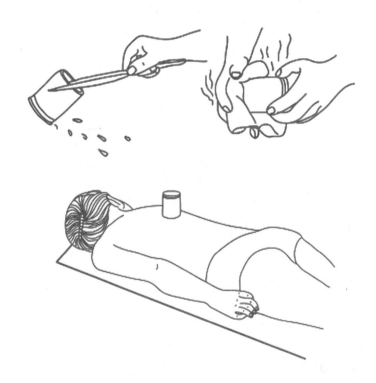

（2）**蒸气法** 一般要先将水壶放在旺火上，将壶内水煮沸，使水蒸气从壶嘴喷出，然后用竹罐口对准喷气口1～2秒钟取出，迅速扣在需

拔的部位上，即可吸附于皮肤之上。此法操作简便安全，但在使用时，一定要注意不能使罐口在喷气口待太久，以免温度过高，烫伤皮肤。

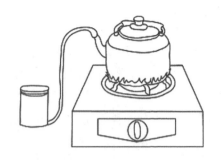

◎ **走罐法**

走罐法也称推罐法、拉罐法、行罐法，应选择口径比较大的火罐。一般要在拔罐前，先在所拔部位的皮肤或罐口上，涂上一层凡士林、板油等润滑油作为介质，再以闪火法或滴酒法将罐吸拔于所选部位的皮肤上；然后，用右手握住罐子，以左手扶住并拉紧皮肤，在向上、下或左、右需要拔的部位往返推动，直至所拔部位的皮肤出现潮红或瘀血时，将罐起下。本法多用于肌肉丰厚部位，如胸背、腹部、大腿等面积较大的部位。常用于缓解麻痹、肌肉萎缩、神经痛、风湿痹痛和跌打损伤之疼痛等症。

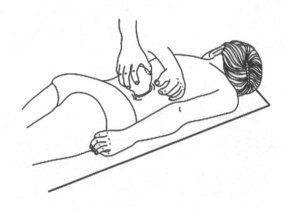

二、辨证拔罐法

◎ **寒凝心脉证**

【穴位选择】 心俞、厥阴俞、内关、巨阙、大陵、关元穴。

【操作方法】 患者取俯卧位，取口径适合的火罐，用闪火法在心俞、厥阴俞穴拔罐 5 ~ 10 分钟；再令患者取仰卧位，同前法在内关、巨阙、大陵、关元穴拔罐 5 ~ 10 分钟。内关、大陵穴拔罐要用小口径的玻璃罐。

◎ 心血瘀阻证

【穴位选择】 心俞、膈俞、巨阙、膻中穴。

【操作方法】 患者取俯卧位，取口径适合的火罐，用闪火法在心俞、膈俞穴拔罐 5 ~ 10 分钟；再让患者取仰卧位，用前法在巨阙、膻中穴拔罐 10 分钟。每日 1 次，5 次为 1 个调养周期。

◎ 痰浊壅塞证

【穴位选择】 中脘、风池、丰隆、心俞穴。

【操作方法】 患者取俯卧位，取适合口径玻璃罐，用闪火法在双侧风池、心俞穴拔 5 ~ 10 分钟；再令患者取仰卧位，同前法在中脘、丰隆穴拔罐 5 ~ 10 分钟。每日 1 次，5 次为 1 个调养周期。

◎ 气阴两虚证

【穴位选择】 三阴交、太溪、心俞、厥阴俞、内关、巨阙、膻中穴。

【操作方法】 患者取俯卧位，取适合口径罐，用闪火法在双侧心俞、双侧厥阴俞穴拔罐 5 ~ 10 分钟；再令患者取仰卧位，同前法在三阴交、太溪、内关、巨阙、膻中穴拔罐 5 ~ 10 分钟。隔日 1 次，5 次为 1 个调养周期。

◎ 阳气虚衰证

【穴位选择】 膻中、内关、心俞穴。

【操作方法】 患者取仰卧位，取口径适合的玻璃罐，用闪火法在膻中和双侧内关穴拔罐 10 分钟；再令患者取俯卧位，同前法在双侧心俞穴拔罐 10 分钟。每日 1 次，5 次为 1 个调养周期。

三、保健拔罐法

◎ 膀胱经走罐法

膀胱经被历代医家喻为人身之"藩篱"，即身体的篱笆墙，足见其预防功效。经常在背部沿着膀胱经走罐可很好的刺激经络，活血行气，强身健体。

【穴位选择】背部膀胱经。

【操作方法】患者取俯卧位，裸露背部。先在背部涂适量按摩乳，取大口径玻璃罐用闪火法将罐吸拔在一侧肩胛处，以手握住罐底，稍向上倾斜，即推动方向的后边着力、前边提起，慢慢向前推动，方向可循足太阳膀胱经由上而下，至腰部后推移到对侧，再循经由下而上。如此使吸拔在皮肤表面的罐来回推拉移动，至皮肤潮红为度。隔日 1 次。

◎ 足三里拔罐法

足三里是人体强壮要穴，经常给予刺激，可提高机体免疫力。

【穴位选择】足三里穴。

【操作方法】患者取坐位，取小口径的玻璃罐用闪火法吸拔在足三里穴上，留罐 10 分钟，每日 1 次，双侧穴位交替拔罐。

四、拔罐的注意事项

（1）拔罐时因要暴露体表皮肤，故需注意保暖，防止受凉。

（2）初次拔罐及体弱、易紧张、年老等易发生意外反应的患者，宜选小罐具，且拔的罐数要少，宜用卧位。随时注意观察患者的面色、表情，以便及时发现和处理意外情况。若患者有晕罐征兆，如头晕、恶心、面色苍白、四肢厥冷、呼吸急促、脉细数等症状时，应及时取下罐具，使患者平卧，取头低脚高体位。轻者喝些开水，静卧片刻即可恢复；重者可针刺百会、人中等穴位以醒脑开窍。

（3）拔罐以肌肉丰满、皮下组织丰富及毛发较少的部位为宜。皮薄肉浅、五官七窍等部位不宜拔罐。前 1 次拔罐部位的罐斑未消退之前，不宜再在原处拔罐。

（4）拔罐动作要稳、准、快，可根据病情轻重及患者体质的不同情况灵活掌握吸拔力的大小。一般来说，罐内温度高、扣罐速度快、罐具深而大，吸拔力则大；反之则小。若吸拔力不足则要重新拔，吸拔力过大可按照起罐法稍微放进一些空气。

（5）拔罐部位肌肉厚，如臀部、大腿部，拔罐时间可略长；拔罐部位肌肉稍薄，如头部、胸部，拔罐时间宜短。气候寒冷，拔罐时间可适当延长；天热时则相应缩短。

（6）拔罐时，患者不要移动体位，以免罐具脱落。拔罐数目多时，罐具间的距离不宜太近，以免罐具牵拉皮肤产生疼痛或因罐具间互相挤压而脱落。

（7）拔罐后若出现小水疱，可不做处理，注意防止擦破，任其自然吸收；也可用酒精消毒后，敷盖消毒干敷料。

（8）有出血倾向者，或患出血性疾病者，禁忌拔罐；身体状态不佳，如过度疲劳、过饥、过饱、过渴时，不宜拔罐。

第四节　刮　痧

刮痧是以中医皮部理论为基础，利用边缘光滑的工具如动物角质、石片、瓷器、竹木片、硬币，或用手、麻线、棉线等蘸取润滑剂在施术部位体表反复刮拭，使皮下出现充血或瘀血的红、紫、黑色痧斑，以达到疏通经络、活血化瘀之目的。这种方法操作简便安全、易学易用、经济有效、适用证广泛，能快速提高人体新陈代谢，全面激发机体抵抗力。因此，刮痧以其独特的优势在预防和调养人体疾病方面发挥了巨大的功效。经常刮痧能达到舒筋活络，调整经气，解除疲劳，增加免疫力的功效。由于刮痧是从调节全身入手，所以在调养冠心病方面疗效比较显著。

一、刮痧板的应用

刮痧板是刮痧的主要器具，冠心病患者日常刮痧可选择具有发散行气、清热解毒、活血化瘀作用的水牛角刮痧板。刮痧板的薄面用于人体平坦部位的调养刮痧，凹陷的厚面用于保健刮痧，半凹陷的一侧用于刮按脊柱部位及四肢的手指、足趾等部位，钝圆的四角则用于按压经脉、穴位、疼痛敏感点等部位。

◎ 持板法

操作时一手横握刮痧板，刮板一底边横靠手心部位，拇指与另四指分别置于刮板两侧，手指弯曲，做到手感自如、用力适中、运板灵活。

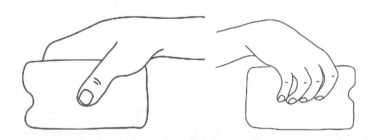

◎ 刮拭角度

刮痧板与刮拭方向保持 45° 至 90° 进行刮痧。用力要均匀，由上而下或由中线向两侧刮拭。调养病症时用刮板薄的一侧刮拭，保健强身时用其厚的一侧刮拭。

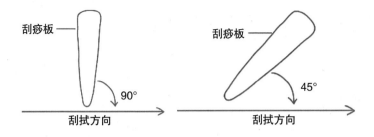

◎ **刮拭方法**

　　一手持刮痧板，蘸上刮痧油，在施术部位按一定方向刮拭，直至皮下呈现痧痕为止。刮拭时手腕要用力，且力度应均匀，同时要根据病情和患者的反应，随时调整刮拭力度，轻而不浮，重而不滞，以患者能耐受为度。

二、刮痧的基本手法

　　常用的刮痧基本手法有面刮法、角刮法、点按法、拍打法、按揉法、厉刮法、长刮法。

◎ **面刮法**

　　一手持刮痧板，刮拭时刮板下缘的三分之一接触皮肤，向刮拭方向倾斜30°～60°，一般为45°，手腕用力向同一方向多次刮拭一定长度。该法适用于人体比较平坦部位的经络和穴位。

◎ **角刮法**

　　用刮板角部在穴位上由上而下刮拭，刮板面与刮拭皮肤呈45°

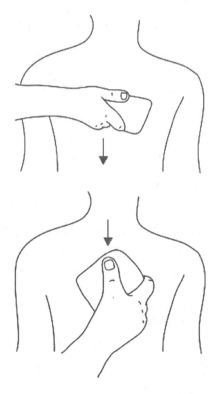

倾斜。该法适用于人体较小面积的刮拭，或体表沟、窝、凹陷处的刮拭。

◎ 点按法

刮板角部与穴位呈90°垂直，由轻到重，逐渐加力按压，片刻后迅速抬起，使肌肉复原，多次重复，手法连贯。该法适用于人体骨骼凹陷处和无骨骼的软组织部位。

◎ 拍打法

拍打前应在拍打部位涂上润滑油，然后用刮板一端的平面拍打体表部位的经穴。该法适用于人体四肢，特别是肘窝和腘窝处，可调养四肢疼痛、麻木和心肺疾病。

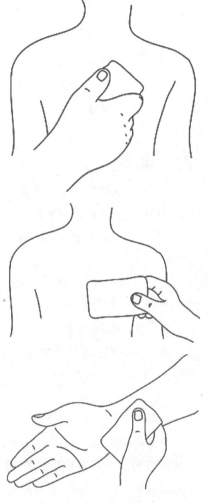

◎ 按揉法

用刮板角部与皮肤呈20°倾斜按压在穴位上，做柔和的旋转运动。刮板角平面始终不可离开所接触的皮肤，速度应较慢，按揉力度应深透至皮下组织或肌肉。该法适用于对脏腑有调节和强壮作用的穴位。

◎ 厉刮法

用刮板角与皮肤呈90°垂直刮拭，刮板始终不可离开皮肤，来回往返刮拭较短长度（约3.5厘米）。该法适用于头部全息穴区。

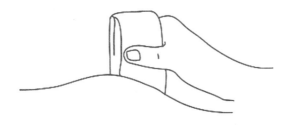

◎ 长刮法

用刮板由上而下循经刮拭，用力应均匀轻柔、平稳和缓、连续不断。刮拭面宜长，一般从肘膝关节部位刮至指（趾）尖。该法适用于对经络进行整体调理和放松肌肉、消除疲劳的保健刮痧。

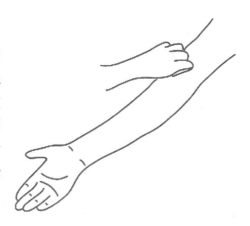

三、刮痧的补泻手法

刮痧的补泻手法有补法、泻法和平补平泻法。补泻作用取决于刮试力量的轻重、速度的缓急、时间的长短、刮拭的方向等诸多因素。选择痧痕点个数少者为补法，选择痧痕点个数多者为泻法。刮试的方向顺经脉运行方向者为补法，刮试的方向逆经脉运行的方向者为泻法。刮痧后加温灸者为补法，刮痧后加拔罐者为泻法。

◎ 补法

（1）**特点** 按压力度小，速度较慢，刺激时间较长。

（2）**功能** 激发人体的正气，使衰退的功能恢复旺盛。

（3）**应用** 适用于年老体弱、久病重病和体形瘦弱之虚证患者。

◎ 泻法

（1）**特点** 按压力度大，速度较快，刺激时间较短。

（2）**功能** 疏泄病邪，抑制功能亢进。

（3）**应用** 适用于年轻力壮、新病急病和体形壮实的患者。

◎ 平补平泻法

也称平刮法，介于补法和泻法之间。常用于日常保健和虚、实两证兼具的患者的调养，应用时应根据患者的病情和体质灵活选择。该法有三种刮拭手法。

（1）按压力度大，速度较慢。

（2）按压力度小，速度较快。

（3）按压力度中等，速度适中。

四、冠心病调养常用刮痧方法

刮痧对缓解和减少心绞痛发作有一定的效果，但在心绞痛发作频繁及程度加重时，应及时采用药物治疗。冠心病心绞痛患者常可在背部心俞、厥阴俞、至阳穴等处可找到敏感点或压痛点，应在这些敏感点或压痛点处重点刮痧。

◎ 方法一

【穴位选择】 颈侧至肩上区，脊柱两侧，胸椎1～7及其两侧，压痛点及胸骨柄区（包括天突穴、膻中穴），前肋间区，肘弯区。

【操作方法】 先刮颈侧至肩上区各1～3行；再在脊柱两侧（从颈椎1到胸椎1、2）轻刮3行；然后刮胸椎1～7及其两侧，共刮7行及点揉压痛点；最后刮胸骨柄区、天突穴、膻中穴、前肋间区及肘弯区。都刮至皮肤出现紫红色斑块或斑点为止。

◎ 方法二

【穴位选择】 厥阴俞、心俞、神堂、至阳、天突、膻中、巨阙、曲泽、内关穴及上肢前侧、足三里、三阴交、太溪穴。

【操作方法】 先刮厥阴俞、心俞、神堂、至阳等穴，点揉天突穴、膻中穴、巨阙穴；然后刮曲泽穴、内关穴及上肢前侧、足三里穴、三阴交穴，点揉太溪穴。都刮至皮肤出现紫红色斑块或斑点为止，点揉每个穴位大约3～5分钟。10次为1个调养周期。

◎ 方法三

【穴位选择】 颈侧至肩上区，胸椎1～7及其两侧，前臂内侧正中线及压痛点。

【操作方法】 先在颈侧到肩上区轻刮3行，再刮胸椎1～7及其两侧，共刮7行，最后刮前臂内侧正中线及点揉压痛点。刮的力度都应中等，刮至皮肤出现紫红色斑块或斑点为止。

五、刮痧后的反应及注意事项

◎ 刮痧后的反应

刮痧后，由于病情不同，刮拭局部可以出现不同颜色、不同形态的痧。皮肤表面的痧的颜色有鲜红色、暗红色、紫色及青黑色。痧的形态有散在的、密集的或斑块状的。湿邪重者多出现水疱样痧。皮肤下面深层部位的痧多为大小不一的包块状或结节状，深层痧表面皮肤隐约可见青紫色。刮痧时，出痧局部皮肤有明显的发热感。

刮痧后大致半个小时，皮肤表面的痧逐渐融合成片，深部包块样痧慢慢消失，并逐渐由深部向体表扩散；12个小时左右，包块样痧表面皮肤逐渐呈青紫色或青黑色，深部结节状痧消退缓慢，皮肤表面的痧也逐渐呈青紫色或青黑色。

刮痧后24～48小时内，出痧表面的皮肤在触摸时有疼痛感，出痧严重者局部皮肤表面微发热。如刮拭手法过重或刮拭时间过长，体质虚弱患者会出现暂时的疲劳反应，严重者24小时内会出现低热，一般休息后即可恢复。

刮出的痧一般 5 ～ 7 日即可消退。痧消退的时间与出痧部位、痧的颜色和深浅有关系。胸背部的痧、上肢的痧、颜色浅的痧及皮肤表面的痧消退较快，下肢的痧、腹部的痧、颜色深的痧以及皮下深部的痧消退较慢。阴经所出的痧，较阳经所出的痧消退得慢，慢者一般延迟到 2 周左右消退。

◎ 刮痧的注意事项

1. 操作前

（1）刮痧应选在宽敞明亮的室内，施术时应注意避风、保暖，若室温较低，则应少暴露部位。夏季不可在电扇前或有过堂风处刮痧，冬季应避寒冷和风口。

（2）检查刮痧器具是否有损伤，并应对其进行清洁和消毒，施术者的双手也应保持清洁。

（3）患者选择舒适的刮痧体位，充分暴露刮痧部位的皮肤，并擦洗干净。

2. 操作中

（1）刮痧时，应注意基本操作，特别是手持刮板的方法，调养时刮板厚的一面对手掌，保健时刮板薄的一面对手掌。

（2）刮痧时，应找准敏感点（或得气点），这种敏感点因人或病情而异。此外，还应保持用力均匀并掌握正确的补泻手法，适当的力度因人或病情而异。

（3）刮痧部位应根据病情来选择，一般情况下，每个部位可刮 2 ～ 4 条或 4 ～ 8 条血痕，每条血痕长 6 ～ 9 厘米。按部位不同，血痕可刮成直条或弧形。前一次刮痧部位的痧斑未退之前，不可在原处进行再次刮痧。

（4）用泻法或平补平泻法进行刮痧，每个部位一般应刮 3 ～ 5 分钟；用补法进行刮痧，每个部位一般应刮 5 ～ 10 分钟。夏季室温过高时，应严格控制刮痧时间。对于保健刮痧，并无严格的时间限制，自我感觉良好即可。再次刮痧时间需间隔 3 ～ 6 日，以皮肤上痧退为标准。

（5）刮痧过程中，应一边刮拭一边观察患者的反应变化，并不时与患者交谈，以免出现晕刮情况。如遇晕刮者，应立即停止刮痧，嘱其平卧，休息片刻，并饮热糖水，一般会很快好转。若不奏效，可采用刮百会、内关、涌泉等穴位以急救。

（6）刮痧时，出痧多少受多种因素影响，不可片面追求出痧。一般而言，虚证、寒证出痧较少，实证、热证出痧较多；服药多者特别是服用激素类药物者，不易出痧；肥胖的人和肌肉丰满的人不易出痧；阴经较阳经不易出痧；室温过低不易出痧。出痧多少与刮痧效果不完全成正比。只要掌握正确的刮拭方法和部位，就会有效果。

3. 操作后

（1）刮痧后应喝热水，最好为淡糖盐水或姜汤。

（2）刮痧后，不可马上洗澡，应在 3 小时后，皮肤毛孔闭合、恢复原状后，方可入浴。

第五节　艾　灸

中医学认为，人体是一个有机的整体，经络沟通着脏腑与体表，将人体各部位的功能保持协调和相对平衡。灸法是在中医学阴阳五行、脏腑经络理论的指导下，运用辨证施治的原则，将艾绒或者某些药物放置在体表穴位上烧灼、温熨，使艾火的温和热力及药物的作用，通过经络的传导，发挥温经散寒、活血通络、消瘀散结、回阳固脱的作用，达到预防与调养疾病的目的。研究证明，灸法能升高人体红细胞、白细胞、血小板、血红蛋白等。对血糖、血钙等有不同程度的调节作用。对人体心血管系统、呼吸系统、消化系统、泌尿系统、神经系统及内分泌系统均有良好的调节作用。另外，灸法还具有增强体质、延年益寿，提高人体抗病能力等作用。现代医学研究表明，艾灸具有增强机体免疫功能、杀菌及洁净空气等作用，对冠心病患者具有确切的预防与调养作用。

一、常用的艾灸方法

艾灸预防和调养疾病已有悠久的历史。先是单纯的艾灸，后来衍生出多种灸法，大体可分为4大类，即艾炷灸、艾条灸、温针灸和温灸器灸，而每一类中又包含了许多具体的方法。

◎ 艾炷灸

艾炷灸是指用手将纯净的艾绒搓捏成大小不等的圆锥形艾炷，将点燃的艾炷置于施灸部位以预防和调养疾病的方法。每燃烧完一个艾炷称为灸一壮，施灸过程中灸的壮数应当依患者的具体状况而定。艾炷灸可以分为直接灸和间接灸两种。

1. 直接灸

直接灸是将大小适宜的艾炷直接放在皮肤上施灸的方法。这种方法又分为两种，即无瘢痕灸和瘢痕灸。

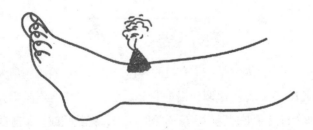

（1）无瘢痕灸 施灸前先在应灸部位涂抹少量的凡士林，以增加黏

附作用，然后将点燃的小艾炷放置于皮肤上施灸，当艾炷燃剩至 2/5 左右，患者感到有灼痛感时，即用镊子将艾炷夹走，换一炷再灸。一般每穴连灸 3 ～ 5 壮，体弱者和小孩可灸 2 ～ 3 壮，以灸到局部皮肤出现红晕而不起疱为度。

本方法主要用于虚寒性、瘀滞性病证，如腹痛、腹泻、胃脘痛、阳痿、痛经、腰痛等。因灸后不化脓、不留瘢痕，易于接受，较为常用。

（2）瘢痕灸　施灸前先在所灸部位上涂抹少量大蒜汁，以增强黏附性和刺激性（皮肤比较敏感者可以用少许清水或蔬菜汁代替），然后将大小适宜的艾炷点燃，放置于应灸部位的皮肤上。每炷必须燃尽，除去灰烬后，方可继续加炷施灸，一般灸 3 ～ 10 壮。因施灸时疼痛较剧烈，可在施灸部位周围用手轻轻拍打，以缓解灼疼。在正常情况下，灸后 1 周左右施灸部位化脓而成为灸疮，5 ～ 6 周后，灸疮自行痊愈，结痂脱落后留下瘢痕。

本方法痛苦大，主要用于慢性顽固性疾病，其他疾病很少应用。

2. 间接灸（隔物灸）

间接灸是在艾炷和皮肤之间间隔某些物品（即使用介质）再进行施灸的方法。根据所隔物品的不同，常用的有以下几种。

（1）隔姜灸　切一片生姜，大小因部位或需要而定，厚度约 0.3 厘米，中间用针或牙签将生姜片刺穿几个孔，以便传导热力。姜片放在要灸的穴位上，再把艾炷放在姜片上，点燃后使其慢慢燃烧，当感到皮肤灼热疼痛时则去掉余下艾炷。此过程和数量称为一壮，约持续一分半到两分钟，根据需要可连续灸几壮或十几壮或更多。在灸的过程中，若感觉灼热难忍时可把姜片拿起，稍停一下再灸，以免烫伤。如皮肤娇嫩怕痛，可将姜片切得稍厚些，这样可降低刺激度。

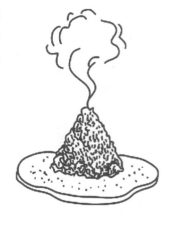

本法散寒止痛、温胃止呕，主要用于

风寒痹痛、因寒而致的呕吐、腹痛等。

（2）**隔蒜灸** 将新鲜的独头大蒜直接切成厚约 0.3 厘米的蒜片，或者将大蒜捣成蒜泥，做成厚约 0.3 厘米的蒜饼，放置于施灸的穴位上，其他操作与隔姜灸相同。

本方法清热解毒，杀虫止痒，主要用于痈疽肿毒等病症。

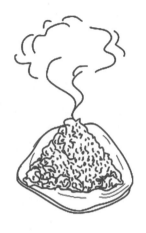

（3）**隔盐灸（神阙灸）** 将干燥的食盐填平脐部（或在食盐上再放一薄姜片以防止盐粒遇热爆炸），如果患者脐部有凸起，可用湿面条围于脐周，将盐填于其中。然后将大艾炷点燃放置其上施灸即可。

本法回阳救逆、升阳固脱，主要用于急性吐泻、腹痛、虚脱、四肢厥冷等病症。

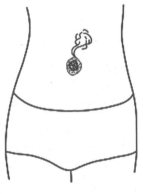

（4）**隔附子饼灸** 将附子研成粉末，用酒调和成硬币大小的饼，直径 2 ～ 3 厘米，厚约 0.3 ～ 0.5 厘米，中间用针扎几个孔，置于施灸部位上，再将点燃的艾炷置于其上施灸。

本方法温肾补阳，主要用于命门火衰引起的阳痿、早泄、疮疡长久不愈等病症。

以上介绍的间接灸法操作要领如下：

① 确定好易于固定的体位。

② 被灸的部位表面一定要呈水平状态，便于艾炷放稳妥。

③ 在施行间接灸时，体位不能变动，尤其是施灸的部位不能移动，以免艾灸跌落造成烫伤，尤其是给儿童施灸时更要注意这一点。

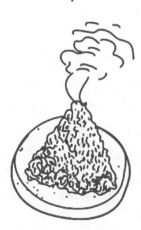

◎ 艾条灸

艾条灸是将点燃的艾条对准要施灸的穴位或部位，进行施灸的方法。艾条灸又分为以下3种手法。

（1）**温和灸**　将点燃的艾条对准要施灸的穴位或部位进行熏烤，艾条与皮肤相距2～3厘米，连续灸5～15分钟，至皮肤温热稍起红晕为度。对小儿或昏厥患者以及局部知觉减退的患者，操作者可将食、中两指，置于施灸部位两侧，通过操作者手指的温度来测知患部的受热程度，以便掌握施灸的时间和调节施灸的距离，防止烫伤。

该法温经散寒，主要用于风寒痹痛等病症。

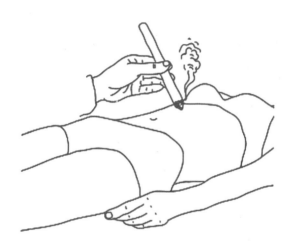

（2）**回旋灸**　将点燃的艾条对准要施灸的穴位，与皮肤保持2厘米左右的距离，与皮肤平行，均匀的左右或上下回旋往返移动进行施灸，移动的速度要缓慢均匀，保持皮肤有一定的温热感，约需15分钟，以皮肤温热潮红为度。

该法作用面积大，主要用于风湿痛、神经麻痹、软组织损伤以及皮肤病等病症。

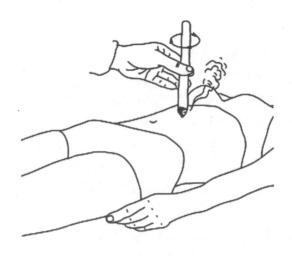

（3）雀啄灸　将点燃的艾条对准施灸的部位进行一上一下、一远一近的移动，像麻雀啄食一样，使皮肤有温热感，一般5分钟左右即可。注意向下活动时不可使艾条燃及皮肤，及时弹除烧完的灰烬，移动时不可过快或过慢。

该法主要用于急性病症。

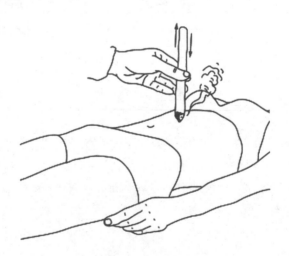

以上介绍的艾条灸操作要领有：

① 当一远一近移动时，操作要慢，使热力连续渗透。

②在靠近皮肤时不可过近，以免烫伤皮肤。

③被灸者的身体或局部千万不可乱动，以免烫伤。

④对于休克或局部感觉减退者以及小孩，操作时可将食指和中指放在艾灸部位的两边，凭自己的手指感觉艾灸部位的受热程度，以便随时调节艾灸的远近，以及掌握艾灸的时间，防止烫伤。

⑤使用温和灸时，应由远而近，如感觉有灼热感时可离远一点。

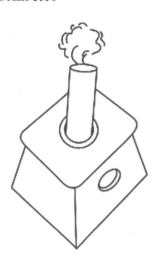

◎ 温灸器灸

温灸器灸是用专门用于施灸的器具来进行艾灸的方法。使用温灸器时，先将艾绒放入温灸器内点燃，然后在应灸的腧穴或部位上来回熨烫，到局部发红为止。

该法对小儿、妇女及畏惧针治者最为适宜。主要用于虚寒性腰痛、腹痛、关节痛等病症。

二、冠心病调养常用艾灸方法

艾灸适宜于气阴两虚或阳气虚衰的冠心病患者，常见症状如气短、乏力，动辄气喘、多汗等。艾灸可有效增强机体免疫力，增强体质，促进康复。

◎ 艾条灸法

【穴位选择】 神阙、气海、肾俞穴。

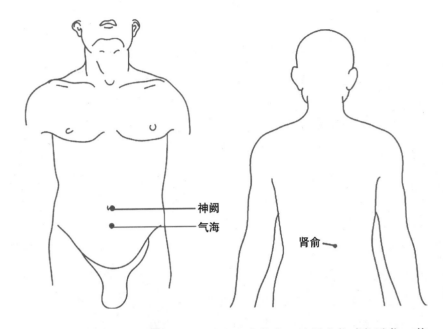

神阙
气海
肾俞

【操作方法】灸神阙或气海穴可自我艾灸，选择坐位或仰卧位。若灸肾俞，则要让家属来操作，取俯卧位。艾灸时将艾条点燃，对准穴位，在距离皮肤大约 3～5 厘米处施灸。可选择回环灸或雀啄灸来缓和灸温过高而导致的不耐受。回环灸即作环形运动，使艾条在以穴位为中心的水平圆面上运行施灸；雀啄灸即像鸟雀点头啄食一样的上下施灸。通常艾灸时间为 15～30 分钟，能耐受的患者可将一根艾条灸完，耐受能力差的患者可适当缩减艾灸时间。每日 1 次，5 日为 1 个调养周期。

◎ **隔姜灸法**

方法一

【穴位选择】神阙、气海、肾俞穴。

【操作方法】切取较大的姜片，厚度约 3 毫米，在其上用缝衣针扎上数个孔洞，平铺于穴位上。取拇指肚大小的艾绒捏成小团，放在姜片上，点燃艾绒，待其缓慢燃烧完毕，用镊子夹起，去灰烬，换上新艾绒，点燃继续施灸。若灸 1 个艾绒团称为 1 壮，则每次灸 5～7 壮即可。也可视个人耐受度不同来调整壮数。若姜片炙烤干燥，可更换新姜片。每日1次，5日为1个调养周期。

方法二

【穴位选择】 脾俞、肾俞、太白、上巨虚穴。

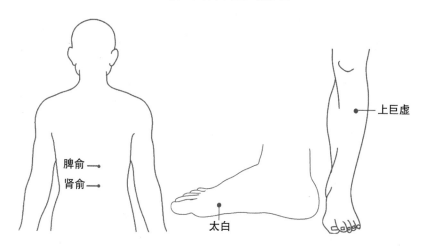

【操作方法】 每次选常用穴及备用穴各1个，用隔姜灸法。艾炷高1厘米，炷底直径0.8厘米。鲜姜片厚2毫米，直径1厘米。每次灸5～6壮。每日1次，30次为1个调养周期。

三、艾灸的注意事项

（1）灸疗时，当以皮肤红润有温热或微有灼热感为度，避免因离皮肤太近、时间过长而引起烫伤。

（2）万一操作不当出现小水泡，只要注意不擦破，让其自然吸收即可。如果水泡较大，可用经消毒的针刺破，放出水液，待其自然恢复或请医生处理。如有化脓灸者，在灸疮化脓期间，要注意适当休息，加强营养，保持局部清洁，并可用敷料保护灸疮，以防污染，待其自然愈合。如处理不当，灸疮脓液呈黄绿色或有渗血现象者，可用消炎药膏或玉红膏涂敷。

（3）艾灸时要选择易于操作和坚持的姿势，心情要放松，不要随意移动身体，以免烫伤。

（4）室内空气要清新，温度要适中；要避免吹风，以防受寒。

（5）艾灸操作的原则是，先背部后腹部，先上部后下部，先头部后四肢，不可违反。

（6）晕灸者为极少数，但是若出现头晕、眼花、恶心、面色苍白、血压下降、心慌出汗，甚至晕倒等症状，不必惊慌，可让患者平卧，马上灸足三里5～10分钟，即可缓解。

（7）艾炷、艾条用完后一定要完全熄灭，确保不复燃。艾极易复燃，应熄灭后单独放置于密闭的玻璃瓶内，一定要注意防火。

（8）春交夏时，夏交秋时，最适宜灸。此时经脉开合、气血流转，适时以艾灸火热之力助阴阳互生、气血旺盛，预防与调养都能够事半功倍。

❤ 爱心小贴士

冠心病患者有哪些情况不适合艾灸？

（1）如患者饥饿、过饱、醉酒、疲劳、情绪不佳、虚弱等情况，当停止施术，以防晕灸。

（2）孕妇的腹部及腰骶部不宜灸。

（3）若有出血倾向，或患有恶性肿瘤、活动性肺结核者，不宜艾灸。

（4）局部有严重水肿者，也不宜施灸。

第六节　敷　贴

敷贴又称外敷法，是将鲜药捣烂或者将干药研成细末后以水、酒、醋、蜜、植物油、鸡蛋清、生姜汁、大蒜汁等调匀，直接涂于患处或穴位上。敷贴虽然不能治愈冠心病，但能够通过调节全身神经系统来调养冠心病，以畅通冠状动脉的血流，进而改善冠心病的各种不适症状，如胸闷胸痛、心悸气短等。

一、冠心病调养常用的药物敷贴方法

适当的药物敷贴能改善或缓解冠心病患者的自觉症状，但并不能明显改善心肌血液供应，也不能治愈冠心病，因此，宜与其他方法配合应用。以下介绍几种取材容易、操作简单且效果相对较好的敷贴处方。

◎ **方法一**

【配方】 麝香、牙皂、白芷各等份，麻油适量。

【穴位选择】 心前区、心俞穴。

【操作方法】 将麝香、牙皂、白芷共研为细末，用麻油熬制成膏剂，分别敷贴于心前区及心俞穴，通常每日更换 1 次。

【功效】 通经活络，开痹散结。

【应用】 冠心病，尤其适宜于中医辨证属心血瘀阻型者，能减轻胸闷胸痛、心悸等症状。

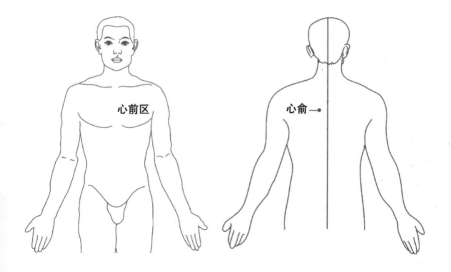

心前区　　　心俞

◎ 方法二

【配方】 桃仁 30 克，栀子 30 克，蜂蜜适量。

【穴位选择】 心前区。

【操作方法】 将桃仁、栀子共研为细末，用蜂蜜调成膏状，敷贴于心前区，敷贴的面积约为 7 厘米 ×15 厘米，外用纱布覆盖，胶布固定，通常每日更换 1 次。

【功效】 活血化瘀，通络止痛。

【应用】 冠心病，尤其适宜于中医辨证属心血瘀阻型者，能减轻胸闷心悸、气短等症状。

◎ 方法三

【配方】 丹参、红花各等份，蜂蜜适量。

【穴位选择】 心前区。

【操作方法】 将丹参、红花共研为细末，用蜂蜜调成膏状，敷贴于心前区，外用纱布覆盖，胶布固定，通常每日更换 1 次。

【功效】 活血化瘀，理气止痛。

【应用】 冠心病，尤其适宜于中医辨证属心血瘀阻型者，能改善胸闷胸痛等症状。

◎ 方法四

【配方】 丹参、当归、川芎、乳香、没药、丁香、降香各等份，蜂蜜适量。

【穴位选择】 膻中、内关穴。

【操作方法】 将上述药物共研为细末，用蜂蜜调成膏状，敷贴于膻中及内关穴，外用纱布覆盖，胶布固定，通常每日更换 1 次。

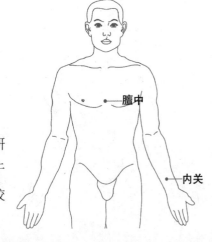

【功效】 活血化瘀通络，理气宣痹止痛。

【应用】 冠心病，尤其适宜于中医辨证属心血瘀阻型者，能改善胸闷胸痛、心悸气短等症状。

◎ **方法五**

【配方】 丹参 12 克，红花 12 克，川芎 12 克，桂枝 12 克，瓜蒌 15 克，薤白 15 克，半夏 15 克，陈皮 15 克，麻油适量。

【穴位选择】 膻中、内关、心俞、脾俞穴。

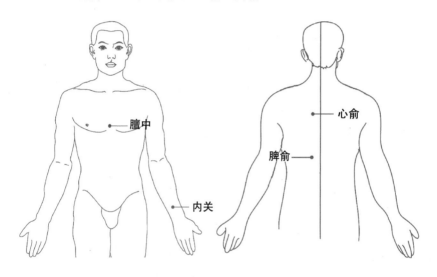

【操作方法】 将上述药物共研为细末，用麻油熬制成膏剂（每贴膏药的剂量为 30 克），分别敷贴于膻中、内关、心俞、脾俞穴，通常每日更换 1 次。

【功效】 行气通阳，豁痰止痛。

【应用】 痰浊壅塞型冠心病，能改善胸闷胸痛、脘痞纳差等症状。

◎ **方法六**

【配方】 薤白、瓜蒌仁、半夏、陈皮、桂枝、檀香、丹参、川芎、当归、赤芍、石菖蒲、乳香、没药、丁香、冰片各等份，麻油适量。

【穴位选择】 内关、神门、通里、三阴交、膻中穴。

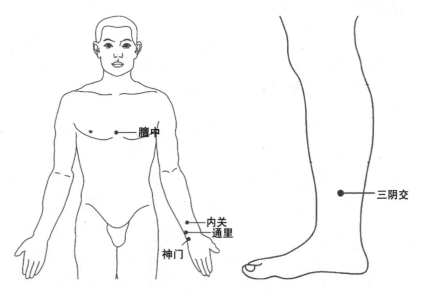

【操作方法】 将上述药物共研为细末，用麻油熬制成膏剂，分别敷贴于内关、神门、通里、三阴交、膻中穴，通常每日更换1次。

【功效】 通阳散结，活血化瘀，理气开痹。

【应用】 冠心病，尤其适宜于中医辨证属痰浊壅塞型者，能改善胸闷脘痞、恶心等症状。

◎ **方法七**

【配方】 丹参10克，当归10克，川芎10克，红花10克，乳香10克，没药10克，公丁香10克，枸杞10克，茯苓10克，山药10克，生地黄30克，麻油适量。

【穴位选择】 膻中、心俞、内关穴。

【操作方法】 将上述药物共研为细末，用麻油熬制成膏剂（每贴膏药的剂量为20克），分别敷贴于膻中、心俞、内关穴，通常每日更换1次。

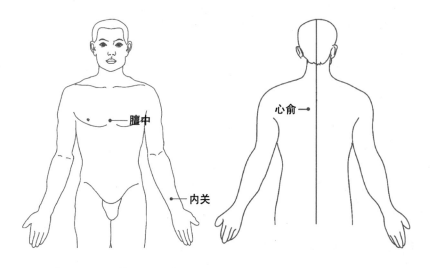

【功效】 益气养阴，化瘀止痛。

【应用】 气阴两虚型冠心病，能改善心悸气短、神疲乏力等症状。

◎ 方法八

【配方】 三七 12 克，丹参 12 克，乳香 12 克，没药 12 克，檀香 12 克，郁金 12 克，附子 6 克，肉桂 6 克，杜仲 10 克，山药 10 克，麻油适量。

【穴位选择】 心俞、天池、内关、肾俞穴。

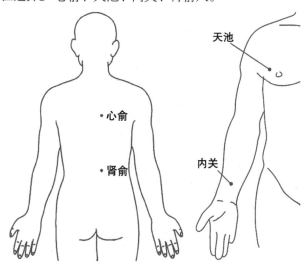

【操作方法】 将上述药物共研为细末，用麻油熬制成膏剂（每贴膏药的剂量为 20 克），分别敷贴于心俞、天池、内关、肾俞穴，通常每日更换 1 次。

【功效】 益气温阳，活血通脉。

【应用】 阳气虚衰型冠心病，能改善胸闷气短、神疲乏力等症状。

二、敷贴的注意事项

为了保证敷贴法调养冠心病安全有效，避免不良反应的发生，在应用敷贴法时应注意以下几点。

◎ 注意局部消毒

敷贴局部要注意进行清洁消毒，可用 75% 乙醇进行局部皮肤擦拭，也可用其他消毒液洗净局部皮肤，以免发生感染。

◎ 做到辨证选方

外敷药和内服药一样，也应根据病情的不同辨证选药，抓住疾病的本质用药，方能取得好的调养效果，切不可不加分析的乱用。应用药物敷贴法必须在医生的指导下，掌握操作要领和注意事项，根据适应证选择外敷药，严禁有敷贴禁忌证者进行药物敷贴治疗。

◎ 正确选穴敷贴

在应用穴位敷贴时，所取穴位不宜过多，每穴用药量宜小，贴敷面积不宜过大，时间不宜过久。冠心病患者常以心前区、膻中、心俞穴为主要敷贴穴位。要注意外敷药物的干湿度，过湿容易使药糊外溢，太干又容易脱落，一般以药糊为稠厚状有一定的黏性为度。

◎ 重视不良反应

一些刺激性较大或辛辣性的药物对皮肤有一定的刺激作用，可引起局部皮肤红肿、发痒、疼痛、起疱等不良反应。有些患者敷贴后还可出现皮肤过敏等现象，还有些患者对胶布或伤湿止痛膏过敏。对这些患者应及时予以对症处理，或改用其他调养方法。敷贴部位皮肤有破损者及伴有其他重病者，不宜采用敷贴。

◎ **注意配合他法**

药物敷贴法虽然能改善冠心病患者胸闷胸痛、心悸气短等症状，但作用较弱，单独应用药物敷贴法调养冠心病是不可取的，临床中应注意与药物治疗、饮食调理、情志调节以及起居调摄等治疗、调养方法配合应用，以提高临床疗效。

第七节　药　枕

药枕是将具有挥发性、芳香性的中草药放在枕芯中，做成药枕，在睡眠时使用而达到养生目的的一种自然方法。

药枕简便易行，效果明显。具有安神益智、疏通经络、调整阴阳、调养脏腑等作用。人的颈项部位分布着丰富的血管及神经，如颈外动脉、颈内动脉、椎动脉和相对应的各种静脉及其分支。药枕通过机械刺激的作用和药物的功效，调节血管及神经的功能，进而发挥预防和调养疾病的作用。

在长期临床实践中，经数百例临床观察证实，下列药枕对预防和调养冠心病有益。

◎ **保元强身枕**

【配方】附子500克，炮干姜500克，黄精500克，巴戟天1000克，细辛20克，川椒200克，大茴香200克，肉桂200克。

【操作方法】 先将上药分别烘干，共研成粗末，混匀，装入枕芯，制成药枕。让患者每日睡眠时头枕在药枕上。

【功效】 益气活络，温阳散寒，开痹止痛。适用于阳气虚衰型或寒凝心脉型冠心病患者。

◎ 芎菊红花枕

【配方】 川芎、菊花、红花各适量。

【操作方法】 先将上药研成粉末，装入做好的枕芯中，制成药枕。让患者每日睡眠时头枕在药枕上。

【功效】 活血通脉，宽胸止痛。适用于心血瘀阻型冠心病、心绞痛患者。

◎ 丁香桂心枕

【配方】 丁香500克，肉桂500克，大附子200克，麻黄150克，细辛10克。

【操作方法】 将上药分别烘干，研成粗末，混合均匀，装入枕芯，制成药枕。让患者每日头枕在药枕上睡眠，睡前宜喝1杯温开水。

【功效】 活血通脉，宽胸止痛。适用于心血瘀阻型冠心病、心绞痛患者。

◎ 化痰通络枕

【配方】 明矾1000克，瓜蒌1000克，枳实500克，薤白500克，姜半夏500克，旋覆花200克。

【操作方法】 将明矾打碎，瓜蒌、枳实、薤白、姜半夏、旋覆花烘干，一同研粗末，混合均匀，装入枕芯，制成药枕。让患者睡眠时头枕在药枕上。

【功效】 通阳开结，豁痰通络。适用于痰浊壅塞型冠心病、心绞痛患者。

◎ 黑豆磁石枕

【配方】 黑豆 1500 克，磁石 2000 克。

【操作方法】 先将上药分别打碎成米粒大小，混合均匀，装入枕芯，制成药枕。让患者每日睡眠时头枕在药枕上。

【功效】 滋阴安神，交通心肾。适用于心肾阴虚型冠心病、心绞痛患者。

◎ 菊花丹参当归枕

【配方】 白菊花 80 克，丹参 1200 克，当归 800 克。

【操作方法】 先将上药洗净，晒干，研成细末，混匀后，用纱布包裹缝好，装入枕芯，制成药枕。让患者每日头枕药枕入睡。

【功效】 疏风清热，活血化瘀。适用于冠心病患者。

◎ 川芎钩藤荞麦枕

【配方】 川芎 150 克，钩藤 250 克，荞麦皮 1200 克。

【操作方法】 先将上药洗净，晒干，研成细末，混合均匀后，用纱布包裹缝好，装入枕芯，制成药枕。让患者每日头枕药枕入睡。

【功效】 平肝清心，活血通络。适用于冠心病患者。

◎ 白芍桃叶枕

【配方】 白芍 800 克，桃树叶 2200 克。

【操作方法】 先将上药分别洗净，晒干，粉碎成粗末，混合均匀后用纱布包裹缝好，装入枕芯，制成药枕。让患者每日头枕在药枕上入睡。

【功效】 养阴柔肝，活血止痛。适用于冠心病合并高血压的患者。

◎ 荞麦皮罗布麻叶枕

【配方】 荞麦皮 1800 克，罗布麻叶 1200 克。

【操作方法】 先将上药分别晒干，研为粗末，混合均匀后用纱布包裹缝好，装入枕芯，制成药枕。让患者每日头枕药枕入睡。

【功效】 平肝降压，凉血清心。适用于冠心病合并高血压的患者。

◎ 荞麦皮绿豆枕

【配方】 荞麦皮 1600 克，绿豆 1200 克。

【操作方法】 先将上药分别晒干，混匀后用纱布包裹缝好，装入枕芯，制成药枕。让患者每日头枕药枕入睡。

【功效】 平肝降压，清心除烦。适用于冠心病合并高血压、睡眠不佳的患者。

第八节 足 浴

足浴是用药液泡足，或辅以足部穴位按摩，来预防和调养疾病的一种自然方法。冠心病患者在家中进行足部按摩时，可结合足浴进行，其效果要优于单纯足底按摩。

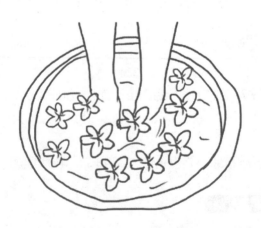

（1）调养机制　足部是足三阳经和足三阴经交会之处，分布有很多重要穴位，如涌泉、大敦、太冲、太白、行间、太溪、昆仑、照海等。所以，经常按摩双足，再配合具有温经、活血或者清热除湿作用的中药泡足，不仅能保护足部，而且能改善微循环，调整脏腑功能，预防与调养疾病。

中医学认为，足部是整个人体的缩影，各个脏腑器官在足部都有相对应的区域。春天浴足，可升阳固脱；夏天浴足，能除湿祛邪；秋天浴足，可润育肺腑；冬天浴足，可丹田暖和。

冠心病其病位在心、胸，与脾、肾也有密切关系。浴足并按摩足部可以活血温经，改善血液循环，同时又可健脾温肾。因此，浴足对冠心病有一定调养作用。另外，浴足还可以调和阴阳，稳定血压，缓解疲劳，提高抵抗能力，具有良好的预防保健作用。

（2）足浴方法　选取洁净的井水或自来水、河水；再依据中医辨证施治原则，选择合适的中药；然后加水煎煮中药，将药液滤汁倒进瓷盆内，保持水温在50℃～60℃；再让患者坐正，将双足浸入药液中，并且用双手搓洗，并按揉有关穴位，持续30分钟左右。每日1～3次。浴足结束后，将双足擦干，注意保暖，并垫高双足，休息15～30分钟。

以下介绍常用中药泡足治疗冠心病的验方，供冠心病患者参考使用。

◎ 人参叶桂枝方

【药物组成】人参叶20克，制附子20克，桂枝30克。

【制法用法】将以上3种中药同入锅中，加水适量，煎煮30分钟，去渣取汁，与300毫升开水同入泡足桶中。先熏蒸，后泡足。每次30分钟，每晚1次。10日为1个疗程。

【功效】温通心阳，活血化瘀。适用于心肾阴虚型冠心病患者。

◎ 薤白桂枝方

【药物组成】 薤白 30 克，桂枝 10 克，枳壳 10 克，陈皮 10 克，川芎 10 克，红花 10 克，赤芍 10 克，当归 10 克，檀香 6 克。

【制法用法】 将上药加清水适量，煎煮 30 分钟，去渣取汁，与 2000 毫升开水一起倒入盆中，先熏蒸心前区，待温度适宜时泡洗双脚，每日 1 次(秋冬季每日 2 次)，每次熏泡 40 分钟，10 日为 1 个调养周期。

【功效】 宽胸理气，活血通脉。用于治疗冠心病患者。

◎ 当归玄参方

【药物组成】 当归 30 克，玄参 30 克，金银花 30 克，丹参 30 克，甘草 30 克。

【制法用法】 将上药加清水适量，煎煮 30 分钟，去渣取汁，与 2000 毫升开水一起倒入盆中，先熏蒸心前区，待温度适宜时泡洗双脚，每日早、晚各 1 次，每次熏泡 40 分钟，10 日为 1 个调养周期。

【功效】 活血化瘀，解痉止痛。适用于冠心病、胸痹气短、心痛、脉结代、肝区刺痛及肾绞痛患者。

◎ 芥子止痛方

【药物组成】 白芥子适量。

【制法用法】 将白芥子研为细末，每次取 200 ～ 500 克。将芥子末先以少量水调成糊状，直至出现芥子油气味，倒入浴盆中，冲入温热水适量进行足浴，每日 1 次，每次 10 ～ 30 分钟。

【功效】 活血通络。适用于冠心病心悸、心绞痛患者。芥末浸浴对皮肤有强烈的刺激感，使皮肤血管扩张充血，有增强新陈代谢和减轻疼痛的作用。

◎ 菖蒲山楂方

【药物组成】 石菖蒲 60 克，生山楂 50 克，桃仁 40 克。

【制法用法】 将以上 3 种中药同入锅中，加水适量，煎煮 30 分钟，去渣取汁，与 3000 毫升开水同入泡足桶中。先熏蒸，后泡足。每次 30 分钟，每晚 1 次。10 日为 1 个调养周期。

【功效】 化痰泄浊，活血安神。适用于痰瘀中阻型冠心病患者。

◎ 薤白丹参方

【药物组成】 薤白 60 克，丹参 30 克，川芎 15 克。

【制法用法】 将以上 3 种中药同入锅中，加水适量，煎煮 30 分钟，去渣取汁，与 3000 毫升开水同入泡足桶中。先熏蒸，后泡足。每次 30 分钟，每晚 1 次。10 日为 1 个调养周期。

【功效】 温通心阳，活血化瘀。适用于心肾阴虚型冠心病患者。

◎ 橘皮桔仁方

【药物组成】 鲜橘皮 100 克（干品 50 克），桔仁 30 克，茜草根 20 克。

【制法用法】 将以上 3 种中药同入锅中，加水适量，煎煮 30 分钟，去渣取汁，与 3000 毫升开水同入泡足桶中。先熏蒸，后泡足。每次 30 分钟，每晚 1 次。10 日为 1 个调养周期。

【功效】 化痰泄浊，活血安神。适用于痰瘀中阻型冠心病患者。

◎ 莱菔子海藻方

【药物组成】 莱菔子（萝卜子）50 克，海藻 60 克，制半夏 40 克。

【制法用法】 将以上 3 种中药同入锅中，加水适量，煎煮 30 分钟，去渣取汁，与 3000 毫升开水同入泡足桶中。先熏蒸，后泡足。每次 30 分钟，每晚 1 次。10 日为 1 个调养周期。

【功效】 化痰泄浊，活血安神。适用于痰浊壅塞型冠心病患者。

◎ 三根方

【药物组成】 老茶树根 100 克，榆树根 80 克，茜草根 50 克。

【制法用法】 将以上 3 种中药同入锅中，加水适量，煎煮 30 分钟，去渣取汁，与 3000 毫升开水同入泡足桶中。先熏蒸，后泡足。每次 30 分钟，每晚 1 次。10 日为 1 个调养周期。

【功效】 强心活血，清热化瘀。适用于寒凝心脉型冠心病患者。

◎ 万年青益母草方

【药物组成】 万年青 60 克，益母草 100 克，川芎 20 克。

【制法用法】 将以上 3 种中药同入锅中，加水适量，煎煮 30 分钟，去渣取汁，与 3000 毫升开水同入泡足桶中。先熏蒸，后泡足。每次 30 分钟，每晚 1 次。10 日为 1 个调养周期。

【功效】 强心活血，清热化瘀。适用于寒凝心脉型冠心病患者。

◎ 薤白乳香水

【药物组成】 薤白 15 克，乳香 12 克，桂枝 12 克，高良姜 9 克，细辛 3 克，荜茇 10 克，香附 10 克，没药 10 克，血竭 10 克。

【制法用法】 先将上药加入适量清水，浸泡 30 分钟，煎数沸，取药液与 1500 毫升开水一同倒入洗足盆中，等到药液温度适宜时（42℃左右）泡洗双足，每日 2 次，每次 40 分钟。15 日为 1 个调养周期。

【功效】 活络止痛，温通散寒。适用于冠心病心绞痛患者。

◎ 苦参甘草方

【药物组成】 苦参 45 克，炙甘草 15 克。

【制法用法】 将上药加入适量清水，浸泡 20 分钟，煎数沸，取药液与 1500 毫升开水一同倒入脚盆中，趁热蒸心前区，等到温度适宜时泡洗双脚，每日 2 次，每次 40 分钟。15 日为 1 个调养周期。

【功效】 活络止痛。适用于冠心病心律不齐（早搏）患者。

◎ 郁金乳香玄胡汤

【药物组成】 郁金 25 克，延胡索 20 克，檀香 12 克，制乳香 15

克，制没药 15 克。

【制法用法】先将上药加入适量清水，煎煮半小时，去渣取汁，再与 3000 毫升开水一同倒入盆中，等到温度适宜时泡洗双足，每日早、晚各 1 次，每次熏泡 40 分钟。10 日为 1 个调养周期。

【功效】活血祛瘀，理气止痛。适用于冠心病患者。

◎ 党参枣仁汤

【药物组成】党参 15 克，酸枣仁 30 克，生黄芪 30 克，麦冬 12 克，桑寄生 15 克，五味子 10 克，益母草 30 克。

【制法用法】先将上药加入适量清水，煎煮 30 分钟，去渣取汁，再与 2500 毫升沸水一同倒入盆中，先熏蒸心前区，等到温度适宜时泡洗双足，每日 1 次（深秋、冬季时每日 2 次），每次熏泡 40 分钟。12 日为 1 个调养周期。

【功效】益气安神，补益气血。适用于冠心病患者。

◎ 薤白瓜蒌方

【药物组成】薤白 30 克，瓜蒌 30 克，半夏 30 克，丹参 30 克，白胡椒 9 克，细辛 9 克，乳香 9 克，没药 9 克，冰片 9 克。

【制法用法】上药加入清水 1500 毫升，煎沸 10 分钟后，将药液倒入脚盆内，先熏蒸心前区，等到温度适宜时浸泡双脚 30 分钟，每日 2 ～ 3 次。10 日为 1 个调养周期。

【功效】活血止痛。适用于冠心病患者。

第九节　调息放松

调息放松是运用放松入静等内向性的自我身心锻炼，发挥人的主观能动性，进行自我调节和自我调养的一种非药物调养方法。实践证实，冠心病缓解期以调息放松调养冠心病能起到很好的效果。

◎ **基本方法**

（1）**调身**　又称调形，指调整身体的体位姿势，进而使身体舒适、放松。一般采用的姿势有坐、站、卧。

（2）**调息**　就是自觉控制呼吸，其基本要求为"细、静、匀、长"，逐步达到无声无息。刚开始进行调息放松时，只需自然，不可勉强，逐渐做到呼吸从有声到无声，由短促至深长。

（3）**调心**　即使精神活动进入一种特殊的安静状态，使得形体放松，气血调和，经络疏通，精力充沛，最大限度地发挥自我调节功能。

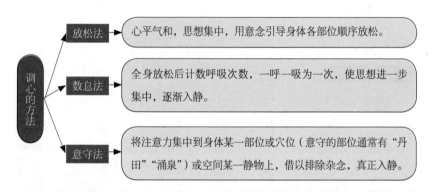

◎ **常用方法**

（1）**三线放松法**　将身体分成前面、后面、两侧三条线，从上到下地进行放松。

① 第一条线：

面部→颈部→胸部→腹部→两大腿→膝关节→两小腿→两脚→十个脚趾。

② 第二条线：

后脑部→后颈→背部→腰部→两大腿后面→两腿腘窝→两小腿→两脚底。

③ 第三条线：

头部两侧→颈部两侧→肩部→上臂→肘关节→前臂→腕关节→两手→十个手指。

先注意一个放松部位，默念"松"，然后离开这一放松部位，再注意下一个放松部位，再次默念"松"。循序而下，放松完第一条线，进而放松第二条线，再放松第三条线。每放松完一条线，要在一定部位的"终点"上轻轻意守一下。第一条线的终点为大脚趾，第二条线的终点为前脚心，第三条线的终点是中指，每处休息2～3分钟。

当完成一个循环的放松后，再把意念集中在脐部，轻轻意守这里，保持安静状态4～5分钟。通常每次做3～5个循环，安静片刻后结束。

（2）铜钟法

① 功效：改善心电图异常，预防冠心病心绞痛发作，降低心肌耗氧量，增强左心室功能。

② 准备活动：每次在做铜钟法之前，可用手先擦两足底的涌泉穴各80～100次，按摩两侧的内关、合谷、三阴交、足三里以及膻中等穴各40次。

③ 姿势：取站姿，要求头部及躯干保持正直，两脚分开与肩同宽，微成"八"字，重心落在脚掌和脚跟间；两眼自然平视前方或微闭，两唇轻合，舌平放或抵于上腭，下颌内含，面带微笑，胸部微合，两髋略微内收，两膝微曲；两手自然下垂，静默片刻，两手缓缓向两侧分开，同时向前划3个小圆圈，然后与身体呈30°～40°，掌心稍向后下方，手掌呈弧形，拇指、食指分开，保持足够的距离。上述姿势摆好后，要求练功者按照头、颈、肩、肘、腕、指、背、腰、髋、膝、踝、趾的顺序放松后，意守丹田。

④ 呼吸：进行调息放松时的第一周应采用自然呼吸，随后可转为呼长、吸短的呼吸为主，同时配合深呼吸练习。

⑤ 意守：可意守劳宫穴、膻中穴、神阙穴，胸痛、胸闷者可意守内关穴等。

第十节　中药方剂

中医古籍中有冠心病、心绞痛、心肌梗死的记载，并对其进行了辨证分型，而现代的中医学者又借助检测设备对其认识加以完善，以临床症状及各种理化检查为基础，对其证型不同，使用方剂亦不同。本节选取临床常用方剂供患者参考。需要注意的是，对病情急重、变化快的不稳定性心绞痛、急性心肌梗死等患者来说，单纯服用中药方剂显得力量单薄，宜中西医结合积极救治，待病情稳定后可做中药方剂的日常调养应用。

◎ 调和肺胃汤

【药物组成】　全瓜蒌 12 克，薤白 9 克，法半夏 9 克，厚朴 12 克，炒枳壳 12 克，紫苏梗 12 克，陈皮 12 克，生姜 12 克，麦芽 12 克。

【应用方法】　水煎服，每日 1 剂，每日服 2 次。

【功效】　调和脾胃，温化痰湿。用于冠心病证属痰滞胸膈、肺胃不和型，症见胸部闷痛，咳痰不多，消化力弱，舌苔白腻，脉浮取缓、中取弦滑、沉取有力。

◎ 附片止痛饮

【药物组成】　附片 10 克，川芎 10 克，延胡索 10 克，淫羊藿 10 克，黄芪 15 克，白术 15 克，补骨脂 15 克，丹参 15 克，党参 15 克，石菖蒲 15 克，红花 12 克，干姜 6 克，三七 6 克。

【应用方法】　水煎服，每日 1 剂，每日服 2 次。

【功效】　化瘀通脉，温阳补虚。用于阳气不足、心脉瘀阻型冠心病心绞痛，并能改善心功能。

◎ 瓜蒌化痰通阳汤

【药物组成】 全瓜蒌 20 克，薤白 10 克，法半夏 10 克，厚朴 6 克，桂枝 6 克，石菖蒲 6 克，细辛 5 克，降香 5 克，广郁金 12 克，枳壳 12 克，丹参 15 克，红花 8 克。

【应用方法】 水煎，分 2 次服下，每日 1 剂。

【功效】 化痰泄浊，行气通阳，调畅肺气，活血通脉。用于冠心病胸阳不展、肺气郁滞、痰瘀交阻、血脉不畅者。

◎ 冠心通痹汤

【药物组成】 全瓜蒌 30 克，桂枝 18 克，炙甘草 10 克，厚朴 10 克，枳壳 10 克，熟附块 10 克，贝母 6 克，法半夏 10 克，党参 18 克，生牡蛎 30 克。

【应用方法】 水煎，分 2 次服下，每日 1 剂。

【功效】 温通阳气，开胸顺气，散结聚，化痰浊。用于冠心病证属痰气交阻、胸阳痹阻、实多虚少，症见心悸、胸闷、胸痛、头晕、神疲乏力、少气短气、苔腻脉弦或有停搏、血压不高者。

◎ 合欢汤

【药物组成】 柴胡 6 克，枳壳 6 克，黄连 6 克，淫羊藿 6 克，肉桂 6 克，白芍 20 克，枸杞 15 克，黄芪 30 克，全瓜蒌 30 克，合欢皮 25 克。

【应用方法】 水煎服，每日 1 剂，每日服 2 次。

【功效】 补气助阳，疏肝解郁。用于冠心病心绞痛属肝气郁结、肾气虚衰者，症见胸部胀痛或闷痛、烦躁易怒、善太息、四肢不温、舌淡等。

◎ 加味冠通方

【药物组成】 党参 12 克，当归 12 克，薤白 18 克，红花 9 克，延胡索 12 克，广郁金 9 克，丹参 12 克，全瓜蒌 24 克，鸡血藤 24 克。

【应用方法】 水煎服，每日 1 剂，每日服 2 次。

【功效】 通阳化痰，开胸理气，活血化瘀。用于冠心病，症见胸闷气短，天阴时更觉胸膺发憋，性情急躁，脉左滑。

◎ 加味四妙勇安汤

【药物组成】 当归30克，玄参30克，金银花30克，丹参30克，甘草30克。

【应用方法】 水煎服，每日1剂，每日服2次。

【功效】 活血化瘀，解痉止痛。用于冠心病，症见胸痹气短，心前区疼痛，脉结代。

◎ 龙牡安神汤

【药物组成】 生牡蛎12克，生龙骨12克，石决明30克，杭菊花9克，白蒺藜12克，桑寄生30克，丹参20克，川郁金9克，乌药9克，百合6克，枸杞12克，生地黄12克。

【应用方法】 水煎服，每日1剂，每日服2次。

【功效】 育阴潜阳，疏肝理气。用于冠心病阴虚阳亢型，症见头晕，心跳，失眠，胸中烦闷，心前区痛，血压高，脉弦细而数，舌质红。

◎ 心绞痛方

【药物组成】 丹参30克，白檀香5克，郁金9克，茯神9克，远志9克，麦冬9克，甘草9克。

【应用方法】 水煎服，每日1剂，每日服2次。

【功效】 活血化瘀，理气止痛。用于心绞痛血瘀气滞型，症见胸骨后或心前区阵发性、绞窄性疼痛，向左侧肩臂放射，有压迫感和窒息感，舌质紫，苔白或黄，脉细涩或有间隙。

◎ 血府逐瘀汤

【药物组成】 桃仁20克，红花15克，当归15克，生地黄15克，川芎 10 克，赤芍 10 克，牛膝 15 克，桔梗 5 克，柴胡 5 克，枳壳 10 克，甘草 5 克。

【应用方法】 水煎服，每日 1 剂，每日服 2 次。

【功效】 活血祛瘀，行气止痛。用于因胸中血瘀、血行不畅导致的胸部刺痛、固定不移、或见舌紫暗、脉沉涩诸症，及冠心病心绞痛、心肌梗死属气血瘀滞者。

◎ 益气通冠方

【药物组成】 黄芪 60 克，丹参 15 克，田三七 10 克，五灵脂 12 克，蒲黄 10 克，延胡索 10 克，川芎 3 克，草蔻霜 5 克。

【应用方法】 水煎服，每日 1 剂，每日服 2 次。

【功效】 补气化瘀通络。用于冠心病心绞痛，症见胸闷气短、爪甲青紫、唇青、舌边青紫等。

◎ 益气通瘀汤

【药物组成】 太子参 15 克，酸枣仁 15 克，苏木 15 克，降香 15 克，丹参 15 克，石菖蒲 15 克，桃仁 15 克，川芎 5 克，甘草 5 克。

【应用方法】 水煎，分 2 次服下，每日 1 剂。

【功效】 益气宁心，活血化瘀。用于冠心病，症见心慌气短、胸闷胸痛、心律不齐等。

◎ 益心汤

【药物组成】 党参 15 克，黄芪 15 克，葛根 9 克，赤芍 9 克，川芎 9 克，丹参 15 克，山楂 30 克，决明子 30 克，石菖蒲 4.5 克，降香 3 克。

【应用方法】 水煎服，每日 1 剂，每日服 2 次。

【功效】 益气养心，行气活血，祛瘀止痛。用于冠心病气虚血瘀证，症见胸闷心痛、神疲气短、劳则易发、汗出、形寒喜暖、舌淡有瘀点、苔薄白、脉细弱或结代。

◎ 当归四逆汤加减

【药物组成】当归12克，白芍12克，川芎12克，赤芍12克，桂枝9克，制附子9克，细辛3克，干姜6克，降香（后下）6克，甘草6克，延胡索10克，红花10克，薤白10克，枳实10克。

【应用方法】水煎服。

【功效】祛寒活血，宣痹通阳。用于寒凝心脉型冠心病。

◎ 桃红四物汤加减

【药物组成】桃仁9克，红花9克，枳壳9克，降香（后下）9克，赤芍15克，白芍15克，生地黄15克，川芎12克，当归12克，川牛膝12克，地龙12克，丹参18克，柴胡10克，延胡索10克，甘草6克。

【应用方法】水煎服，每日2次。

【功效】活血化瘀，通络止痛。用于心血瘀阻型冠心病。

◎ 瓜蒌薤白半夏汤加减

【药物组成】薤白10克，半夏10克，厚朴10克，桂枝10克，地龙10克，茯苓12克，陈皮12克，郁金12克，瓜蒌12克，丝瓜络12克，降香（后下）9克，枳实9克，红花9克，丹参15克，甘草6克。

【应用方法】水煎服，分三次服用。

【功效】通阳泄浊，豁痰开结。用于痰浊壅塞型冠心病。

◎ 生脉散合人参养营汤加减

【药物组成】人参8克（炖服），麦冬12克，白术12克，生地黄12克，瓜蒌12克，薤白12克，黄芪18克，丹参18克，远志10克，五味子10克，炙甘草10克，三七粉（另冲）5克，水蛭5克，降香6克（后下），白芍15克。

【应用方法】水煎服。

【功效】益气养阴，活血通脉。用于气阴两虚型冠心病。

◎ 一贯煎加减

【药物组成】 生地黄 12 克，女贞子 12 克，麦冬 12 克，郁金 12 克，川芎 12 克，当归 12 克，沙参 15 克，旱莲草 15 克，柏子仁 15 克，白芍 15 克，丹参 15 克，甘草 6 克，桂枝 6 克，柴胡 10 克，五味子 10 克。

【应用方法】 水煎服。

【功效】 滋阴益肾，活血通脉，养心安神。用于心肾阴虚型冠心病。

◎ 参附汤加味

【药物组成】 人参（炖服）9 克，桂枝 9 克，白术 12 克，五味子 12 克，当归 12 克，川芎 12 克，郁金 10 克，枳壳 10 克，泽兰 10 克，葛根 20 克，赤芍 15 克，丹参 15 克，炙甘草 6 克，降香（后下）6 克，熟附片 6 克。

【应用方法】 水煎服。

【功效】 益气温阳，活血通络。用于阳气虚衰型冠心病。

◎ 丹参首乌汤

【药物组成】 丹参 30 克，何首乌 15 克，当归 15 克，川芎 15 克，山楂 15 克，红花 10 克，五灵脂 10 克，益母草 10 克，郁金 10 克，刘寄奴 10 克，延胡索 10 克，赤芍 10 克，泽泻 10 克，三七粉（冲服）2 克。

【应用方法】 每日 1 剂，水煎取汁，分 2 次温服。同时常规服用西药硝酸异山梨醇酯（每次 5 毫克，每日 3 次口服）、阿替洛尔（每次 25 毫克，每日 2 次口服）等，4 周为 1 个调养周期。

【功效】 活血祛瘀，通络止痛。主治冠心病血瘀证。

◎ 加味逐瘀汤

【药物组成】 黄芪 50 克，红参 10 克，麦冬 30 克，丹参 12 克，当归 12 克，生地黄 12 克，枳壳 12 克，牛膝 12 克，川芎 12 克，赤芍 12 克，北五味子 15 克，桃仁 6 克，红花 6 克，桔梗 9 克，甘草 9 克。

【应用方法】 每日 1 剂，水煎服，7 日为 1 个调养周期。同时配合西药硝苯地平或硝酸异山梨醇酯，每次 10 毫克，每日 3 次口服。

【功效】 益气养阴，活血化瘀。主治冠心病。

◎ 自拟百合丹参汤

【药物组成】 百合 15 克，乌药 15 克，砂仁 15 克，延胡索 15 克，佛手 15 克，瓜蒌 15 克，檀香 10 克，丹参 30 克，三七粉 3 克。气阴不足、口干心悸者，加麦冬 15 克，玉竹 10 克；痰火扰心、舌红心烦者，加石菖蒲 15 克，竹茹 10 克；心神失宁、心悸怔忡、夜寐不宁者，加煅龙骨、煅牡蛎各 25 克，酸枣仁 10 克；气滞血瘀、胸闷胸痛者，加红花、桃仁各 10 克；阳气虚弱、肢冷畏寒者，加桂枝 15 克，炙甘草 8 克。

【应用方法】 每日 1 剂，水煎取汁 300 毫升，分早晚 2 次服，10 日为 1 个调养周期，调养 2 个调养周期后观察效果。心绞痛发作时口服硝酸甘油缓解症状。

【功效】 理气宽胸，活血化瘀，通痹止痛。主治冠心病。

◎ 自拟温阳益气通心汤

【药物组成】 黄芪 30 克，党参 12 克，川芎 12 克，丹参 20 克，全瓜蒌 20 克，制半夏 10 克，薤白 10 克，制附子 10 克，麦冬 10 克，白芍 10 克，生甘草 10 克。

【应用方法】 每日 1 剂，水煎服，同时配合西药治疗，1 个月为 1 个调养周期。

【功效】 温阳益气，活血化瘀通心。主治冠心病心绞痛。

◎ 自拟舒心汤

【药物组成】 丹参 20 克，檀香 20 克，川芎 15 克，生山楂 15 克，益母草 30 克，细辛 5 克，三七（冲服）3 克。胸闷重加瓜蒌、薤白各

10 克；心悸重加柏子仁 15 克，远志、石菖蒲各 10 克；气虚加黄芪 30 克，太子参 15 克。

【应用方法】每日 1 剂，水煎取汁，分早晚 2 次服，4 周为 1 个调养周期。

【功效】温补心阳，宽胸理气，活血通脉。主治冠心病。

◎ 补心通络汤

【药物组成】党参 20 克，当归 20 克，丹参 20 克，淫羊藿 20 克，麦冬 30 克，川芎 15 克，红花 15 克，黄芪 15 克，玉竹 10 克，白僵蚕 10 克，石菖蒲 10 克，水蛭 6 克，三七（冲服）4 克。

【应用方法】每日 1 剂，水煎取汁，分早晚 2 次服。

【功效】益气养阴，化瘀通络，兼祛痰浊。主治冠心病。

◎ 参芪通脉汤

【药物组成】黄芪 60 ~ 100 克，丹参 40 克，赤芍 30 克，王不留行 30 克，党参 20 克，川芎 20 克，桂枝 15 克，桃仁 10 克，红花 10 克，当归 10 克，炙甘草 10 克，三七粉（冲服）4 克，生姜 3 片，大枣 3 枚。阳虚者加制附子 10 ~ 15 克；气虚甚者去党参，加红参 10 克；气滞重者加芸香、薤白各 10 克；痰滞重者加瓜蒌、白芥子各 15 克，半夏 10 克；脘痛纳差者加砂仁 10 克或焦三仙各 15 克。

【应用方法】每日 1 剂，水煎取汁，分早晚 2 次服。

【功效】补气活血，祛瘀通脉。主治冠心病。

◎ 益心通脉汤

【药物组成】党参 20 克，鸡血藤 20 克，炒酸枣仁 20 克，丹参 30 克，葛根 30 克，红花 10 克，赤芍 10 克，川芎 10 克，郁金 10 克，石菖蒲 10 克，远志 10 克，炙甘草 9 克。阳虚者加熟附子 12 克，桂枝 9 克；偏阴虚者加熟地黄 15 克，麦冬 10 克，五味子 6 克；痰浊内盛者加瓜蒌 15 克，薤白 10 克；兼气滞者加枳壳、柴胡各 10 克；高血压者加钩藤 20 克，白芍 15 克；脉结代者加苦参 10 克。

【应用方法】 每日 1 剂，水煎取汁，分早晚 2 次温服，4 周为 1 个调养周期。

【功效】 益气养心，活血化瘀通脉。主治冠心病心绞痛。

◎ 通痹汤

【药物组成】 丹参 30 克，瓜蒌 30 克，郁金 15 克，赤芍 15 克，川芎 10 克，水蛭 10 克，石菖蒲 12 克。合并高脂血症者加山楂 30 克，泽泻 15 克；合并高血压者加天麻 10 克，钩藤 15 克；合并心律失常者加甘松 6 克，苦参 20 克。

【应用方法】 每日 1 剂，水煎，分早晚 2 次服，30 日为 1 个调养周期，同时配合脐疗（将蒲黄、水蛭、檀香、三七研末，每次取 1 克，用醋调成糊状，填脐中，胶布固定，3 日换药 1 次）。心绞痛发作时可含服硝酸异山梨醇酯或硝苯地平。

【功效】 祛痰化浊，活血化瘀止痛。主治冠心病心绞痛。

◎ 通瘀化痰汤

【药物组成】 橘皮 12 克，莲子 12 克，牛膝 12 克，菊花 12 克，紫菀 12 克，生薏苡仁 15 克，泽泻 15 克，丹参 30 克。痰湿偏重、体胖湿盛者加莱菔子 12 克，苍术 15 克；瘀血偏重、疼痛、舌紫暗者加川芎 15 克，三七 6 克，赤芍 12 克；气血不足、四肢乏力、脉细弱者加党参 15 克，西洋参 6～10 克；心肾阳虚、气短自汗、肢厥、脉微细者加桂枝、附子各 10 克；肝肾阴虚、头痛目眩、脉细数者加生地黄 15 克，牡丹皮 12 克；兼心前区疼痛者加延胡索 15 克，川楝子 12 克，同时可服冠心苏合香丸；血脂增高者加山楂 15 克，麦冬 30 克。

【应用方法】 每日 1 剂，水煎服，20 日为 1 个调养周期。

【功效】 调畅气机，祛瘀化痰，痰瘀同治。主治冠心病。

第六章

冠心病的生活调养

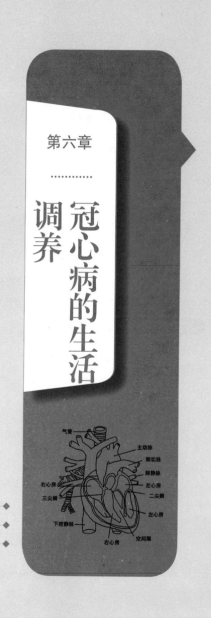

第一节　冠心病生活调养遵循的原则

一、保持良好的情绪

情绪是心理反应的重要表现形式，与疾病的发生有着密切的关系。焦虑、暴怒、紧张等会使全身小血管收缩，血压迅速升高，心率加快，心肌耗氧量增加，心脏负荷加重，这样会在原有病变的基础上使病情突然加重，甚至诱发心绞痛、心肌梗死等。良好的兴趣和爱好可以开阔心胸，陶冶情操，缓解身心紧张劳累感，对于调节情绪和保持心理平衡大有裨益，也是冠心病患者自我调养的好办法。

◎ 情绪对冠心病的影响

情绪是人类在进化过程中产生的，是人体对外界刺激的突然影响或长期影响产生的适应性反应，它与疾病的形成有着密切的关系。不少百岁老人的经验证明，乐观开朗是他们长寿的原因之一，若能经常保持乐观的态度，将对身体健康十分有利；相反，烦恼、忧伤、焦虑、恐惧、愤怒等都可能成为疾病的诱因，从而损害身体健康。冠心病与精神情绪有着密切的关系，不良情绪不仅是冠心病发生的重要因素，还影响着冠心病患者的治疗和康复。良好稳定的情绪有助于长寿，长期保持心情舒畅可降低交感神经的紧张度，使血管保持正常的舒缩功能，这对预防与调养冠心病大有好处。情绪紧张、忧郁寡欢、疑虑重重、坐卧不安，将会直接影响冠心病的治疗效果。外界刺激可引起强烈、反复、长时间的精神紧张及情绪波动，使大脑皮质的抑制和兴奋过程发生冲突，大脑皮质功能紊乱，丧失对皮质下血管舒缩中枢的正常调节作用，使血管处于收缩状态，引起全身小动脉痉挛、微循环障碍及心肌供血不足。对于冠心病患者来说，思想上保持平静、淡泊，"志闲而少欲"，控制情绪波动，避免妄想和激动，是促进病情逐渐康复的重要因素。现代医学研究表明，通过各种方式的情志调节，使冠心病患者情绪安定，心境平和，心情舒畅，有益于冠心病的治疗，对改善心肌供血，减轻或消除冠心病患者胸闷胸痛、心悸气短、神疲乏力等自觉症状，均有良好的作用。因为冠心病患者冠状动脉已有损伤，如微循环障碍、心肌供血不足、自身调节功能减退、适应能力降低等，因此，外来刺激更易对其造成损害，引发心肌缺血甚至坏死等。所以，若情绪紧张、心神不宁，不但不利于冠心病患者的治疗和康复，还容易使病情加重甚至引发意外。在临床中，因生气等致使病情加重，甚至导致心绞痛再发、引起急性心肌梗死的病例屡见不鲜。

冠心病患者较健康人来说更易出现情绪波动，其原因是多方面的。其一，冠心病患者多见于中老年人，由于与年轻人常有代沟，尤其是丧偶患者，常陷于孤独寂寞的境地，思虑过度、情志抑郁、忧郁寡欢在所难免。其二，由于冠心病病程多较长，治疗取效缓慢，胸闷胸痛、心悸气短诸症状长期困扰着患者，而且容易出现心绞痛和急性心肌梗死，势必会给患者造成很大的心理压力，使情绪受到影响。其三，由于患者害怕病情恶化，担心心绞痛再发作，恐惧突发急性心肌梗死、猝死等，顾虑太多、思虑劳倦，影响睡眠、食欲，致使病情出现波动，而病情的波动又进一步引起患者情绪不安、忧心如焚，甚至惶惶不可终日，形成恶性循环。得病是不幸的事，但急是急不好的，相反，情绪上的波动常能通过神经和内分泌系统等的作用影响血管舒缩功能，引起血压的变化，致使微循环障碍，不利于冠心病患者的治疗和康复。乐观情绪是机体内环境稳定的基础，保持内环境稳定是冠心病患者自身精神治疗的要旨。冠心病患者应抱着"既来之，则安之"的心态，情绪上保持乐观，精神上排除消极因素，学会自我调整，主动适应环境的变化，设法摆脱各种不良因素，做到性格顽强、心胸开阔、保持心情舒畅，增强战胜疾病的信心，自觉主动地配合治疗，以最大限度地促进病情的康复，防止急性心肌梗死、猝死等不良事件发生。

◎ 冠心病患者要遵循的自我心理调适原则

（1）遇事心平气和。冠心病患者常常脾气急躁，所以易生气和得罪别人。必须时常提醒自己遇事要心平气和，增加耐性。

（2）要宽以待人。宽恕别人不但能给自己带来平静和安宁，有助于冠心病的康复，而且能赢得友谊，保持人际间的融洽。因此，人们把宽恕称作"精神补品和心理健康不可缺少的维生素"。

（3）遇事应想得开，放得下。过于精细、求全责备易导致自身孤立，而这种孤立的心理状态会产生精神压力，损伤心脏。冠心病患者对子女、金钱、名誉、地位以及对自己的疾病均需坦然、淡化。

（4）掌握一套身体锻炼及心理调节的方法。如自我放松训练，通过呼吸放松、意念放松、身体放松或通过气功、太极拳等活动，提高自身康复能力。

二、保持良好的生活习惯

生活是丰富多彩的，影响生活质量、有碍健康的行为是多种多样的，保持良好的生活习惯有助于冠心病的康复，冠心病患者应注意保持良好的生活习惯，通过科学合理的生活方式来达到促进健康、调养疾病的目的。

◎ **创造良好的居住环境**

居住环境的好坏直接影响冠心病患者的情绪、睡眠等。为了促进冠心病患者的康复，必须创造一个相对安静、舒适、整洁、美观、优雅的修养环境。

（1）冠心病患者室内的主色调应选择宁静、柔和一些的颜色，如青色、淡绿、淡黄、咖啡等颜色，显得温馨、雅静。应避免大红、翠绿、亮白等对视觉有较强刺激性的颜色。

（2）在家中，应该将比较大的、通风条件好的卧室让给冠心病患者居住。不要在卧室内养花，因为在没有阳光的卧室内，植物不但不会进行光合作用，还会消耗室内的氧气。

（3）室温以20℃~22℃为宜；室内相对湿度以40%~70%为宜；室内物品要井然有序，不可过于零乱；居室要保持清洁，窗明几净，一尘不染。

（4）吸烟的烟雾以及烹调产生的油烟，都会给家庭居室造成严重的空气污染，这些污染会使室内一氧化碳浓度增加，对冠心病患者的病情影响极大，甚至可以诱发心绞痛和心肌梗死。因此，在有冠心病患者的家里要杜绝吸烟，并且要搞好厨房的通风换气，避免油烟扩散。

（5）老年冠心病患者的室内，家具陈设应靠墙摆放，由卧室到厕所之间应放置一些高度适宜的家具，以方便老年人扶着行走。卫生间应安装一些小瓦数的长明地灯，以便照明，最好安装坐便器。

（6）老年冠心病患者独居的话，应该在卧室的床头、起居室及卫生间内都装上电话，以便发生意外时可以及时地求救。与子女同居的老人，应在自己和子女的卧室分别安装上呼叫系统，方便意外时及时通知子女。

◎ 做到日常生活有规律

任何事物都有其自然规律，人体也有精密的生物钟，睡眠与苏醒，血糖、激素的分泌，食物的消化吸收过程，以及体温、血压、脉搏等的变化，都受生物钟的影响。规律性的生活制度有利于大脑皮质把生活当中建立起来的条件反射形成固定的动力定型，使大脑和体内各器官保持良好的功能状态。冠心病患者应制定出作息时间表，每日按时睡觉，按时起床，养成有规律的生活习惯，使生活顺从生物钟的节拍。

◎ 保证充足有效的睡眠

当一个人困倦的时候，特别是患病的时候，需要休息，而休息的主要方式就是睡眠。睡眠是大脑的一种保护性抑制，可提高机体的多种功能，是人类休养生息、储存热能的重要方式。良好的睡眠是冠心病患者日常生活中应当特别注意的，一定要保证充分有效的睡眠。科学睡眠要从以下几个方面入手：

（1）**睡前保健** 晚餐应清淡，食量也不宜多，宜吃易消化的食物，并配些汤类，在睡前半小时适当喝些水。进水量不足，可使夜间血液黏稠。睡前娱乐活动要有节制，看电视也应控制好时间，不要看内容过于刺激的节目，否则会影响睡眠。按时就寝，养成上床前用温水烫脚的习惯，烫脚后按摩双足心，促进血液循环，有利于解除疲乏。

（2）**睡眠体位** 冠心病患者宜采用头高脚低位，即床头比床尾高20～30厘米，右侧卧位入睡。睡眠时头高脚低位，可减少回心血量，也可大大减轻心脏负荷，有利于心脏"休息"。采用右侧卧位入睡，可使全身肌肉松弛，呼吸通畅，心脏不受压迫，并能确保全身在睡眠状态下所需要的氧气供给，减少心绞痛的发生。冠心病患者若病情严重，已出现心衰，则宜采用半卧位，以减轻呼吸困难。避免左侧卧位或俯卧位。

（3）**起夜排尿**　半夜需要起夜排尿的时候，要做到"三个半分钟"，即醒来后先静躺半分钟，再在床上坐半分钟，下床时，两腿垂在床下，在床边坐半分钟。注意不要有突然的体位变化，当然还要注意保暖。

（4）**起床时刻**　清晨是心绞痛、心肌梗死的多发时段，而最危险的时刻是刚醒来的一刹那。因此，早晨醒来不要仓促穿衣，牢记"三个半分钟"或是仰卧 5 ~ 10 分钟，进行心前区和头部的按摩，做深呼吸，打哈欠，伸懒腰，活动四肢，然后慢慢坐起，再缓缓下床，慢慢穿衣。起床后及时喝 1 杯开水，以稀释因睡眠失水而变稠的血液，加速血液循环，可有效防止心脏病猝发。

（5）**睡个午觉**　午睡和冠心病发病率的关系很大。每日午睡 30 分钟可使冠心病患者的心绞痛发病率减少 30%。所以，冠心病患者应尽量午睡。午睡更要注意姿势，有些患有冠心病的老年人习惯坐着打盹，这是很不可取的，这种姿势会压迫胸部，影响呼吸，使患病的心脏负荷加重，且会引起脑部缺血。

（6）**睡眠环境**　应选通风、安静的房间，室内应保持适宜的温度和湿度，以感到舒适为宜。房间内颜色应协调，以暖色调为主，不要太刺眼或太单调，室内也不宜种植花草。

（7）**睡眠时间**　每日要保持 7 ~ 8 小时的睡眠，同时要坚持按时上床，形成良好的睡眠习惯。

◎ 科学着装

（1）应首先选择棉、麻面料的衣服。因为棉、麻面料既舒适，透气性又好，尽量不要选择化纤类面料的衣服，以免穿起来感觉粗糙或使皮肤过敏。

（2）衣服宜宽松、肥大，注意领口、袖口、裤口不要紧绷，以便有良好的血液循环。因为冠心病患者大多体形肥胖，所以尽量不要穿套头的紧领口内衣，既不方便穿脱，也不利于呼吸。

（3）不要穿厚重的衣服。厚重的衣服会使冠心病患者负担加重，从而加大心脏负担，如果穿厚装跑步或快走，更增加了心脏的负担，极易诱发心绞痛发作。所以，冠心病患者穿的衣服宜轻、松、软。

（4）脚被称为"第二心脏"，对全身的血液循环起着重要的作用，因此，冠心病患者穿鞋要以宽松、舒适为主，不要穿很瘦、很紧的鞋，那样会影响脚部的血液流动，从而增加心脏的负担。

◎ 注意劳逸结合

冠心病患者由于供给心肌血液的冠状动脉发生了粥样硬化，引起心肌缺血缺氧。当运动或体力劳动时，心率加快、心脏耗氧量增加就会发生心绞痛发作，甚至诱发心肌梗死。因此，冠心病患者应当避免过度劳累。

冠心病患者还应当预防急性心肌梗死的发生。为了预防急性心肌梗死的发生，冠心病患者应当注意如下几点。①工作时间不要过长，也不宜长时间看电视，更不要熬夜工作。②适宜做轻松的运动。③要定期检查心电图及有关的体格检查、血液检查等。

◎ 坚持用药不能忘

冠心病是一种难以彻底治愈的慢性病，一旦罹患，其治疗将是长期的，甚至是终身的。冠心病患者应在医生的指导下按时服药，并长期坚持，如果用药没有规律，随意停药，对冠心病的治疗和康复十分不利。

◎ 定期复查心电图

定期到医院找医生咨询，复查心电图等，了解病情的变化，也是冠心病患者日常生活中应当重视的。对于冠心病患者来说，心电图表现是指导治疗用药的"金钥匙"。许多冠心病患者不重视定期复查，不愿意查心电图、血脂等，常常仅凭自身的感觉来判断病情的轻重，这样是十分有害的。

❤ 爱心小贴士

冠心病患者应注意气候变化，适时增减衣服

人生活在自然界中，一年四季，春、夏、秋、冬，不同季节的不同气候特点，必然影响到人的生理功能，使人发生不同疾病的概率不同。例如，在寒冷的冬季，寒冷、大风或潮湿的天气，冠心病发病率最高。这是因为，一方面人体在受到寒冷刺激时，体内分泌去甲肾上腺素增多，心率加快，心肌耗氧量增加。另一方面，寒冷也可以诱发冠状动脉痉挛，使管腔持续闭塞，或者挤压动脉粥样硬化斑块使动脉内膜损伤，血小板聚集，致血栓形成而引发心肌梗死。所以，急性心肌梗死每年出现2个发病高峰期，即每年的11月份至次年1月份和每年3~4月份。在每年的1月份，寒风刺骨、气温降低，常出现冠心病发病的高峰期。因此，冠心病患者在降温刮风的日子里，应当减少户外活动，注意御寒保暖，减少疾病发生。

夏日炎炎，人体血管扩张，出汗增多，丢失较多的水分，容易造成血容量减少，血液黏稠度增加，原来已经狭窄或闭塞不全的血管更易阻塞或造成缺血，所以病情也易突然加重。因此，夏季冠心病患者穿衣一定要宽大、松软、透气性能好，这样有利于皮肤降温。冠心病患者外出时，宜穿凉爽的浅色衣服，并且打遮阳伞。

第二节　常用娱乐调养方法

一、花卉调养法

自古以来，花卉以其色彩、馨香和美好悦人的形态等给人们带来了愉快、活力和希望，赢得了人们的喜欢。花卉调养法就是通过种植及观赏花草，以修身养性，是寓防治疾病与娱乐健身为一体的一种自然方法。但是需要注意，花卉调养法只能作为一种辅助调养的手段，在药物治疗、饮食调养等其他治疗的基础上应用，切不可不结合实际地过度抬高花卉调养法的作用。

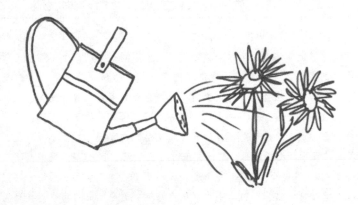

◎ 花卉对冠心病患者康复的有益作用

花卉可以调节人的情绪，解除紧张、疲劳、郁闷，给人们带来心情的愉悦和情绪的升华，有利于自主神经功能的改善。不同种类的花卉可发出不同的香气，令人头脑清醒，心情舒畅，情绪放松。如桂花香沁人心脾，让人疲劳顿消；紫罗兰让人爽朗、愉快；丁香让人轻松，文静；玫瑰花可以让人增添喜悦，稳定情绪。目前，科学研究已经证实，有 15 种鲜花的香味可以用于治疗心血管疾病、高血压、神经衰弱、肝硬化等疾病。例如，苏合香花香对冠心病及高血压有效，菊花香能够预防高血压等。

花卉中含有既能净化空气又能杀菌的芳香油，挥发性的芳香分子与人们的嗅觉细胞接触后，会产生不同的化学反应，使人产生"沁人心脾"之感。

花卉还能唤起人们美好的记忆和联想，有助于调和血脉，消除神经系统的紧张和身心疲劳感，调整脏腑功能。据测试，经常置身于幽美、芬芳、静谧的花木丛中，可使人的皮肤温度降低 1℃ ～ 2℃，脉搏平均每分钟减慢 4 ～ 8 次，呼吸慢而均匀，心脏负担减轻，血压也有不同程度的下降，嗅觉、听觉和思维活动的敏感性也增强。

◎ 花卉调养法调养冠心病的机制

冠心病相当于中医辨证分型中的"胸痹"，一部分发病原因可能是因为情志失调。郁怒伤肝、肝失疏泄，或者忧思伤脾、脾虚气结，最终都可导致气滞血瘀、血行失畅、心脉痹阻，而发为胸痹。

目前，有研究表明，花卉调养法调养冠心病的机制有下列 4 条。① 花卉调养法可以解忧排愁，舒心养性，以绝气郁之源；② 花卉调养法能够舒筋活络，调畅气血，安神定志，减少心胸的痹阻；③ 人们在种植花草及游览观赏之中，可以使四肢肌肉得到锻炼，达到养生健体、扶正祛邪，提高抗病能力的目的；④ 花卉调养法可以使气血畅通，经络畅达，脏腑协调，胸痹缓解。来往于鲜花盛开、花香四溢、清香幽静、舒适安静的百花园中，能够舒筋活血、调养心神，促使冠心病患者的病情稳定和疾病康复。

◎ 花卉调养法调养冠心病的具体方法和注意事项

花卉调养法调养冠心病的方式，可以根据患者的爱好和体质，采用观赏花卉或者种植花卉等方式。

观赏花卉者可以坚持每日去花圃赏花，有助于自我心理调节，可以在不知不觉中克服急躁情绪，消除心理紊乱，保持良好的情绪，促进睡眠，缓解胸闷心悸、神疲乏力等自觉症状。可以边欣赏花卉边散步走动，也可以静坐或躺卧在花木丛中，尽情地欣赏各种花卉。一般每次15～30分钟，每日1～2次为宜。

养花为主者，养花切勿过劳累；而且所养花卉品种，需符合自己病情康复的需要和个人的心理特征，这样方可取得良好的调养效果。

♥ 爱心小贴士

花卉调养法调养冠心病需要注意哪些问题？

（1）有的花卉，对人体健康有一定的损害。例如夜来香，久闻会使人头昏脑涨。

（2）有些花卉会引起过敏反应，因此，凡对花粉过敏、伴有皮肤病等者，应当避免接触。

二、音乐调养法

音乐与人的生活息息相关，优美动听的音乐不但能陶冶人的性情，也是使人保持良好情绪、预防与调养疾病、保持健康的"良药"。音乐调养法就是通过欣赏音乐或参与音乐的学习、排练和表达，调节情志，使人心情舒畅，促使病体顺利康复的一种调养方法。

◎ 音乐对冠心病的调养作用

用音乐调养疾病在医籍中早有记载。在两千多年前，《乐证》一书中就指出音乐对调剂人的生活与健康有很好的作用。《黄帝内经》中也详细阐述了五脏与五音(角、徵、宫、商、羽)及七情之间的对应关系，并对五音疗疾进行了系统论述。宋代文学家欧阳修曾因忧伤政事患了抑郁症，饮食大减，身体消瘦，屡进药物无效，后来他每日听《宫声》数次，心情逐渐从抑郁、沉闷转为愉快、开朗，久而久之，就不知有病在身了，他深有感触地说："用药不如用乐矣！"我国现代音乐疗法起步较晚，但发展很快，自1984年湖南马王堆疗养院首先采用音乐疗法以来，现在全国已有数百所医院、精神病院、康复医院和疗养院开展了音乐治疗活动。一些音乐学院也开设了音乐治疗专业，音乐疗疾逐渐被人们重视和应用。

强烈的焦虑、紧张、痛苦、抑郁等情绪会给冠心病的治疗和康复带来不良影响，而悠扬、舒缓、轻快的音乐可使冠心病患者紧张的心理得以松弛、恢复平静，起到镇静安神、稳定情绪、缓解胸闷心悸、神疲乏力等自觉症状的作用。

◎ 音乐调养法调养冠心病的乐曲选择

调养冠心病选择音乐的原则是选用平稳、安静以及抒情、优美的音乐。因为柔美、平稳的音乐，能够调节人的心律和呼吸，消除精神紧张，起到松弛、镇静和催眠的作用。这对冠心病合并心律失常的患者尤为适宜。这类乐曲主要有舒伯特的《摇篮曲》，舒曼的《梦幻曲》，我国古典名曲《关山月》《春江花月夜》及二胡名曲《二泉映月》等。

抒情类音乐可以减轻冠心病患者的精神紧张，防止血压升高，对冠心病合并高血压的患者有良好的调养效果。这类乐曲有舒伯特的《菩提树》，孟德尔松的《春之歌》，中国古典名曲《渔舟唱晚》，民间乐曲《寒鸦戏水》，广东音乐《平湖秋月》《雨打芭蕉》，以及现代歌曲《南泥湾》《谁不说俺家乡好》《茉莉花》等。

对于冠心病心绞痛频繁发作的患者，可以适当选听一些欢快、激情的音乐，这类音乐能使人情绪兴奋、痛阈升高，对疼痛有良好的抑制作用，对冠心病心绞痛具有一定的缓解和调养作用。但这类音乐又能够加速血液循环，增加心肌耗氧量，因此，需谨慎选用。这类音乐有舒伯特的《军队进行曲》，贺绿汀的《晚会》，车向前的《满江红》，刘天华的《光明行》，以及现代歌曲《长江之歌》《祖国颂》等。

音乐调养法调养冠心病有哪些注意事项?

（1）注意与其他疗法配合使用　音乐调养法虽然是冠心病患者自我调养的方法之一，但只是一种辅助调养手段，宜在药物治疗、饮食调养等的基础上进行，过分强调音乐调养法的作用是错误的。

（2）选择合适的乐曲　不同的音乐旋律具有不同的心理生理效应，应当根据患者不同的病情灵活加以选择。从总体上讲，音乐作品分为古典音乐、现代音乐和流行音乐三大类，患者可以根据自己的兴趣爱好及欣赏音乐的水平进行选择。

（3）选择听音乐的适宜环境　进行音乐调养应当选择一个安静、无杂音、无干扰、整洁干净的环境。尽量使欣赏音乐的环境与乐曲的意境相和谐。这样有利于患者全身心地投入到乐曲欣赏之中，从而提高调养效果。

（4）注意选择合适的音量　进行音乐调养时，一定要注意选用合适的音量，一般控制在40~60分贝为宜；音量过小，达不到应有的调养作用；音量过大，也会产生一定的不良反应。

（5）注意选择适当的调养方式　音乐调养法的方式有主动表达式和被动感受式两种。主动表达式是让患者亲自从事弹奏、歌唱等音乐活动来抒发内心情感，调节脏腑功能，适用于冠心病病情处于稳定期的患者。被动感受式是让患者倾听、欣赏音乐，领悟音乐的艺术意境，通过音乐的声调、节奏、旋律、音色等来调节冠心病患者的心理、生理功能，可以作为冠心病患者临床各期的一项辅助治疗方法。

三、书画调养法

书画调养法就是通过练习和欣赏书法、绘画，来调节情志活动，以达到预防与调养疾病目的的一种祛病健身方法。书法和绘画是我国传统文化的瑰宝之一，不论是亲自挥毫泼墨还是潜心欣赏，都有怡情健身的作用。

◎ 书画调养法对冠心病的调养作用

医学研究表明，书画调养法对于冠心病患者的康复具有下列两个方面的作用。

（1）舒心养性，畅情逸志 书画艺术以其高雅的情趣和艺术魅力，能给人以美的享受，使人产生积极的心理感受。书画练习者在创作书画作品的过程中，可以进入忘我的境界，摆脱不良的心理状态，有效地调节大脑的兴奋和抑制过程，从而消除疲劳，忘却烦恼。而欣赏书画作品也可以得到情感的共鸣，可以陶冶情操、净化心灵，从而有利于身心健康。因此，书画调养法对于中老年人来说，是一种非常有益的娱乐、养生、保健活动。

（2）舒筋活血，调理脏腑功能 现代医学研究表明，写书作画时由于抒发情感、寄托希望、愉悦身心，能使人体各种器官、各个系统的功能得到改善，还能够加强其代谢活动，促进体内代谢活性物质的分泌。作画时有规律的呼吸运动有助于改善肺功能，促进血液循环。另外，在练习书画时，执笔时要提肘悬腕，使臂力、腕力、指力集于笔端，刚柔共济，从而使四肢的骨骼、肌肉、关节、经络都能得到协调的锻炼。在写书作画时，还要平心静气、排除杂念，从而使脏腑协调，使气血畅通。

◎ 书画调养法调养冠心病的机制

冠心病的发生和发展与人长期情志不畅、心血瘀阻有关，而书画调养法可以舒心养性、通畅气血。冠心病患者常伴有血压升高，而书画调养法可以平肝潜阳、息风降火。另外，书画调养法能够调节自主神经功能，促进胃肠蠕动和消化腺的分泌，可以增强患者体质。

◎ 书画调养法调养冠心病的具体方法

书画调养法调养冠心病的具体方法有两种，即书画练习和书画欣赏。这两种方式都可以选择。

在选择书画练习时，要注意不同类型的作品有不同的调养、娱乐功效，如草书、行书和兰竹类国画，具有飘逸潇洒、激情奔放之风格，适用于平时精神抑郁、情绪低落的冠心病患者；而隶书、楷书和田园画幽静恬淡、恬静清雅、稳健沉重，适用于平素性情急躁、易烦易怒的冠心病患者。

欣赏名画作品也可以修身养性、安定情绪，从而使病情平稳，有利于冠心病患者的康复。例如，欣赏法国画家安格尔的油画《泉》，意大利画家达·芬奇的油画《蒙娜丽莎》等，能舒心恬静，具有安神宁心、平肝潜阳之功效；欣赏法国画家基古的油画《普罗旺斯的景色》，以及法国著名画家米勒的油画《牧羊女和羊群》等名画作品，可使人视野开阔，给人一种心旷神怡的感觉。

❤ 爱心小贴士

书画调养法调养冠心病的注意事项有哪些？

冠心病患者应用书画调养法没有严格的禁忌证，只要注意每次练习或欣赏的时间不宜过长，不宜操之过急，尽量保持心神宁静，劳累之时不必强打精神，做到劳逸结合即可。一般每次练习或欣赏20~30分钟，每日1~2次，宜长期坚持。

四、歌吟调养法

歌吟调养法是指通过歌唱、吟咏来调节心理情志，锻炼机体功能，达到预防与调养疾病、强身健体目的的一种自然方法。歌吟时可以依据患者的病情及体质，自由选择歌曲中的片段反复吟唱。因此，歌吟调养法比音乐调养法更加简单易行。

◎ 歌吟调养法对人体健康的保健作用

歌吟调养法对人的情志、气息、精神状态都有重要的调理作用，可以起到培养自信、调畅情志、调理气息、强健身体等重要作用。

中医学认为，情志不遂、肝气郁结，可导致人体气机不畅、气血失调，并引发多种疾病。如果一个人长期心情郁闷，可导致内分泌紊乱，影响身体健康，而歌吟活动能够宣泄人内心的郁闷，消除人的悲伤及烦恼，起到预防与调养疾病、健身强体的作用。歌吟时的肢体运动也有助于人体的气血畅达、经脉流通，有助于冠心病患者的康复。

◎ 歌吟调养法在冠心病患者康复中的作用

中医学认为，冠心病的发生和发展与一个人长期情志郁结、血脉气机运行不畅有密切联系。歌吟调养法通过调息，可以畅达气血、增强心肺功能，还可以消除抑郁、宣泄情感，对冠心病的康复起积极作用。此外，冠心病患者通过歌吟调养法还可以强身健体、增强体质。所以，歌吟调养法对冠心病的病势发展也具有一定的调养作用。

◎ 歌吟调养法调养冠心病歌曲的选择

用歌吟调养法调养冠心病时，可以挑选舒缓、柔美的歌曲进行吟唱。这类歌曲包括《月之故乡》《军港之夜》《滚滚长江东逝水》等，吟唱这类歌曲可有开胸理气的作用，对冠心病患者康复非常有益。

❤ 爱心小贴士

歌吟调养法调养冠心病的注意事项有哪些？

（1）用歌吟调养法调养冠心病要注意掌握适度的原则。

（2）对于冠心病合并高血压的患者，要慎用高声歌吟法，以免引起血压升高。

五、弈棋调养法

弈棋调养法是指通过参加或观赏棋类活动,以达到修身养性,消除烦恼,促进人体身心健康的一种自然方法。这种调养法将娱乐、休闲、消遣合为一体,是一种人人喜爱、老少咸宜的娱乐活动。

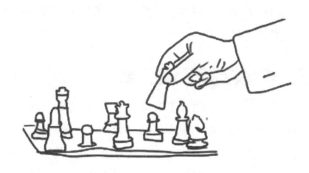

◎ 弈棋调养法对人体健康的作用

弈棋是一种娱乐方式,对弈双方都须聚精会神、安神定志。通过弈棋能够使人全身气血运行畅通,神形安泰,还可以交友除烦,缓解人际关系,解除生活压力和精神紧张,使人凝神静气、畅通气血、延年益寿。由于在对弈之时,如处气功静养之态,杂念全消,气血畅通,阴阳调和,因此对身心健康大有益处。此外,弈棋也是一种智力活动。通过对弈,既能够锻炼人沉着、宽容、乐观、自信等心理素质,也能够锻炼人推理、判断、演绎等种种逻辑思维能力。因此,弈棋可以开发智能,锻炼思维。综上所述,弈棋调养法对人体健康具有重要的保健作用。

◎ 弈棋调养法调养冠心病的机制

弈棋调养法具有调畅情志、畅通气血以及宁心安神的作用。对冠心病合并心律不齐、冠心病合并高血压的患者均可选用。对住院治疗的冠心病患者,也可以选择弈棋调养法调养。这样既达到了养生治病的效果，同时又丰富了患者的业余生活，稳定了患者的情绪，对冠心病患者的康复非常有益处。

第三节　常用起居调养方法

一、刷牙调养法

刷牙调养法是指用药物牙膏或普通牙膏刷牙，以达到洁口固齿、休闲放松、预防调养、强身健体的一种自然方法。主要用于预防牙周炎、牙龈炎等口腔、口齿疾病，对于冠心病、胃病等具有辅助调养作用。

◎ 刷牙调养法的治病机制

牙齿具有切割、撕裂、磨碎食物的作用，健美的牙齿对人的容貌及健康起着重要作用。

掌握正确的刷牙方法，应用保健牙刷、保健牙膏，可以清洁口腔、杀菌消炎、固齿防蛀，促使牙龈、牙槽、牙髓的血液循环，预防牙齿过早脱落。健康的牙齿，有助于保持良好的食欲及消化功能，维持人体健康。同时，通过刷牙还可以直接起到固肾、清胃、健脾、清肠的功效。

中医学认为，牙齿与脏腑经络的功能有着密切的关系。齿为骨之余，而肾脏主骨生髓，牙齿由肾脏中的精气所充养；手、足阳明经，手少阳之经筋和督脉都循行于牙齿。所以，牙齿与肠、胃、三焦之间有密切的联系。

◎ 刷牙调养法的具体操作方法

选择合适的牙膏、牙刷、药物研末待用。温开水漱口，并将牙膏与药物挤放在牙刷上。刷牙时，应顺牙缝上下刷动。刷上牙时，牙刷沿着牙缝向下转动；刷下牙时，牙刷沿着牙缝向上转动，使上下内外，牙齿四周均能刷到，刷牙后用温开水漱口。每日早、晚各 1 次，也可依照病情每日刷牙 3 ～ 4 次。

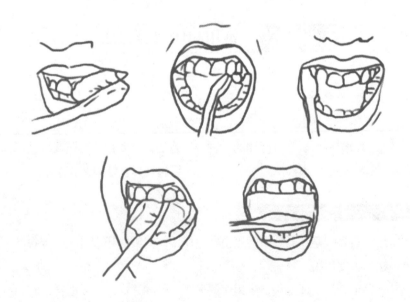

冠心病患者为何要保持口腔卫生？

　　口腔不卫生或患有牙周炎等牙病，口腔中就会滋生大量的革兰阳性杆菌及链球菌。而这些革兰阳性杆菌及链球菌很有可能从口腔进入血液循环，使小动脉发生痉挛或血栓，导致心肌梗死。所以，冠心病患者尤其应保持口腔清洁，防治牙病。

二、搓面调养法

　　搓面调养法是指用手掌轻揉面部，以达到预防疾病、延缓衰老的一种自然方法。

◎ 搓面调养法调养冠心病的机制

　　面部分布着丰富的神经末梢及毛细血管，经常轻柔地搓揉面部，可以增强血液循环，达到延年益寿、养颜美容的目的。根据中医理论，五脏在面部均有其相应的区域，面部也分布着很多具有保健调养作用的穴位。通过搓面，能够疏通气血、调理脏腑、预防与调养疾病。

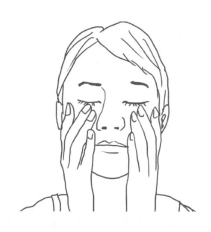

◎ **搓面调养法调养冠心病的方法**

（1）**预热准备**　先将两手掌相对，用力摩擦，由慢而快，对搓30～40次，以搓热为度。

（2）**搓面**　手掌搓热后，立刻改搓面部。从左侧开始经额到右侧，再经由下颌部搓回左侧，此为1周，如此揉搓10余周，然后从右到左逆时针揉搓10余周。

（3）根据辨证论治的原则选择中药煎水洗脸。阳虚寒凝型用生姜15克，桂枝6克；阴虚阳亢型用菊花15克，枸杞15克；瘀血阻滞型用红花15克，桃仁10克。搓面后可按揉睛明、迎香、风池等穴位，以清心安神、护卫固表。注意力度适度，以免损伤皮肤。

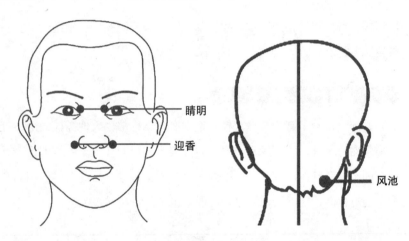

三、沐浴调养法

沐浴调养法是将身体浸泡在温水中或药液中进行洗浴，以预防与调养疾病的一种方法。对冠心病有预防和调养作用的沐浴方法有下列几种。

◎ **温水局部浸浴法**

温水局部浸浴法是在合适的容器中，加入38℃～40℃的热水，然后将双前臂或小腿浸入，浸泡时间是30分钟，每日1次，20日为1个调养周期。

◎ 森林浴法

森林浴是通过苍翠碧绿的森林所富含的负离子来调整人体的神经功能，促进人体新陈代谢，使人健康长寿。

冠心病患者在享受森林浴时，适宜在林中散步，时间为每日 1 次，每次 1 ~ 2 小时，调养周期 1 周到 2 个月不等。

◎ 淋浴法

冠心病患者中凡是生活能自理者，最好选择淋浴，因为盆浴时人体浸在热水中，全身毛细血管扩张充血，可使全身有效循环血量相对减少，血压下降，使心、脑等重要脏器的血液供应暂时不足。这种暂时的变化对健康人是无关紧要的，可是对冠心病患者来说，却是一个致命的威胁，可造成冠状动脉的阻塞，引起急性心肌梗死。冠心病患者洗澡时间不宜过长，因为浴室内空气不流通，温度高，空气中氧含量较少，易诱发冠心病发作。在家洗澡时，门窗不要紧闭，以免太热和蒸气过多引起晕倒。如果年老体弱或行动不便，进出浴池要有人帮助，以防跌倒。如果身体虚弱，则可由家人帮助擦身或进行短时间的盆浴，但要随时注意冠心病患者的状态，以便采取相应的急救措施。但如果伴有心力衰竭、生活又不能自理者，严重心律失常或最近发生过晕厥者，心绞痛发作或心肌梗死发作一周之内者，一般都不宜洗澡。

冬季浴室应有保暖和通风设备，防止受凉感冒和受热中暑。水温要适宜，水温过低，会引起皮肤血管的收缩，使心脏回流血量猛增而突然增加心脏负担。洗澡水的适宜温度为 35℃ ~ 40℃，洗澡时间应控制在 30 分钟左右。洗澡的次数也要因人、因季节而异。冬春季节可每周洗澡 1 ~ 2 次。肥胖者皮肤汗腺分泌旺盛，洗澡次数可酌情增多。对于身体比较虚弱的冠心病患者，在洗澡感到疲劳时，应当马上休息一会儿。在洗澡过程中如果出现胸闷、胸痛、心悸、头晕等不适症状，应当立即停止洗澡，就地平卧。必要时还应当立即请医师诊治。

冠心病患者沐浴有哪些禁忌？

（1）冠心病患者不宜饱餐后沐浴　在正常情况下，胃肠道的血管极其丰富，进食后，因消化与吸收的需要，心输出量增加，腹腔脏器处于充血状态。急性心肌梗死患者坏死的心肌没有收缩力，心功能很不好，在此基础上如果饱餐，一方面心脏输出量增加可加重心脏负荷，另一方面过饱使胃膨胀，横膈上移，进一步影响心脏功能。同时，饱餐后沐浴还可引起胃冠状反射，使冠状动脉收缩，血供减少，心肌进一步缺血、缺氧而加重心肌的功能不全。更有甚者，因饱餐后迷走神经兴奋而致窦房结节律性减低，引起心跳停止。因此，冠心病患者不宜在饱餐后沐浴。

（2）冠心病患者不宜洗冷水浴　冷水浴包括冷水淋浴、冷水擦身、冷水浸浴及冬泳等多种形式，它可以增强体质、提高抗寒能力。然而对于有冠心病的患者来说，不适当地进行冷水浴，很有可能导致严重心绞痛。这是因为人体的血管，如冠状动脉等，遇到突然寒冷的刺激，就会引起血管收缩和痉挛，导致心肌缺血、缺氧而发生心绞痛和心肌梗死。因此，对于冠心病患者来说，不宜洗冷水浴。

四、饮水调养法

饮水调养法是指在早晨、晚间各饮 1～2 杯温开水以达到强身健体、预防与调养疾病目的的一种自然方法。

水是生命活动中无法或缺的物质之一。水又是维持人体新陈代谢的物质基础，是机体器官的重要组成部分。据测定，水大约占人体体重的60%，其中，血液中含水 90%，肌肉中含水 70%，骨骼中含水 30%。而且，人体新陈代谢过程中的每一个环节均离不开水的参与。所以，也可以这样说，没有水，就没有生命；没有水，就无法进行新陈代谢。

◎ 饮水调养法调养冠心病的机制

人体生理学研究显示，人体内部水平衡失调会出现相应的病理状态。比如机体缺水，则会出现血液黏稠、口干舌燥、尿比重增高等。而早晨起床后饮用一杯温开水，可以及时补充人体内所需要的水分，加快人体新陈代谢，洗涤肠胃，避免大便毒素中毒，促进胃液分泌，增进食欲，使血液洁净，让人更年轻。因为，经过一夜的水分消耗，又未能及时补充水分，会使人体处在相对缺水的生理状态，会使血液浓缩，血管变细，血液循环速度下降，代谢废物堆积。晚上睡前饮杯温开水，可以保证夜间生理活动所需要的水分，能够稀释血液，防止夜间血液循环减慢而发生心脑血管疾病。

◎ 常用的几种饮水调养法

（1）饮白开水法

① 白开水调养冠心病的科学道理　温白开水的活性可以提高人体器官脱氢酶的活性，有利于快速降低累积于肌肉中的乳酸含量，从而解除疲劳、焕发精神。此外，温白开水也有独特的性能，国外学者研究发现，新鲜白开水冷却到20℃～25℃时，溶解在其中的气体，比煮沸前减少1/2，质量也发生了极大的变化，其内聚力增大，分子间更加紧密，表面张力增强，这种水和生物细胞的水十分接近，有很大的"亲和"性，进而使它具备了被人体细胞迅速吸收的活性。温白开水可以消炎、补充丢失的体液、稀释血液、加快代谢废物的排出，从而使血液纯净呈弱碱性，有助于维持人体健康。

② 饮白开水调养冠心病的具体方法　准备温开水1瓶，温度以入口不烫为度（即是20℃～25℃）；早晨起床后，先用温开水漱口，然后准备温开水1～2杯（250～500毫升），慢慢饮下再开始洗脸、刷牙、工作，30分钟后，可吃早饭；晚上睡前饮温开水1杯（约250毫升）。本法可每日进行，成为日常生活中必不可缺的一个组成部分。

（2）饮磁化水法

① 磁化水调养冠心病的科学道理　磁化水是一种经由磁化处理的天

然水。其表面张力下降，渗透力强，酸碱值升高，含氧量丰富。常饮磁化水可以增加人体含磁量，有助于人体新陈代谢，改善机体生理功能，降低血液黏稠度，维护血管弹性，增强营养吸收，从而减少疾病发生。经常饮磁化水对冠心病、高脂血症、高血压、肥胖症、胆石症等疾病具有一定的预防作用。

② 饮磁化水调养冠心病的具体方法　通常成人每日饮水 2500 毫升左右，早晨 1 次饮 500 毫升，余量分数次饮完。以磁化杯泡茶，茶水即被磁化，随时饮用。

（3）饮矿泉水法

① 矿泉水调养冠心病的科学道理　矿泉水源于数千米以下的地下深处，含有丰富的矿物质和微量元素，对维持人体正常的生理功能具有非常重要的作用。例如，矿泉水中所含有的镁元素能够防止动脉硬化，预防心肌梗死；铜元素可以避免血管损伤，保持体内胆固醇的正常代谢；锌元素有助于脂质代谢的正常进行；锰元素可以促进脂质代谢，降低血清胆固醇水平以及预防冠心病。

② 饮矿泉水调养冠心病的具体方法　准备市售的正宗矿泉水数瓶，每次于饭前饮用 150～160 毫升，每日饮 1～3 次，2 个月为 1 个调养周期。

♥ 爱心小贴士

冠心病患者什么时候适合喝水？

　　冠心病患者睡前在床头备好水，最好喝 3 次，临睡前半小时喝一杯温开水，以降低血黏度，增加晚间血液流速、溶解血栓等。在深夜醒来时也要主动喝上第二杯温开水，特别是出汗多或腹泻的患者，更需要喝水，给机体补足水分，以缓解病情。在清晨起床后做的第一件事，就是喝杯温开水，这样利于改善脏器循环与供血，亦利于胃肠和肺肾代谢，能更好地排泄体内废物。

五、刷浴调养法

刷浴调养法是指利用刷子（如毛刷、尼龙刷等）以恰当的力度刷遍全身体表皮肤的一种预防与调养疾病的方法，其具有一定强身健体作用，是一种简便易行的自然方法。

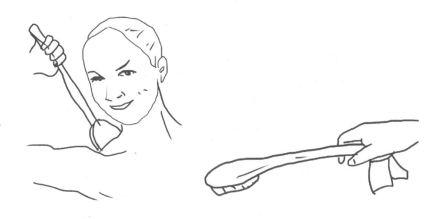

◎ 刷浴调养法调养冠心病的机制

人是一个有机的整体，五脏六腑、四肢百骸各个部分均不是孤立存在的，而是一个内外相通、表里相应、彼此协调、相互为用的整体。经过刷子对皮肤的机械摩擦，可以加强皮肤的血液循环，改善内分泌功能，调节神经系统功能，平衡阴阳，改善脏腑的功能，并且可以使人体的气血运行通畅，促进病体康复。刷浴调养法调养冠心病，不但能够改善心肌的血液供应，而且能够缓解冠心病患者头晕头痛、心烦失眠等自觉症状。

现代医学研究显示，人体皮肤感觉器官有与人体各器官相通的神经及血管，通过刷子的机械摩擦，能够清除体表老化的组织细胞，使汗腺和皮脂腺排泄通畅，减少毛囊及腺体堵塞感染的机会，促进皮肤的血液循环，增强体质，提升人体的抗病能力。通过刷浴还能够使机体内部的组织细胞、器官产生一系列的代谢变化，增强人体神经和体液的调节作用，改善内分泌功能，起到强身健体、调养疾病的目的。临床观察表明，刷浴能够改善冠心病患者的心肌供血，改善或者缓解冠心病患者的心烦、失眠等自觉症状。

◎ 刷浴调养法具体调养方法

（1）全身刷浴法　先用软毛刷尝试性刷四肢，随后以颈部为重点，用适宜的力度，由上到下，慢慢刷遍全身。一般每次刷 15～30 分钟，每日早、晚各刷 1 次，每次每个部位从 5～6 遍开始，逐渐增加到 20～30 遍。刷浴时要做到刷得皮肤舒适而不疼痛、不刺破表皮，可先用软毛刷，适应后再用尼龙刷等，并慢慢加重对皮肤的刺激强度，以每次刷浴后感到皮肤温热、疲劳感消除为宜。

（2）刷背刷足法　先用软毛刷尝试性刷一下下肢，然后再用适当的力度，缓缓地刷背及足部。刷背时由上到下，从风池、风府穴开始，经大椎穴直下，至长强穴止；刷足时可先在足底涂上肥皂，然后以足底中央区域为重点，缓缓地刷及整个足部。一般背部、足部每次可分别刷 6～10 分钟，每日早、晚各刷 1 次，宜长期坚持。

❤ 爱心小贴士

刷浴调养法调养冠心病的注意事项有哪些？

（1）刷浴调养法取效较慢，需要长期坚持，持之以恒，不能三天打鱼，两天晒网，半途而废。

（2）刷浴的作用较弱，适用于病情较轻的冠心病患者。对于病情严重的冠心病患者，刷浴调养法应同其他方法配合应用，以提高疗效。

（3）进行刷浴调养法时的手法需轻重适度，既不能过轻，也不能一味加重手法，避免引起皮肤损伤。要做到由上到下，力度适中，慢慢刷浴。

（4）冠心病患者如果伴有皮肤破损、疮疖、炎症及皮肤过敏，或患有银屑病、湿疹等皮肤病的部位都不宜采用刷浴调养法。

六、梳头调养法

梳头调养法是一种自然调养方法，它使用方便、简单易行、疗效确切，既可以预防疾病，健身美容，又能够延缓衰老，养生保健。

梳头调养法是以经络全息学说及大脑功能定位学说为理论基础，使用梳具刺激头部穴区及脏腑相对应于头部体表的全息区，将操作所产生的生物信息，经由经络和全息的感觉关系，使头部毛孔开泄，邪气外排，同时疏通经络、宣通气血、振奋阳气、补氧祛瘀、调理脏腑，增强机体的抗病能力以及提升组织细胞的新陈代谢功能。

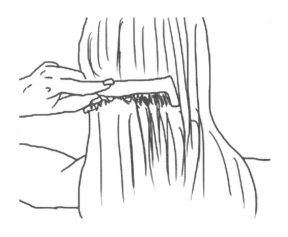

◎ 梳子的选择原则

随着人们保健意识的增强，越来越多的人重视与运用梳头调养法来维护自身的身体健康。如何科学地选择梳子，成为梳头调养法成败的第一要素。通常来讲，传统的纯自然梳子如枣木梳子、黄杨木梳子、玉石梳子、牛角梳子对人体都有着很好的保健作用。相比而言，水牛角是一味中药，它味辛、咸，性寒，包含对人体有益的活性胶质蛋白，并且具有发散行气、清热解毒、活血化瘀的功效，而且用水牛角制成的梳子坚韧、光滑、耐用、易于保存。所以，用水牛角制成的梳子调养冠心病效果最佳。

梳头调养法是以梳具进行调养，对不同体质和不同病症者，应当采取不同的梳理方法。常用的梳理方法包括补梳、泻梳、平补平泻梳，现分别介绍如下。

（1）**补梳法**　补梳法可以激发人体正气，使低下的功能恢复旺盛。

（2）**泻梳法**　泻梳法可以疏泻病邪，使亢进的功能恢复正常。

（3）**平补平泻梳法**　介于补法与泻法之间，适用于正常人保健或者虚实兼见症的调养。

通常来说，梳头调养法需根据患者的体质与病情来确定梳理手法。无论采用何种手法都以补梳法开始，然后根据体质及部位来决定梳理力量（按压力）的大小，再慢慢向平补平泻梳法、泻梳法过渡，使患者有个适应过程。对于虚证型患者，需以补梳法为主。在调养过程中，在补梳法的基础上，对主要经络穴位可以短时间采用平补平泻梳法以增强调养效果。对于实证型患者，可以先采用泻梳法治疗，再以补梳法收尾或者在调养结束后，对所梳理经络进行疏理经气法调补气血。在具体操作过程中，可以依据病情灵活辨证运用。例如，对虚实夹杂型的患者，可以对经气实的经脉运用泻梳法，对经气虚的经脉运用补梳法。

◎ 调养冠心病的具体梳理方法

调养冠心病的具体梳理方法有下列 3 种情况。

1. 冠心病稳定期患者梳理方法

（1）**临床表现**　临床主要表现为心前区或胸骨后阵发性或持续性的疼痛。疼痛经常牵连左肩臂及背部，伴有胸闷、气短、心悸、头晕、耳鸣等症状，心电图检查有异常改变。

（2）**梳头调养区域**

① 头部调养区：神庭 1 区、囟会 1 区等反射区。

②头部全息穴区：带额中带、额旁 1 带（右侧）等反射区。

③配穴：心、交感、皮质下等反射区。

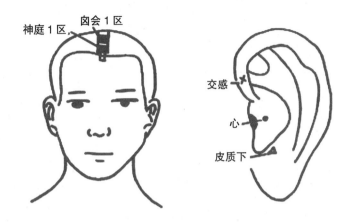

（3）操作方法

①持梳子呈 90°，梳齿深触神庭 1 区、囟会 1 区等反射区，采取平补平泻梳法上下连线梳刮 5 分钟，每分钟 60 次。

②梳棒按揉心、皮质下、交感等反射区各 2 分钟，每分钟 80 次。

2. 冠心病心绞痛患者的梳理方法

（1）**临床表现**　心绞痛多在劳累或激动时，受寒暑或饱食后突然出现，疼痛位于胸骨上或中段之后，也可累及大部分心前区，甚至放射至肩、上腹、颈、背、左前臂和小手指，疼痛性质多为压榨性、窒息性或闷胀性疼痛。发作时表现为面色苍白、焦虑、出冷汗。

（2）**梳头调理区域**

①头部调理区：囟会 1 区、强间 1 区等反射区。

②头部全息穴区：带额中带、额旁 1 带（右侧）等反射区。

③配穴：心、耳背心、胸椎、肾等反射区。

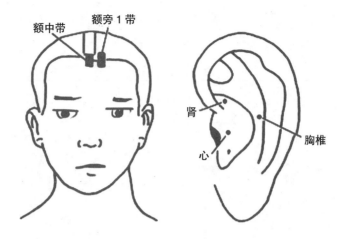

（3）操作方法

①持梳呈45°，梳齿深触额中带、额旁1带（右侧）等反射区，采用平补平泻梳法上、下来回梳刮5分钟，频率每分钟80次。

②梳棒按揉心、胸椎、肾各2分钟，频率每分钟60次。

③手指捏揉耳背心2分钟，发热为度。

3. 冠心病合并心律失常患者的梳理方法

（1）临床表现　心律失常是指心脏的频率、节律、冲动传导过程发生紊乱，表现在胸闷、气急、眩晕、甚至心前区疼痛。

（2）梳头调养区域

①头部调养区：神庭1区、囟会1区等反射区。

②头部全息穴区：带额中带、额旁1带（右侧）等反射区。

③配穴：神门、心、皮质下等反射区。

（3）操作方法

①持梳呈90°，梳齿深触神庭1区、囟会1区等反射区，采用平补平泻梳法上、下梳刮5分钟，频率每分钟60次。

②梳棒按揉心、神门等反射区各2分钟，每分钟80次。

③指捏皮质下2分钟，以发热为宜。

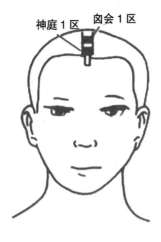
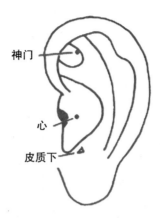

神庭 1 区　　囟会 1 区

神门

心

皮质下

❤ 爱心小贴士

梳头调养法有哪些禁忌？

（1）孕妇在5个月内禁用耳郭诸穴调养，头部应保健梳理。

（2）头部有原因不明的肿块和恶性肿瘤者禁止直接梳理，疼痛时，应在其周围酌情梳理。

（3）头颅手术部位、头皮感染、溃疡、创伤以及骨折者禁梳，可在其皮损周围轻轻梳理，以促进血液循环。

参 考 文 献

1. 殷惠军 . 中医教您防治冠心病 . 第 2 版 . 北京：人民军医出版社，2015

2. 吴焕林 . 冠心病冠脉术后康复与调理 . 北京：人民卫生出版社，2015

3. 滕中华，王莉慧 . 冠心病家庭用药、配餐与护理 . 北京：化学工业出版社，2014

4. 王强虎，赵文娟 . 冠心病绿色疗法 . 北京：人民军医出版社，2014

5. 林文华，邸成业 . 冠心病心电图与冠脉影像 . 北京：人民卫生出版社，2014

6. 陈仕林，吕双喜 . 远离冠心病有诀窍 . 郑州：郑州大学出版社，2014

7. 赵娅，刘博 . 专家解答冠心病 . 上海：上海第二军医大学出版社，2014

8. 梁庆伟 . 冠心病预防与调养把好七关 . 北京：金盾出版社，2014

9. 董志 . 冠心病 . 西安：第四军医大学出版社，2013

10. 赵益业，邵一兵 . 给冠心病患者的健康枕边书 . 青岛：青岛出版社，2012